Essential
生薬ファインダー

監修 御影雅幸

東洋学術出版社

監修のことば

　薬用植物の自生地や栽培地を調査していると，しばしば感動する景色に出会ってカメラを構えるが，多くの場合その感動が写真には写っていない。このたび，本書の監修をお引き受けすることになったが，そのきっかけは見せていただいた写真の中に心休まる素晴らしい写真がいくつも見られたことにある。まさに，感動が写った写真である。

　その写真とは，インチンコウ・コウカ・ショウマ・チョウトウコウ・ハマボウフウなど数々あるが，すべてやや遠目に群落や広大な栽培地などが撮影されたもので，各項目で最初に大きく掲載されているものである。つい頁をめくるのをためらうほどに見入ってしまう。心に覚えるのは感動というよりも，一種の安らぎというものであろうか。癒し効果抜群である。一方で，周りに載せられた小さめの写真は，植物の各器官を接写したものが多く，それだけを見せられると何の植物かさえ判断できないが，時に芸術的で別の感動を与えてくれる。癒しどころか，逆に心にざわめきさえも感じ，新しい発見があり，また自然の妙に気づかされる写真でもある。

　ところで，ヨーロッパにハーブ療法が興った頃，象形薬能論というのが提唱されて，あらゆるハーブはその薬効を象徴する形をどこかに有しているとされた。私の祖母が腎臓病には黒豆が良いと教えてくれたのはその影響であったのかも知れない。また日本でも実際，高山植物のコマクサの花が肺臓に似ているとして肺結核の特効薬と考えられ，乱獲された時期があったという。迷信とは云え，クローズアップされた器官のなかに薬効を暗示する何かの標識を探してみることは，西洋医学発展の歴史を振り返ることにも通じ，本書の別の楽しみ方であると思う。

　掲載写真の多くは，主としてカレンダー用に一時期に撮影されたものであるので，季節的な変化に欠けていることは否めない。被写体が薬用植物でありながら，薬用部位やその採集時期の写真が少ない所以でもある。また，日本に自生しない植物や畑地栽培されていない植物については，植物園での展示品が被写体とされた。監修にあたって，それらを補うために手持ちの写真をいくつか提供させていただいたが，本書発行の趣旨から外れていないことを願う。

　本書に掲載された植物に由来する漢方生薬の基本的な記載は，『第17改正日本薬局方』（第一追補を含む）もしくは『日本薬局方外生薬規格2015』の内容に従い，利用の便をはかるために最新のAPG分類による科名や原植物の異名などを付記した。また，薬用植物という観点から，各項目にはその植物の生薬としての現代中医学的な薬効や含有化学成分などが掲載され，また漢方研究者の必読書とされる『薬徴』（吉益東洞，1771年）や『古方薬議』（浅田宗伯，1863年）からの引用文が付記されたものもあるが，これらの情報は専門用語が多く，一般には馴染みにくいかもしれない。それよりも，本書は見て癒しを得る写真集として，少しでも生薬の本質に迫るヒントを得るための座右の書にしていただければと願う次第である。

監修者　御影　雅幸

凡例および本書の使い方
introduction

写真について
- 本書に掲載した薬用植物の写真は，日本薬局方に収載された生薬の原植物である．
- 薬用植物と生薬の写真は株式会社ツムラから提供していただいた．一部に監修者の御影雅幸先生から提供していただいた写真があり，その場合には写真の下に©MIKAGE Masayukiとクレジットを付した．

タイトル
- 日本薬局方にもとづき，カタカナ・漢字・英語・ラテン語で生薬名を表記した．

基原
- 第17改正日本薬局方および第一追補，日本薬局方外生薬規格2015の記載によった．
  また現在APG分類が世界で広く採用されていることに鑑み，APG分類において科が変更されたものには＊印を付けて下に注釈を加えた．ただし，以下に示す8つの科名は「植物命名規約」において正式な科名として扱われるため，注釈を付していない．さらに，YList（植物和名－学名インデックス）を検索して異なる学名が用いられている植物には〔　〕を付けて参考までに記載した．

> 「植物命名規約」において，長い間使われてきた次の学名は正式に発表されたものとして扱われる．（　）は代替名で，APG分類はこちらを用いている．
> Compositae (Asteraceae), Cruciferae (Brassicaceae), Gramineae (Poaceae), Guttiferae (Clusiaceae), Labiatae (Lamiaceae), Leguminosae (Fabaceae), Palmae (Arecaceae), Umbelliferae (Apiaceae)

生薬の解説
- 生薬の解説はツムラ生薬研究所が執筆した．

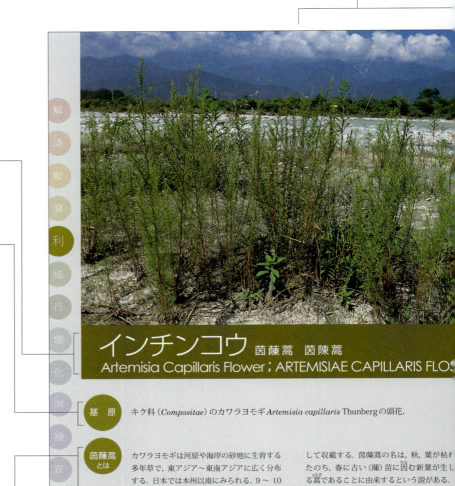

インチンコウ　茵蔯蒿　茵陳蒿
Artemisia Capillaris Flower；ARTEMISIAE CAPILLARIS FLOS

基原　キク科（Compositae）のカワラヨモギ Artemisia capillaris Thunbergの頭花．

茵陳蒿とは　カワラヨモギは河原や海岸の砂地に生育する多年草で，東アジア～東南アジアに広く分布する．日本では本州以南にみられる．9～10月に茎の先端の総状花序に無数の小さな頭花をつける．河原に生育するものと海岸に生育するものは，地上部の形が大きく異なる．秋に採集した頭花を乾燥したものが生薬「茵陳蒿」である．中国薬典は「茵陳」としてカワラヨモギのほかにハマヨモギも規定し，春の幼苗の葉を「綿茵陳」，秋の頭花を「花茵陳」として収載する．茵陳蒿の名は，秋，葉が枯れたのち，春に古い（陳）苗に因む新葉が生じる蒿であることに由来するという説がある．

主な成分・主な薬理
- 主な成分・主な薬理は，ツムラ生薬研究所が監修した『生薬一覧』の記載を用いた．
- 主な薬理において付した肩付き数字は，巻末の文献一覧と対応しており，一覧ではそれぞれの薬理の根拠となる論文を示している．

性味・帰経・薬能・主治
- 生薬の性味・帰経・薬能・主治は，『中国薬典（2015）』の記載によった．ただし『中国薬典』未収載のものは，『中薬大辞典（第2版）』（南京中医薬大学編著・上海科学技術出版社・2012年刊）によった．
  なお，性味・帰経・薬能は中国語の簡体字表記をそのまま日本の漢字に置き換え，主治は必要に応じて編集部で訳した．

薬効分類

- 各生薬を中薬学（中国で発行されている統一教材『中薬学』や神戸中医学研究会編著『中医臨床のための中薬学』など）を参考にして，解表薬・清熱薬・散寒薬・瀉下薬・利水滲湿薬・祛風湿薬・行気薬・理血薬・化痰止咳平喘薬・消導薬・補益薬・安神薬・収渋薬・平肝熄風薬の14種類に分類し，それぞれタイトルの色やインデックスに反映させた。
- 川骨や樸樕のように中薬学にない生薬については，監修者の御影雅幸先生に分類していただいた。

解	解表薬
清	清熱薬
散	散寒薬
瀉	瀉下薬
利	利水滲湿薬
祛	祛風湿薬
行	行気薬
理	理血薬
化	化痰止咳平喘薬
消	消導薬
補	補益薬
安	安神薬
収	収渋薬
平	平肝熄風薬

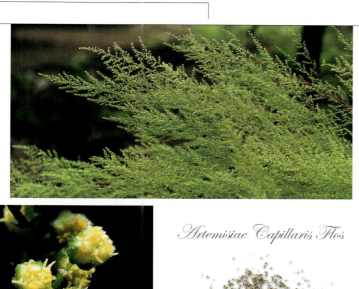

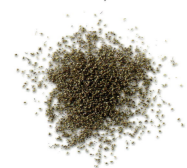

Artemisiae Capillaris Flos

- ● 主な成分　クマリン類（dimethylesculetin），クロモン類（capillarisin），フラボノイド，モノテルペノイドなど
- ● 主な薬理　胆汁分泌促進作用（イヌ，ラット，マウス）[1〜6]，肝障害抑制作用（ラット, *in vitro*）[7)8]，肝アポトーシス抑制作用（ラット）[9]，ヒスタミン遊離抑制作用（ラット）[10]
- ● 性　味　苦・辛，微寒
- ● 帰　経　脾・胃・肝・胆経
- ● 薬　能　清利湿熱・利胆退黄
- ● 主　治　黄疸・尿少・湿温暑湿（暑湿病）・湿瘡の痒み
- ● 古　典
  - [重校薬徴]　発黄，小便不利を主治す．
  - [古方薬議]　熱結黄疸，小便不利を主り，伏瘕を去る．

古典

- 古典は，『重校薬徴』（吉益東洞著・尾台榕堂重校・西山英雄訓訳・創元社・1976年刊）と『古方薬議』（浅田宗伯著・木村長久校訓・春陽堂・復刻第1版1982年刊）の記載を用いた（一部常用漢字に置き換えた）。

目　次
contents

- アキョウ　阿膠 ……………………………………… 012
- イレイセン　威霊仙 ………………………………… 014
- インチンコウ　茵蔯蒿　茵陳蒿 ………………… 016
- ウイキョウ　茴香 …………………………………… 018
- エンゴサク　延胡索 ………………………………… 020
- オウギ　黄耆 ………………………………………… 022
- オウゴン　黄芩 ……………………………………… 024
- オウバク　黄柏 ……………………………………… 026
- オウレン　黄連 ……………………………………… 028
- オンジ　遠志 ………………………………………… 030
- ガイヨウ　艾葉 ……………………………………… 032
- カシュウ　何首烏 …………………………………… 034
- カッコン　葛根 ……………………………………… 036
- カッセキ　滑石　軟滑石 ………………………… 038
- カロコン・カロニン　栝楼根・栝楼仁 ………… 040
- カンキョウ　乾姜 …………………………………… 116
- カンゾウ・シャカンゾウ　甘草・炙甘草 ……… 044
- キキョウ　桔梗根 …………………………………… 048
- キクカ　菊花　キッカ ……………………………… 050
- キジツ　枳実 ………………………………………… 052
- キョウカツ　羌活 …………………………………… 054
- キョウニン　杏仁 …………………………………… 056
- クジン　苦参 ………………………………………… 058
- ケイガイ　荊芥穂 …………………………………… 060
- ケイヒ　桂皮 ………………………………………… 062
- コウイ　膠飴　粉末飴 …………………………… 064
- コウカ　紅花　ベニバナ ………………………… 066
- コウブシ　香附子 …………………………………… 068
- コウベイ　粳米 ……………………………………… 070
- コウボク　厚朴 ……………………………………… 072

── 6

- ● ゴシツ　牛膝 …………………………………… 074
- ● ゴシュユ　呉茱萸 ……………………………… 076
- ● ゴボウシ　牛蒡子 ……………………………… 078
- ● ゴマ　胡麻 ………………………………………… 080
- ● ゴマ油 ……………………………………………… 246
- ● ゴミシ　五味子 ………………………………… 082
- ● サイコ　柴胡 ……………………………………… 084
- ● サイシン　細辛 ………………………………… 086
- ● サラシミツロウ ………………………………… 246
- ● サンザシ　山査子 ……………………………… 088
- ● サンシシ　山梔子 ……………………………… 090
- ● サンシュユ　山茱萸 …………………………… 092
- ● サンショウ　山椒 ……………………………… 094
- ● サンソウニン　酸棗仁 ………………………… 096
- ● サンヤク　山薬 ………………………………… 098
- ● ジオウ　地黄 ……………………………………… 100
- ● ジコッピ　地骨皮 ……………………………… 102
- ● シコン　紫根 ……………………………………… 104
- ● シツリシ　蒺藜子 ……………………………… 106
- ● シャカンゾウ　炙甘草 ………………………… 046
- ● シャクヤク　芍薬 ……………………………… 108
- ● シャゼンシ　車前子 …………………………… 110
- ● シュクシャ　縮砂 ……………………………… 112
- ●● ショウキョウ・カンキョウ　生姜　乾生姜・乾姜 …… 114
- ● ショウバク　小麦 ……………………………… 118
- ● ショウマ　升麻 ………………………………… 120
- ● シンイ　辛夷 ……………………………………… 122
- ● セッコウ　石膏 ………………………………… 124
- ● センキュウ　川芎 ……………………………… 126
- ● ゼンコ　前胡 ……………………………………… 128

7

- センコツ　川骨 …………………………………… 130
- センタイ　蟬退　蝉退　ゼンタイ ……………… 132
- ソウジュツ　蒼朮 ………………………………… 134
- ソウハクヒ　桑白皮 ……………………………… 136
- ソボク　蘇木 ……………………………………… 138
- ソヨウ　紫蘇葉　蘇葉 …………………………… 140
- ダイオウ　大黄 …………………………………… 142
- タイソウ　大棗 …………………………………… 144
- タクシャ　沢瀉 …………………………………… 146
- チクジョ　竹筎　竹茹 …………………………… 148
- チモ　知母 ………………………………………… 150
- チャヨウ　茶葉　細茶 …………………………… 152
- チョウジ　丁香　丁子 …………………………… 154
- チョウトウコウ　釣藤鉤　釣藤鈎 …………… 156
- チョレイ　猪苓 …………………………………… 158
- チンピ　陳皮 ……………………………………… 160
- テンナンショウ　天南星 ………………………… 162
- テンマ　天麻 ……………………………………… 164
- テンモンドウ　天門冬 …………………………… 166
- トウガシ　冬瓜子 ………………………………… 168
- トウキ　当帰 ……………………………………… 170
- トウニン　桃仁 …………………………………… 172
- ドクカツ　独活　ドッカツ ……………………… 174
  ワキョウカツ　和羌活　和羗活
- トチュウ　杜仲 …………………………………… 178
- 豚脂 ………………………………………………… 246
- ニンジン・コウジン　人参・紅参 …………… 180
- ニンドウ　忍冬 …………………………………… 184
- バイモ　貝母 ……………………………………… 186
- バクガ　麦芽 ……………………………………… 188
- バクモンドウ　麦門冬 …………………………… 190

- ● ハッカ　薄荷 ……………………………………………… 192
- ● ハマボウフウ　浜防風 …………………………………… 194
- ● ハンゲ　半夏 ……………………………………………… 196
- ● ビャクゴウ　百合 ………………………………………… 198
- ● ビャクシ　白芷 …………………………………………… 200
- ● ビャクジュツ　白朮 ……………………………………… 202
- ● ビワヨウ　枇杷葉 ………………………………………… 204
- ● ビンロウジ　檳榔子 ……………………………………… 206
- ● ブクリョウ　茯苓 ………………………………………… 208
- ● ブシ　加工ブシ …………………………………………… 210
- ● ボウイ　防已 ……………………………………………… 212
- ● ボウショウ　芒硝／無水ボウショウ　乾燥ボウショウ … 214
  乾燥硫酸ナトリウム　無水芒硝　無水硫酸ナトリウム
- ● ボウフウ　防風 …………………………………………… 216
- ● ボクソク　樸樕 …………………………………………… 218
- ● ボタンピ　牡丹皮 ………………………………………… 220
- ● ボレイ　牡蛎 ……………………………………………… 222
- ● マオウ　麻黄 ……………………………………………… 224
- ● マシニン　火麻仁　麻子仁 ……………………………… 226
- ● モクツウ　木通 …………………………………………… 228
- ● モッコウ　木香 …………………………………………… 230
- ● ヨクイニン　薏苡仁 ……………………………………… 232
- ● リュウガンニク　竜眼肉 ………………………………… 234
- ● リュウコツ　竜骨 ………………………………………… 236
- ● リュウタン　竜胆 ………………………………………… 238
- ● リョウキョウ　良姜 ……………………………………… 240
- ● レンギョウ　連翹 ………………………………………… 242
- ● レンニク　蓮肉 …………………………………………… 244
- ● ワキョウカツ　和羌活　和羗活 ………………………… 176
- ● ゴマ油・サラシミツロウ・豚脂 ………………………… 246

主な薬理作用と引用文献一覧 ……………………………… 248

薬効分類別索引
index

解 解表薬

カッコン	036
キクカ	050
キョウカツ	054
ケイガイ	060
ゴボウシ	078
サイコ	084
サイシン	086
ショウキョウ	115
ショウマ	120
シンイ	122
センタイ	132
ソヨウ	140
ハッカ	192
ビャクシ	200
ボウフウ	216
マオウ	224

清 清熱薬

オウゴン	024
オウバク	026
オウレン	028
カロコン	041
クジン	058
サンシシ	090
ジオウ	100
ジコッピ	102
シコン	104
セッコウ	124
チモ	150
チャヨウ	152
ニンドウ	184
ボタンピ	220
リュウタン	238
レンギョウ	242

散 散寒薬（温裏薬）

ウイキョウ	018
ガイヨウ	032
カンキョウ	116
ケイヒ	062
ゴシュユ	076
サンショウ	094
チョウジ	154
ブシ	210
リョウキョウ	240

瀉 瀉下薬

ダイオウ	142
ボウショウ／無水ボウショウ	214
マシニン	226

利 利水滲湿薬

インチンコウ	016
カッセキ	038
シャゼンシ	110
タクシャ	146
チョレイ	158
ブクリョウ	208
モクツウ	228
ヨクイニン	232

祛 祛風湿薬

イレイセン	014
ソウジュツ	134
ドクカツ	175
ボウイ	212
ワキョウカツ	176

行 行気薬（理気薬）

キジツ	052
コウブシ	068
コウボク	072
シュクシャ	112
チンピ	160
ビンロウジ	206
モッコウ	230

理 理血薬（駆瘀血薬）

エンゴサク	020
コウカ	066
ゴシツ	074
センキュウ	126
ソボク	138
トウニン	172

化 化痰止咳平喘薬

カロニン	042
キキョウ	048
キョウニン	056
ゼンコ	128
ソウハクヒ	136
チクジョ	148
テンナンショウ	162
トウガシ	168
バイモ	186
ハンゲ	196
ビワヨウ	204

消 消導薬

サンザシ	088
バクガ	188

補 補益薬

【補気薬】

オウギ	022
カンゾウ	045
コウイ	064
コウジン	182
コウベイ	070
サンヤク	098
シャカンゾウ	046
センコツ	130
タイソウ	144
ニンジン	181
ビャクジュツ	202

【補陽薬】

トチュウ	178

【補血薬】

アキョウ	012
カシュウ	034
シャクヤク	108
トウキ	170
リュウガンニク	234

【補陰薬】

ゴマ	080
テンモンドウ	166
バクモンドウ	190
ハマボウフウ	194
ビャクゴウ	198

安 安神薬

オンジ	030
サンソウニン	096
ショウバク	118
ボレイ	222
リュウコツ	236

収 収渋薬

ゴミシ	082
サンシュユ	092
ボクソク	218
レンニク	244

平 平肝熄風薬

シツリシ	106
チョウトウコウ	156
テンマ	164

ゴマ油	246
サラシミツロウ	246
豚脂	246

Essential 生薬ファインダー

解表薬

清熱薬

散寒薬

瀉下薬

利水滲湿薬

祛風湿薬

行気薬

理血薬

化痰止咳平喘薬

消導薬

補益薬

安神薬

収渋薬

平肝熄風薬

アキョウ 阿膠
Donkey Glue ; ASINI CORII COLLAS

| 基原 | ウマ科 (*Equidae*) のロバ *Equus asinus* Linné の毛を去った皮・骨・けん，またはじん帯を水で加熱抽出し，脂肪を去り，濃縮乾燥したもの． |

| 阿膠とは | 『神農本草経』の上品に収載され，山東省東阿県に産することから東阿の膠(にかわ)の意味で阿膠と名づけられた． |

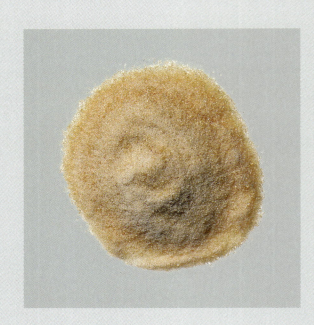

Asini Corii Collas

- ●主な成分　蛋白質 (collagen)，アミノ酸など
- ●主な薬理　血管透過性亢進抑制作用 (ウサギ)[1]，エンドトキシンショックにおける血流改善作用 (イヌ)[2]
- ●性　味　甘，平
- ●帰　経　肺・肝・腎経
- ●薬　能　補血滋陰・潤燥・止血
- ●主　治　血虚による萎黄・眩暈・心悸・肌痩無力・心煩による不眠・虚風内動・肺燥による咳嗽・労咳による喀血・吐血・尿血・便血・崩漏・胎漏
- ●古　典　📖**古方薬議**　内崩下血，腰腹痛，四肢酸疼，虚労，羸痩，咳嗽を主り，血を和し，陰を滋し，風を除き，燥を潤し，痰を化し，小便を利し，大腸を調ふ．

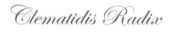

Clematidis Radix

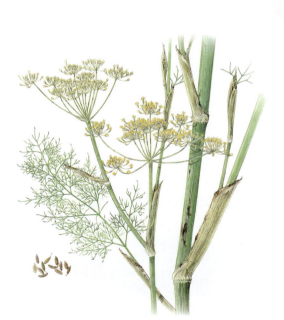

Foeniculi Fructus

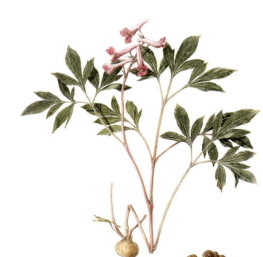

Corydalis Tuber

解 清 散 瀉 利 祛 行 理 化 消 補 安 収 平

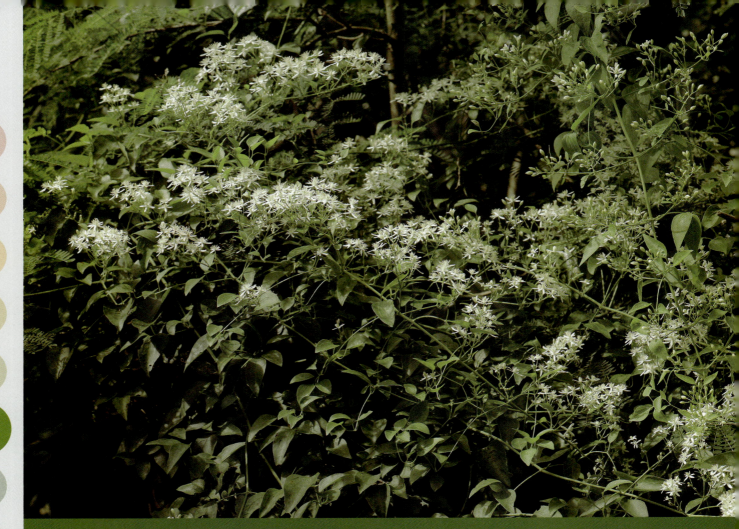

イレイセン 威霊仙
Clematis Root ; CLEMATIDIS RADIX

基原 キンポウゲ科（*Ranunculaceae*）のサキシマボタンヅル *Clematis chinensis* Osbeck, *Clematis mandshurica* Ruprecht〔*Clematis terniflora* DC. var. *mandshurica* (Rupr.) Ohwi〕または *Clematis hexapetala* Pallas の根および根茎.

威霊仙とは サキシマボタンヅルは低地の林縁や路傍の藪などの日当たりのよい場所に生育するつる性木本で，東アジアに広く分布する．日本では沖縄の先島諸島にみられることから，サキシマボタンヅルの名がある．中国ではセンニンソウ属植物を鉄線蓮と総称する．鉄線とは，つるが針金のように強いことによる．*Clematis mandshurica* は中国東北部に多く生育するので「東北鉄線蓮」，*C. hexapetala* は花蕾が綿花状であることから「綿団鉄線蓮」と称する．これらの根および根茎を乾燥したものが生薬「威霊仙」である．日本では，近縁種のセンニンソウ，カザグルマの根を代用したこともあった．

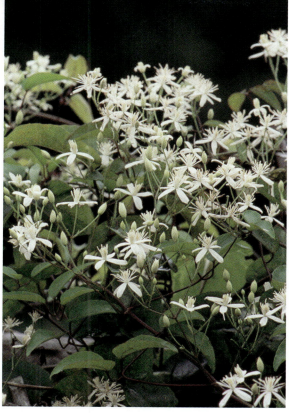
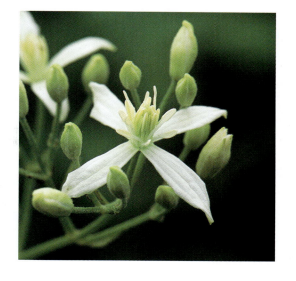
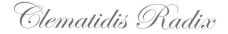

Clematidis Radix

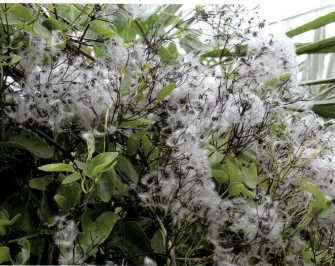
©MIKAGE Masayuki

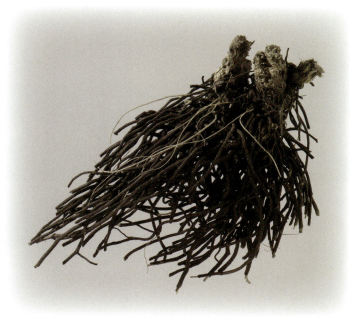

- ●主な成分　トリテルペノイド (hederagenin), サポニン (clematichinenoside), その他 (anemonin)
- ●主な薬理　抗炎症作用 (*in vitro*)[1)2)], 関節炎症改善作用 (ウサギ, ラット, マウス, *in vitro*)[3)〜5)], 関節軟骨保護作用 (ラット)[6)], 抗酸化作用 (マウス, *in vitro*)[7)]
- ●性　　味　辛・鹹, 温
- ●帰　　経　膀胱経
- ●薬　　能　祛風湿・通経絡
- ●主　　治　風湿による痺痛・四肢体幹の麻痺・筋脈のひきつり・屈伸不利（運動障害）

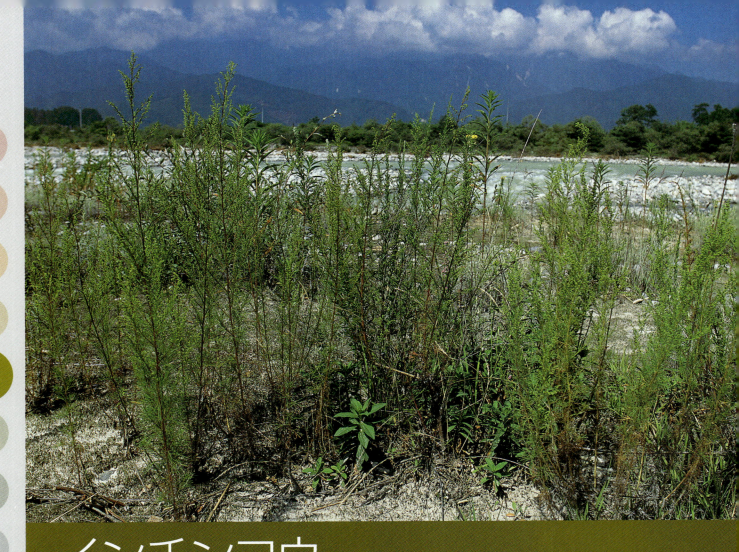

インチンコウ 茵蔯蒿　茵陳蒿
Artemisia Capillaris Flower；ARTEMISIAE CAPILLARIS FLOS

| 基　原 | キク科（Compositae）のカワラヨモギ*Artemisia capillaris* Thunbergの頭花． |

| 茵蔯蒿とは | カワラヨモギは河原や海岸の砂地に生育する多年草で，東アジア〜東南アジアに広く分布する．日本では本州以南にみられる．9〜10月に茎の先端の総状花序に無数の小さな頭花をつける．河原に生育するものと海岸に生育するものは，地上部の形が大きく異なる．秋に採集した頭花を乾燥したものが生薬「茵蔯蒿」である．中国薬典は「茵陳」としてカワラヨモギのほかにハマヨモギも規定し，春の幼苗の葉を「綿茵陳」，秋の頭花を「花茵陳」として収載する．茵蔯蒿の名は，秋，葉が枯れたのち，春に古い（蔯）苗に因む新葉が生じる蒿であることに由来するという説がある． |

— 16

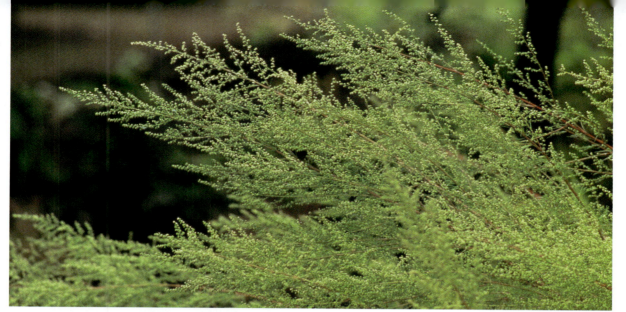
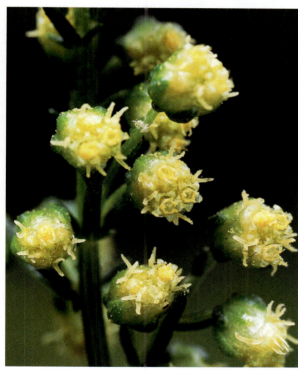
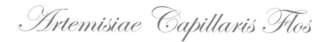
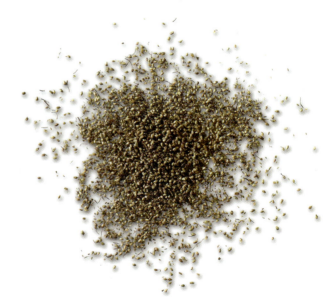

- ●主な成分　クマリン類（dimethylesculetin），クロモン類（capillarisin），フラボノイド，モノテルペノイドなど
- ●主な薬理　胆汁分泌促進作用（イヌ，ラット，マウス）[1]～[6]，肝障害抑制作用（ラット, *in vitro*）[7][8]，肝アポトーシス抑制作用（ラット）[9]，ヒスタミン遊離抑制作用（ラット）[10]
- ●性　　味　苦・辛，微寒
- ●帰　　経　脾・胃・肝・胆経
- ●薬　　能　清利湿熱・利胆退黄
- ●主　　治　黄疸・尿少・湿温暑湿（暑湿病）・湿瘡の痒み
- ●古　　典　
  - 📖 重校薬徴　発黄，小便不利を主治す．
  - 📖 古方薬議　熱結黄疸，小便不利を主り，伏瘕を去る．

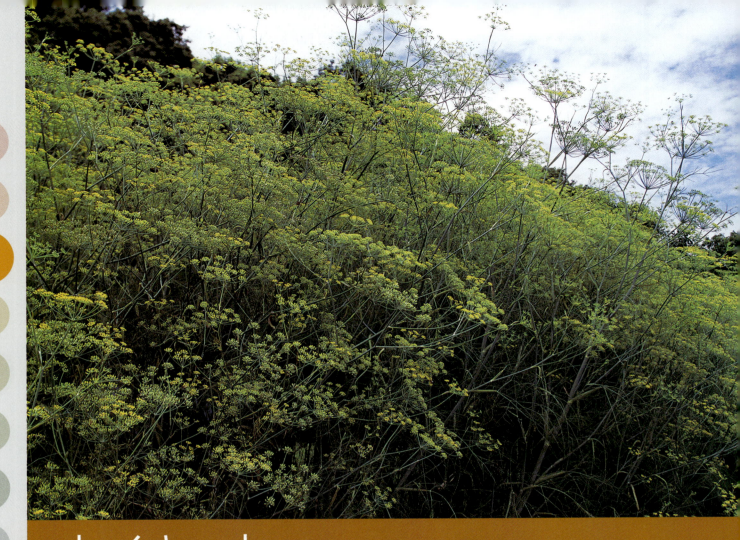

ウイキョウ 茴香
Fennel；FOENICULI FRUCTUS

| 基原 | セリ科（*Umbelliferae*）のウイキョウ *Foeniculum vulgare* Miller の果実. |

| 茴香とは | ウイキョウは地中海沿岸地方原産の多年草で，世界各地で栽培されている．茎は直立し，草丈1〜2mで，全草に特有の芳香がある．夏，複散形花序に多数の黄色の花を咲かせ，秋に灰黄緑色の果実をつける．果実を乾燥したものが生薬「茴香」である．茴香は香辛料としても使用され，魚肉料理・カレー・ハーブティーなどの香り付けに用いる．「回」は戻るという意味があり，魚肉の香りを回復する植物の意味で「茴香」と名づけられたという．茴香は欧米ではフェンネルシードの名で知られる．また，茴香は「小茴香」とも呼ばれるのに対し，「大茴香」（八角・スターアニス）はマツブサ科のトウシキミの果実で，中華料理などの風味付けに使用される． |

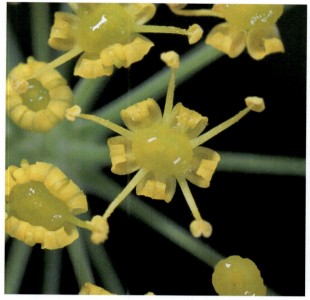
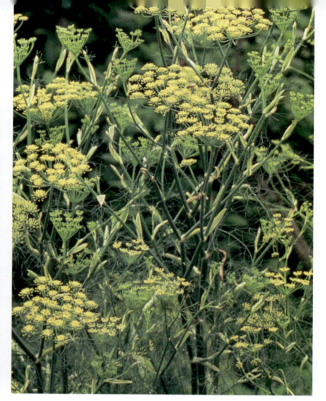
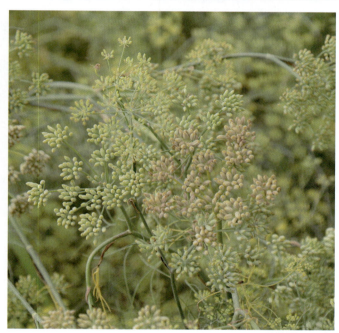
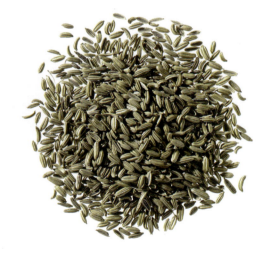

Foeniculi Fructus

©MIKAGE Masayuki

- ● **主な成分** フェニルプロパノイド (anethole), モノテルペノイドなど
- ● **主な薬理** 性腺系に対する作用 (ラット)[1], 月経困難症における鎮痛作用 (ヒト (患者))[2], 降圧作用 (ラット)[3], 活性酸素生成抑制作用 (*in vitro*)[4,5], 腸管蠕動運動調整作用 (マウス, *in vitro*)[6,7], 胃運動亢進作用 (ウサギ)[8]
- ● **性　味** 辛, 温
- ● **帰　経** 肝・腎・脾・胃経
- ● **薬　能** 散寒止痛・理気和胃
- ● **主　治** 寒疝の腹痛・睾丸偏墜・月経痛・少腹部の冷痛・脘腹部の脹痛・食欲不振・嘔吐下痢

解 清 散 瀉 利 祛 行 理 化 消 補 安 収 平

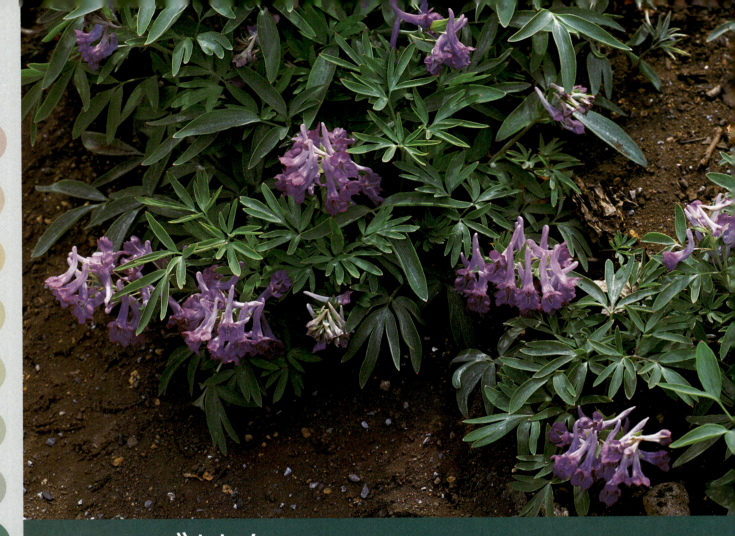

エンゴサク 延胡索
Corydalis Tuber；CORYDALIS TUBER

基 原 ケシ科（*Papaveraceae*）の *Corydalis turtschaninovii* Besser forma *yanhusuo* Y. H. Chou et C. C. Hsu の塊茎を，通例，湯通ししたもの．

延胡索とは *Corydalis turtschaninovii* forma *yanhusuo* は中国の安徽省・浙江省・江蘇省・湖北省・河南省などで栽培される多年草である．草丈は10〜30cmで，4月頃，茎の先端の総状花序に5〜15個の紅紫色の花をつける．水稲の裏作として栽培されることが多く，稲の収穫後，水田に小さな塊茎を植えて翌年の立夏後，茎葉が枯れはじめた頃に収穫する．収穫した塊茎は大きさごとに選別し，小さいものは次期の栽培に使用する種芋として秋まで土中で保存する．塊茎を洗浄し，湯通し後，乾燥したものが生薬「延胡索」である．延胡索は浙江省の特産物「浙八味」の1つに数えられている．

—20

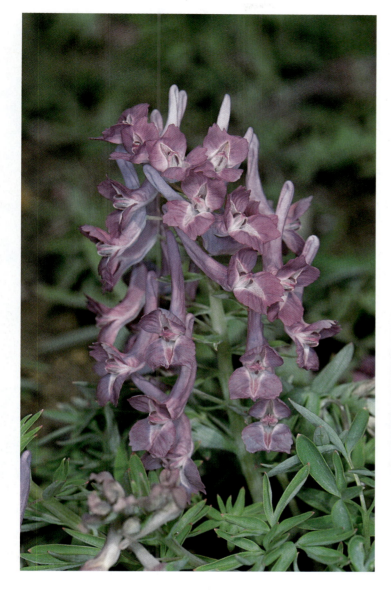
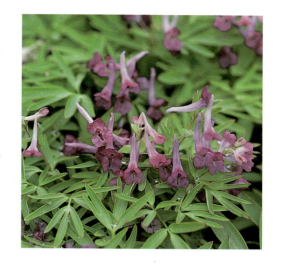
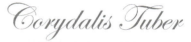
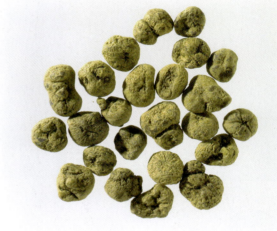

- ●主な成分　アルカロイド (dehydrocorydaline, tetrahydropalmatine) など
- ●主な薬理　胃液分泌抑制作用 (ラット，ヒヨコ，*in vitro*)[1]，抗潰瘍作用 (モルモット，ラット)[2]，サイトカイン産生抑制作用 (マウス，*in vitro*)[3]，抗炎症作用 (ラット，マウス)[4,5]，鎮静作用 (サル，ネコ，マウス，*in vitro*)[6]
- ●性　　味　辛・苦，温
- ●帰　　経　肝・脾経
- ●薬　　能　活血・行気・止痛
- ●主　　治　胸脇部や脘腹部の痛み・胸痺・心痛・無月経・月経痛・産後瘀阻・打撲外傷による腫痛

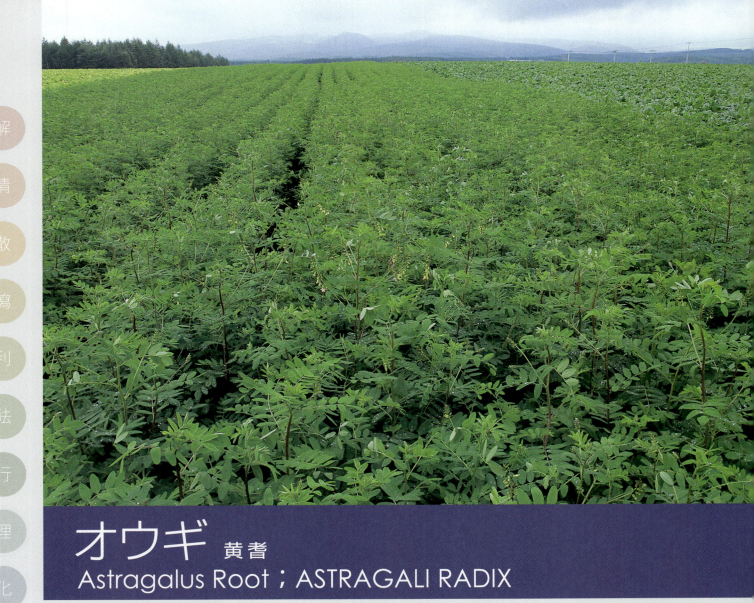

オウギ 黄耆
Astragalus Root；ASTRAGALI RADIX

基　原	マメ科（*Leguminosae*）のキバナオウギ*Astragalus membranaceus* Bunge〔*Astragalus mongholicus* Bunge var. *dahuricus* (DC.) Podlech〕または*Astragalus mongholicus* Bungeの根.
黄　耆とは	キバナオウギは中国の東北・華北・西北部に分布し，*Astragalus mongholicus*は中国の内蒙古自治区などに分布する多年草である．どちらも草丈約1mで羽状複葉をもつが，小葉はキバナオウギの方が大きい．この2種は分類学的に近縁で，変種として分類することもある．いずれも初夏～秋にかけて淡黄色の花を咲かせる．これらの植物の根を乾燥したものが生薬「黄耆」である．『本草綱目』には，「耆」には「長」の意味があり，黄色で，体力を補う補薬の長であることから黄耆の名で呼ばれると記載される．黄耆の類似生薬として，マメ科イワオウギ属の*Hedysarum polybotrys*の根に由来する「晋耆」がある．晋耆は根の外皮が赤褐色であることから「紅耆」とも呼ばれる．

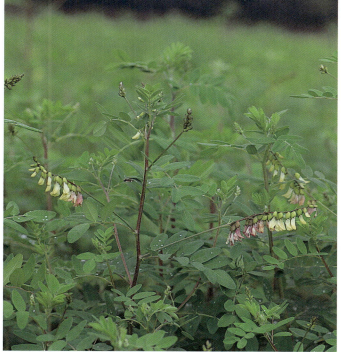
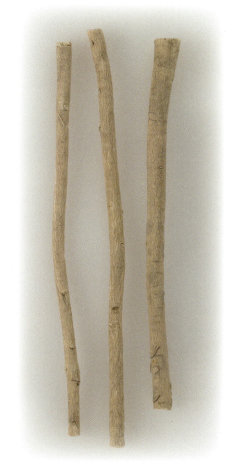
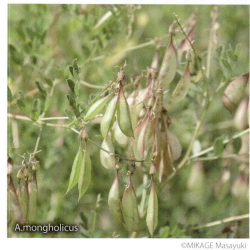
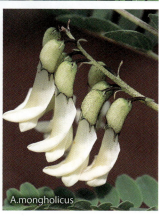

Astragali Radix

A.mongholicus
A.mongholicus
©MIKAGE Masayuki

- ●主な成分　トリテルペノイド（astragaloside），イソフラボノイド（formononetin），アミノ酸（γ-aminobutylic acid）など
- ●主な薬理　免疫賦活作用（マウス，*in vitro*）[1)2)]，抗酸化作用（*in vitro*）[3)〜5)]，降圧作用（ラット）[6)]
- ●性　　味　甘，微温
- ●帰　　経　肺・脾経
- ●薬　　能　補気昇陽・固表止汗・利水消腫・生津養血・行滞通痺・托毒排膿・斂瘡生肌
- ●主　　治　気虚による脱力感・食欲不振・便溏・中気下陥・慢性下痢に伴う脱肛・便血・崩漏・表虚による自汗・気虚による浮腫・内熱による消渇・血虚による萎黄・半身不随・痺痛麻木・癰疽の難潰・久潰不斂
- ●古　　典
  - 重校薬徴　肌表の水を主治す．故に皮水，黄汗，盗汗，身体腫，不仁を治し，疼痛，小便不利を兼治す．
  - 古方薬議　膿を排し，痛を止め，肉を長じ，血を補ひ，渇腹痛を止め，虚労自汗を治し，肌熱及び諸経の痛を去る．

解　清　散　瀉　利　祛　行　理　化　消　補　安　収　平

解 清 散 瀉 利 祛 行 理 化 消 補 安 収 平

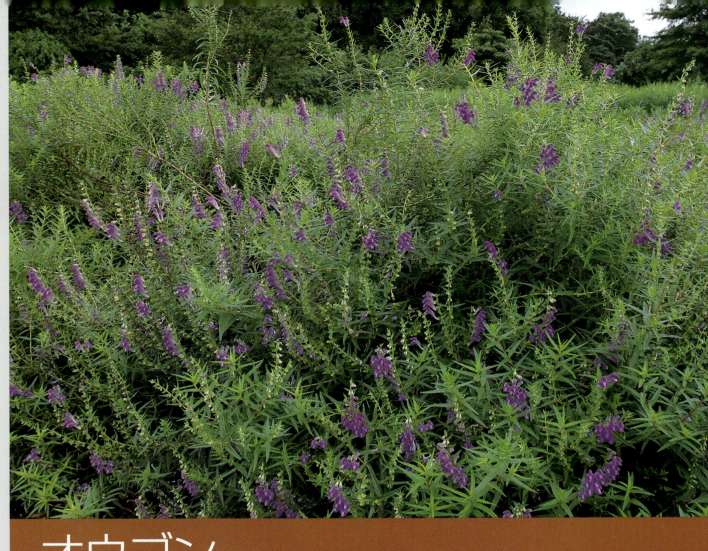

オウゴン 黄芩
Scutellaria Root；SCUTELLARIAE RADIX

基原 シソ科（Labiatae）のコガネバナ Scutellaria baicalensis Georgi の周皮を除いた根．

黄芩とは コガネバナは乾燥した草原や荒れ地などに生育する多年草で，中国北部・東シベリア・朝鮮半島などに分布する．中国北部を中心に広く栽培が行われている．草丈は30〜60cmで，6〜9月に茎の先端の花穂に紫色の唇形花を咲かせる．江戸時代中期（享保年間）に朝鮮半島より日本に種子が導入された記録がある．根の周皮を除いて乾燥したものが生薬「黄芩」である．除皮後，すみやかに乾燥すると鮮やかな黄色に仕上がる．和名のコガネバナは根の色が黄金色であることに由来する．市場品は，内外の黄色が濃く中心部まで充実した新根の「子芩（シゴン）尖芩（センゴン）」，一部が空洞化した老根の「宿芩（シュクゴン）」，砕けて破片状になった「片芩（ヘンゴン）」などに分類することがある．

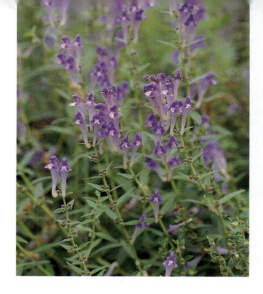
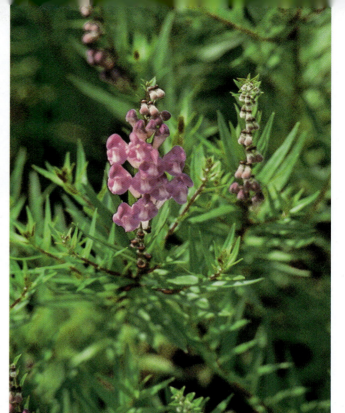
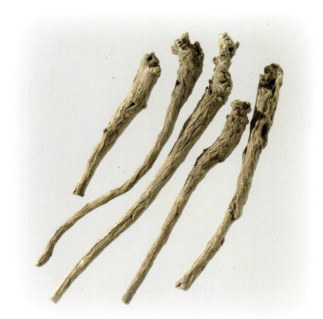
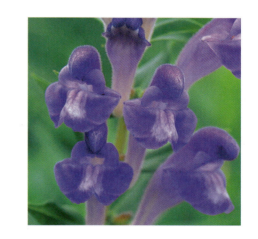

Scutellariae Radix

- ●主な成分 　フラボノイド（baicalin, wogonin）など
- ●主な薬理 　抗炎症作用（ラット，マウス，*in vitro*）[1)2)]，プロスタグランジン産生抑制作用（*in vitro*）[3)]，抗アレルギー作用（*in vitro*）[4)]，肝線維化抑制作用（ラット）[5)]
- ●性　　味 　苦，寒
- ●帰　　経 　肺・胆・脾・大腸・小腸経
- ●薬　　能 　清熱燥湿・瀉火解毒・止血・安胎
- ●主　　治 　湿温・暑湿・胸悶・悪心・湿熱による痞満・下痢・黄疸・肺熱による咳嗽・高熱を伴う煩渇・血熱による吐血や鼻出血・癰腫・瘡毒・胎動不安
- ●古　　典 　□重校薬徴 　心下痞を主治す．胸脇苦満，心煩，煩熱下利を兼治す．
　　　　　　 　□古方薬議 　諸熱，黄疸，洩痢を主り，小腸を利し，擁気を破る．

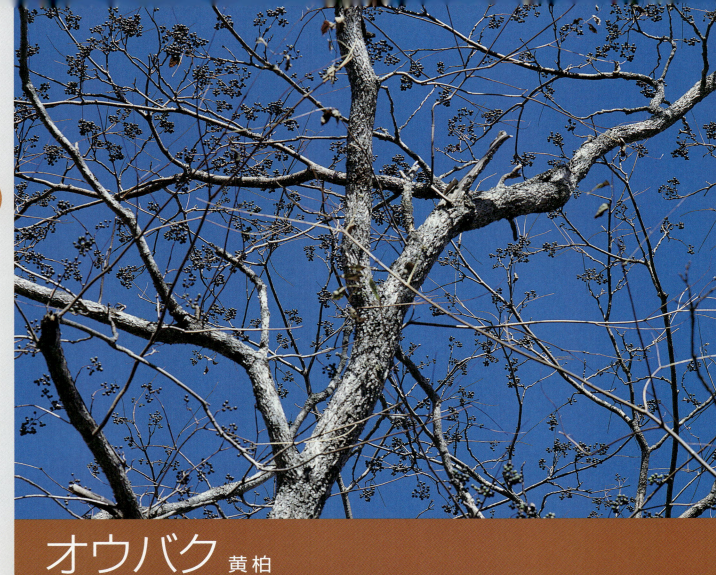

オウバク 黄柏
Phellodendron Bark；PHELLODENDRI CORTEX

基原 ミカン科（*Rutaceae*）のキハダ *Phellodendron amurense* Ruprecht または *Phellodendron chinense* Schneider の周皮を除いた樹皮．

黄柏とは キハダは山地に生育する落葉高木で，北海道から九州にかけてと朝鮮半島・中国東北部・ロシアのアムール地方などに分布する．水通りがあり，剥皮しやすい4〜7月に樹皮を剥いで収穫する．周皮を除いた樹皮を乾燥したものが生薬「黄柏」である．味は非常に苦く，古くから胃腸薬や火傷の塗り薬などに繁用されてきた．また，キハダは染料としても利用されており，キハダで染めた紙は「黄紙」と呼ばれ，防虫効果があることから，戸籍簿などの保存文書や写経用紙として重要書類に用いられた．材は固く美しい光沢があるため，家具や工芸品などに用いられる．また，アゲハチョウ科のカラスアゲハやミヤマカラスアゲハの幼虫の食樹としても知られている．

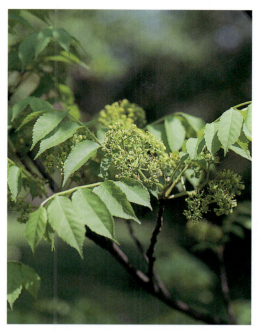
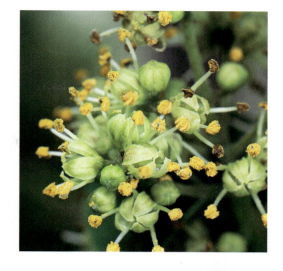
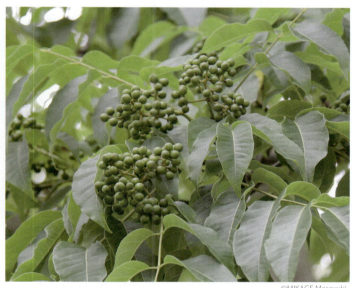
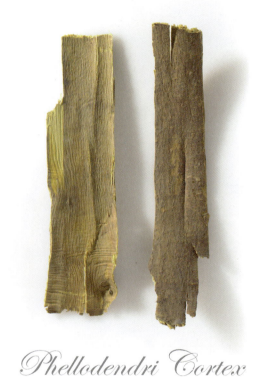

Phellodendri Cortex

- ●主な成分　アルカロイド (berberine, palmatine), トリテルペノイド (obacunone) など
- ●主な薬理　止瀉作用 (*in vitro*)[1)2)], 抗菌作用 (*in vitro*)[3)], 抗潰瘍作用 (ラット, マウス)[4)], 肝障害改善作用 (マウス)[5)], 抗炎症作用 (*in vitro*)[6)], 降圧作用 (ラット)[7)], 中枢抑制作用 (マウス)[8)], 鎮痙作用 (*in vitro*)[9)]
- ●性　　味　苦, 寒
- ●帰　　経　腎・膀胱経
- ●薬　　能　清熱燥湿・瀉火除蒸・解毒療瘡
- ●主　　治　湿熱による下痢・黄疸・尿赤・帯下・陰痒・熱淋による渋痛・脚気による痿躄・骨蒸労熱・盗汗・遺精・瘡瘍・腫毒・湿疹・湿瘡

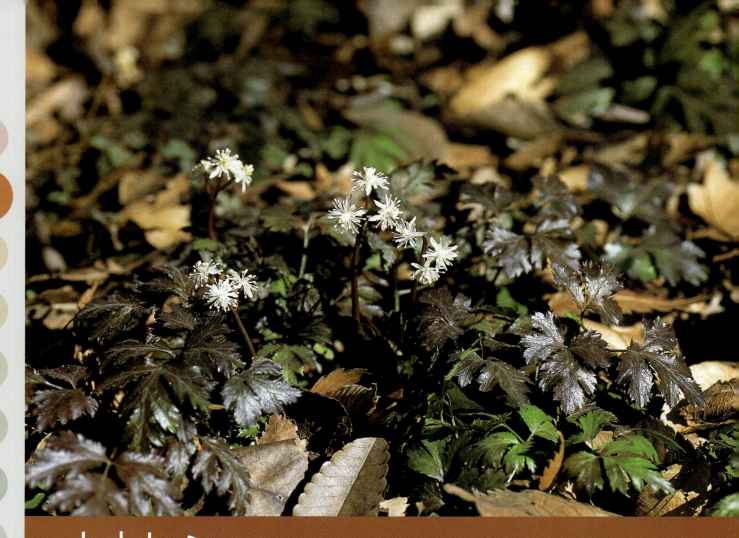

オウレン 黄連
Coptis Rhizome；COPTIDIS RHIZOMA

基原 キンポウゲ科（Ranunculaceae）のオウレン *Coptis japonica* Makino, *Coptis chinensis* Franchet, *Coptis deltoidea* C. Y. Cheng et Hsiao または *Coptis teeta* Wallich の根をほとんど除いた根茎.

黄連とは オウレン *Coptis japonica* は林床に生育する多年草で，北海道から本州に分布する．日本には，葉の形が異なるセリバオウレン，キクバオウレン，コセリバオウレンの3変種が自生する．3月頃に花茎を立ち上げ，白い花を2～3個咲かせる．オウレンは国内において古くから薬用として使用され，丹波の畑栽培，越前の林床栽培が知られてきた．しかし近年は，栽培に長期間を要することから生産者数は減少している．根を除いた根茎を乾燥したものが生薬「黄連」である．中国産黄連は *C. chinensis*, *C. deltoidea*, *C. teeta* に由来し，これらは中国西南部に分布する．そのなかでも *C. chinensis*, *C. deltoidea* は四川省や重慶市を中心に多く栽培されている．中国産黄連は日本産黄連と比べて主成分のberberine含量が高い傾向がある．

Coptidis Rhizoma

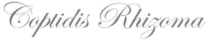

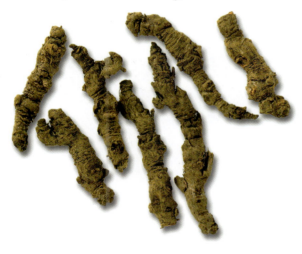

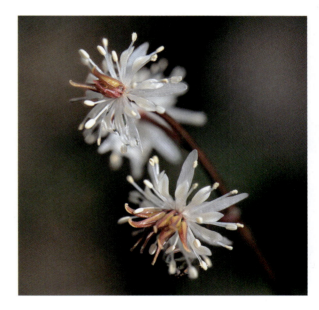

- ● **主な成分** アルカロイド (*berberine*, *coptisine*) など
- ● **主な薬理** 止瀉作用 (*in vitro*)[1]，抗菌作用 (*in vitro*)[2]，肝障害改善作用 (マウス)[3]
- ● **性　　味** 苦，寒
- ● **帰　　経** 心・脾・胃・肝・胆・大腸経
- ● **薬　　能** 清熱燥湿・瀉火解毒
- ● **主　　治** 湿熱による痞満・嘔吐・呑酸・下痢・黄疸・高熱による意識昏迷・心火亢盛・心煩による不寐・心悸不寧・血熱による吐血や鼻出血・目の充血・歯痛・消渇・癰腫・疔瘡
  ［外用］湿疹・湿瘡・耳漏
- ● **古　　典** 　**重校薬徴**　心中煩悸を主治し，心下痞，吐下，腹中痛を兼治す．
  　古方薬議　熱気，腸澼，腹痛，下利，煩躁を主り，血を止め，口瘡を療す．

解 清 散 瀉 利 祛 行 理 化 消 補 安 収 平

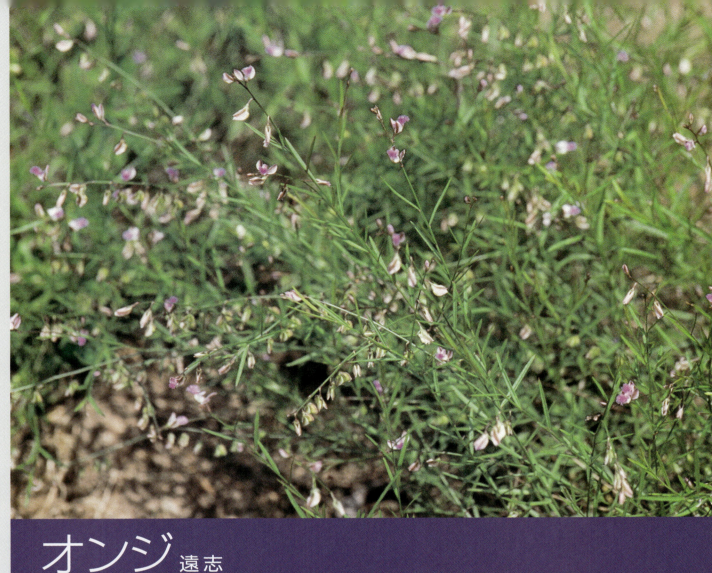

オンジ 遠志
Polygala Root ; POLYGALAE RADIX

基原 ヒメハギ科（*Polygalaceae*）のイトヒメハギ *Polygala tenuifolia* Willdenow の根または根皮．

遠志とは イトヒメハギは草原や山の草地に生育する多年草で，ロシアから中国北部・朝鮮半島北部に分布する．根の基部から細い茎を叢生し，草丈は約40cm，5〜7月に茎の先端の総状花序に淡い藍色の小さな花をまばらに咲かせる．イトヒメハギ（糸姫萩）の名は，ヒメハギに類似するが葉が糸状に細いことに由来する．根または根皮を乾燥したものが生薬「遠志」である．通常，根から芯（木部）を除いたものを使用する．根から芯を抜き去り，皮部のみとした生薬は「肉遠志」「遠志筒」「志通」などと呼ばれる．一方，根から芯を抜き去らずに乾燥して仕上げたものは「遠志棍」と称される．

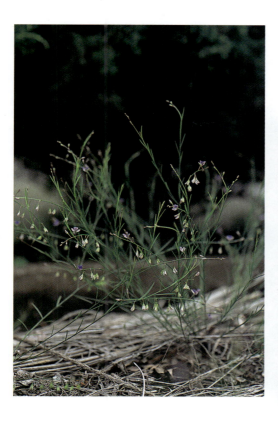
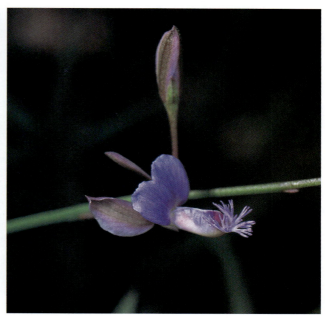

Polygalae Radix

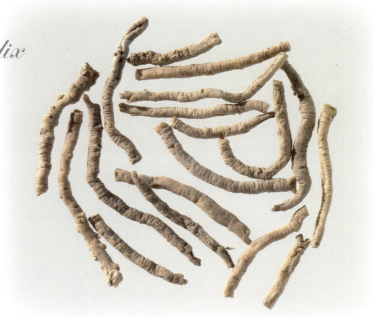

- ●主な成分　サポニン (onjisaponin)，キサントン類 (polygalaxanthone) など
- ●主な薬理　睡眠時間延長作用（マウス）[1) 2)]，抗痴呆作用 (*in vitro*) [3) 4)]
- ●性　　味　苦・辛，温
- ●帰　　経　心・腎・肺経
- ●薬　　能　安神益智・交通心腎・祛痰・消腫
- ●主　　治　不眠多夢・健忘・驚悸・意識がぼんやりする・咳痰不爽・瘡瘍・腫毒・乳房の腫痛

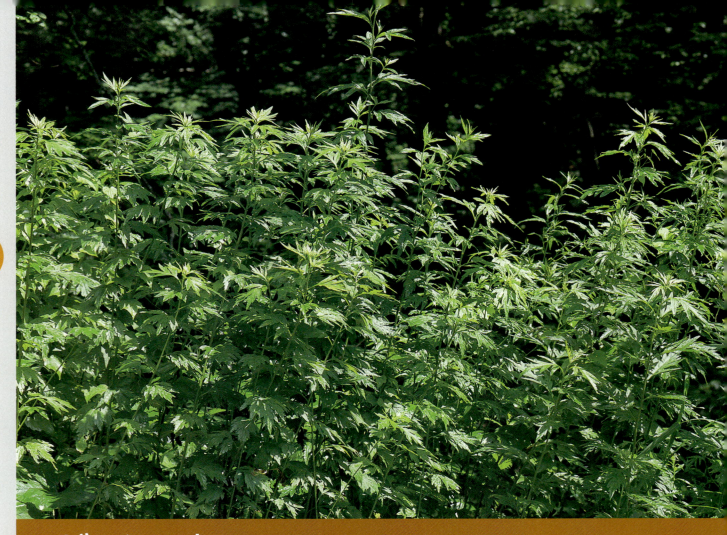

ガイヨウ 艾葉
Artemisia Leaf；ARTEMISIAE FOLIUM

解 清 散 瀉 利 祛 行 理 化 消 補 安 収 平

| 基原 | キク科（Compositae）のヨモギ *Artemisia princeps* Pampanini〔*Artemisia indica* Willd. var. *maximowiczii* (Nakai) H.Hara〕またはオオヨモギ *Artemisia montana* Pampaniniの葉および枝先． |

艾葉とは

ヨモギは山野に生育する多年草で，本州から九州・小笠原諸島・朝鮮半島に分布する．オオヨモギは本州近畿以北・北海道・サハリンに分布し，本州ではヨモギよりも標高の高い所に生育する．ヨモギは草丈0.6～1.2mであるのに対し，オオヨモギは草丈1.5～2mと大きい．両種とも晩夏～秋に円錐花序に多数の花をつける．5～7月に葉を収穫し，乾燥したものが生薬「艾葉」である．ヨモギは生薬以外に食用としても利用されている．ヨモギ餅は早春に若菜を採集し，団子や餅に入れたものである．また，お灸のもぐさとしても使用される．もぐさはヨモギの葉の裏側にある白毛（T字毛）を精製して綿状の塊にしたものである．なお，中国薬典に収載される艾葉はヨモギ・オオヨモギとは異なる *Artemisia argyi* に由来する．

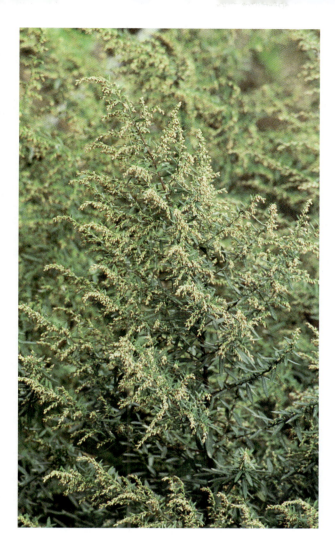
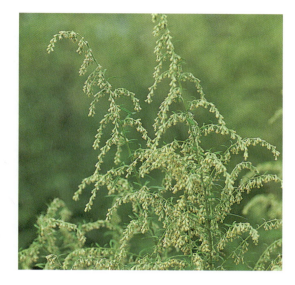
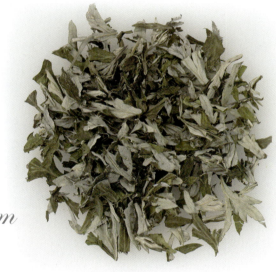

Artemisiae Folium

- ●主な成分　ポリフェノール（caffeoylquinic acid），モノテルペノイド（cineol），セスキテルペノイド（caryophyllene）など
- ●主な薬理　止血作用（マウス）[1]，毛細血管透過性亢進抑制作用（マウス）[2]，抗炎症作用（マウス, *in vitro*）[3)4)]，抗アレルギー作用（マウス, *in vitro*）[5)6)]，脂質過酸化抑制作用（*in vitro*）[7)8)]
- ●性　　味　辛・苦，温，小毒
- ●帰　　経　肝・脾・腎経
- ●薬　　能　温経止血・散寒止痛　　［外用］袪湿止痒
- ●主　　治　吐血・鼻出血・崩漏・月経過多・胎漏下血・少腹部の冷痛・経寒不調・宮冷不孕
　　　　　　［外用］皮膚瘙痒
- ●古　　典　□古方薬議　下痢, 吐血, 婦人漏血, 帯下を主り, 腹痛を止め, 百病を灸す.

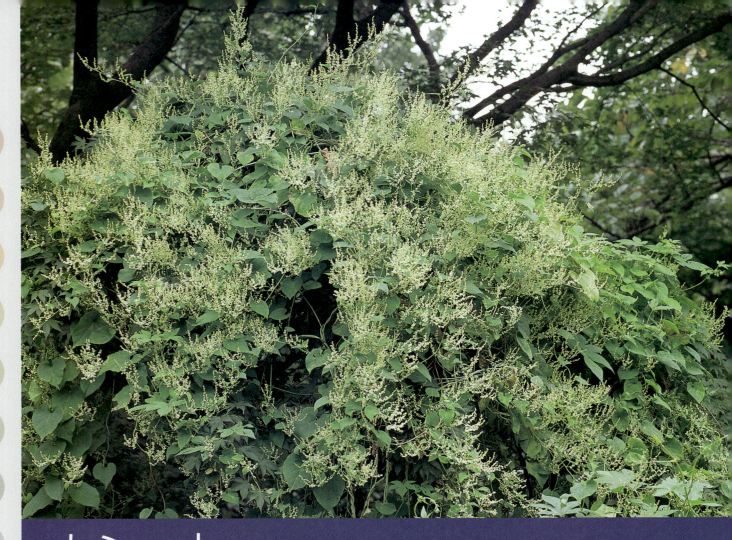

カシュウ 何首烏
Polygonum Root ; POLYGONI MULTIFLORI RADIX

基 原 タデ科（*Polygonaceae*）のツルドクダミ *Polygonum multiflorum* Thunberg〔*Fallopia multiflora* (Thunb.) Haraldson〕の塊根で，しばしば輪切される．

何首烏とは ツルドクダミは中国原産のつる性の多年草で，河南省・湖北省・貴州省などに自生し，栽培も行われている．日本各地に帰化し，市街地周辺の路傍や生け垣などに生育している．台湾では旺盛に繁茂し，日本でも生態系などに被害を及ぼすおそれのある外来種リストに収載されるなど，生態系への悪影響が懸念されている．8〜10月に小さな白〜紅色の花を多数咲かせる．和名は葉がドクダミに似ることから名づけられたが，ドクダミとは科が異なりドクダミのようなにおいもない．塊根を乾燥したものが生薬「何首烏」である．『本草綱目』には，何首烏の本来の名は「交藤」だったが，何首烏という名の老人が交藤を服用して髪の毛が黒くなり若返ったという伝説をもとに，その名が何首烏になったという由来が記載されている．

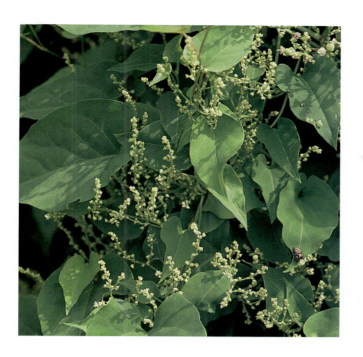
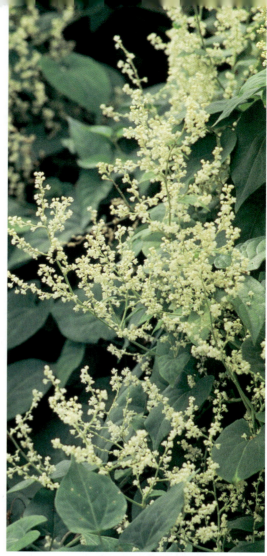

Polygoni Multiflori Radix

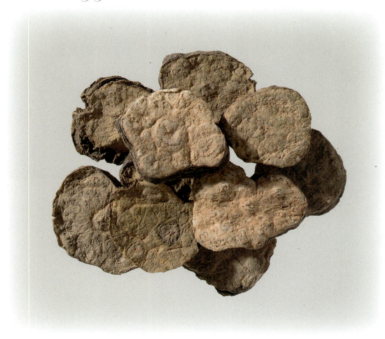
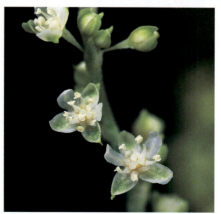

- ●主な成分　アントラキノン類（emodin），スチルベノイド，フラボノイドなど
- ●主な薬理　抗酸化作用（*in vitro*）[1)2)]，記憶学習能改善作用（マウス）[3)4)]
- ●性　　味　苦・甘・渋，微温
- ●帰　　経　肝・心・腎経
- ●薬　　能　解毒・消癰・截瘧・潤腸通便
- ●主　　治　瘡癰・瘰癧・風疹の痒み・久瘧による衰弱・腸燥による便秘

解 清 散 瀉 利 祛 行 理 化 消 補 安 収 平

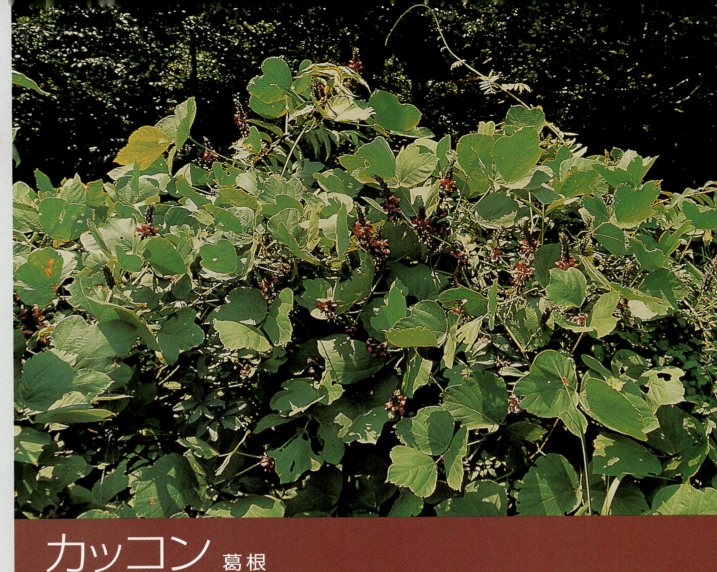

カッコン 葛根
Pueraria Root；PUERARIAE RADIX

基原 マメ科（*Leguminosae*）のクズ *Pueraria lobata* Ohwi の周皮を除いた根.

葛根とは クズは日当たりの良い山野や土手などに生育するつる性の多年草で，東アジアの温帯地域に分布する．繁殖力は旺盛で，つるは長さ10mに達する．7～9月に紅紫色の花を総状花序に密生する．和名の由来は，大和（奈良県）の国栖（くず）地方の人が根からでんぷんを採取し，売り歩いたことによるとされる．秋の七草の1つとして知られるように古くから身近な植物であり，茎葉は織物や家畜飼料に利用された．古来初夏に採集されてきたが，昨今は晩秋に掘り上げる．根の周皮を除いて縦割りにするか，約5mmのサイコロ状に切って乾燥したものが生薬「葛根」である．花を二日酔いの予防や治療に用いることもあるが，薬用としては根の使用が一般的である．過去には日本産も流通したが，現在は主に中国産が流通する．中国には「粉葛根」と称する色が白く粉質な生薬があるが，これはクズとは同属の別植物（*Pueraria thomsonii*）に由来する．

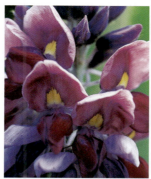
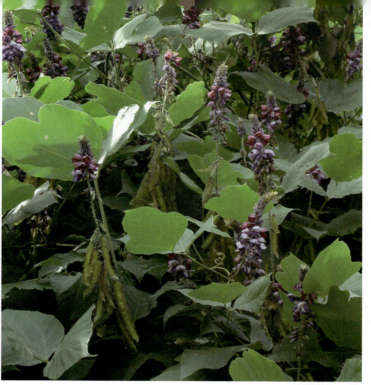
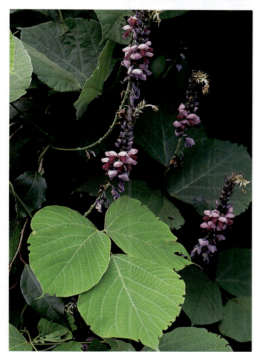
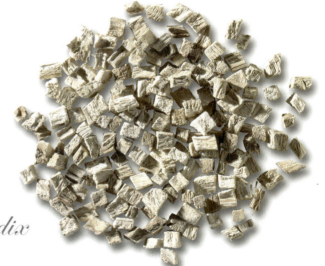

Puerariae Radix

- ●主な成分　イソフラボノイド (puerarin, daidzein), トリテルペノイド, でんぷんなど
- ●主な薬理　解熱作用 (ウサギ, ラット)[1)2)], 鎮痙作用 (*in vitro*)[3)〜5)], 循環器系に対する作用 (イヌ)[6)〜9)]
- ●性　味　甘・辛, 涼
- ●帰　経　脾・胃・肺経
- ●薬　能　解肌退熱・生津止渇・透疹・昇陽止瀉・通経活絡・解酒毒
- ●主　治　外感による発熱頭痛・項背部のこわばりや痛み・口渇・消渇・麻疹不透・熱痢・下痢・眩暈頭痛・中風による片麻痺・胸痺・心痛・酒毒による傷中（脾胃の気の損傷）
- ●古　典　
  - 重校薬徴　項背強急を主治し, 喘して汗出ずるを兼治す.
  - 古方薬議　大熱を主り, 肌を解し, 腠理を開き, 津液を生じ, 筋脈を舒ぶ.

カッセキ 滑石 軟滑石
Aluminum Silicate Hydrate with Silicon Dioxide；KASSEKI

基原 鉱物であり，主として含水ケイ酸アルミニウムおよび二酸化ケイ素からなる．

滑石とは 生薬「滑石」は主に含水ケイ酸アルミニウムおよび二酸化ケイ素からなる鉱物とされ，中国でこれは「高岭土」と呼ばれる．鉱物学上の滑石は水酸化マグネシウムとケイ酸塩からなる鉱物であり，中国薬典ではこちらを「滑石」として収載している．なお，正倉院に収蔵されている「滑石」は日本薬局方と同じ含水ケイ酸アルミニウムを中心とする粘土鉱物である．

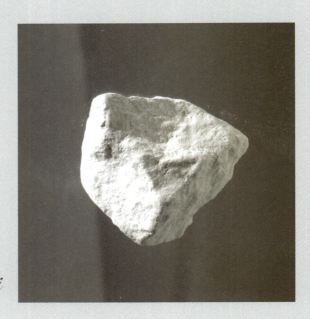

Kasseki

- **主な成分** 加水ハロイサイト（含水ケイ酸アルミニウム），カオリナイト（酸化アルミニウム・二酸化ケイ素）
- **主な薬理** 発癌プロモーション抑制作用（ラット）[1)2)]
- **性　味** 甘・淡，寒
- **帰　経** 膀胱・肺・胃経
- **薬　能** 利尿通淋・清熱解暑　［外用］祛湿斂瘡
- **主　治** 熱淋・石淋・尿熱渋痛・暑湿煩渇・湿熱水瀉　［外用］湿疹・湿瘡・汗疹
- **古　典**
  - 重校薬徴　小便不利を主治し，渇を兼治す．
  - 古方薬議　小便を利し，渇を止め，煩熱心躁を除き，腸胃中の積聚寒熱を蕩し，能く五淋を療す．

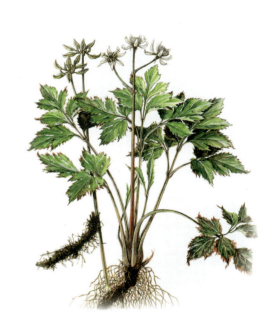

Coptidis Rhizoma

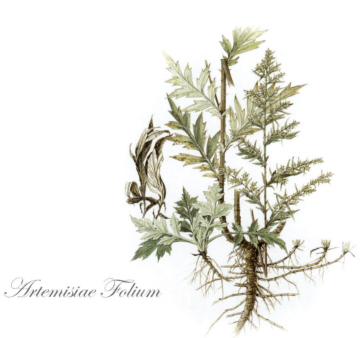

Artemisiae Folium

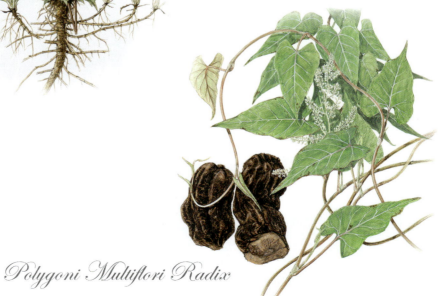

Polygoni Multiflori Radix

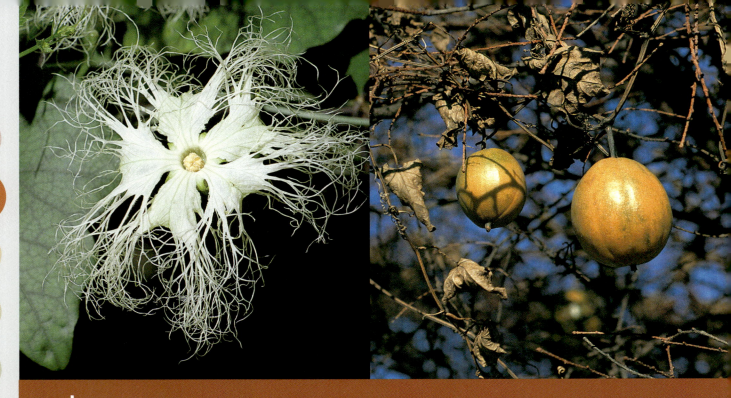

カロコン 栝楼根
Trichosanthes Root; TRICHOSANTHIS RADIX

カロニン 栝楼仁
Trichosanthes Seed; TRICHOSANTHIS SEMEN

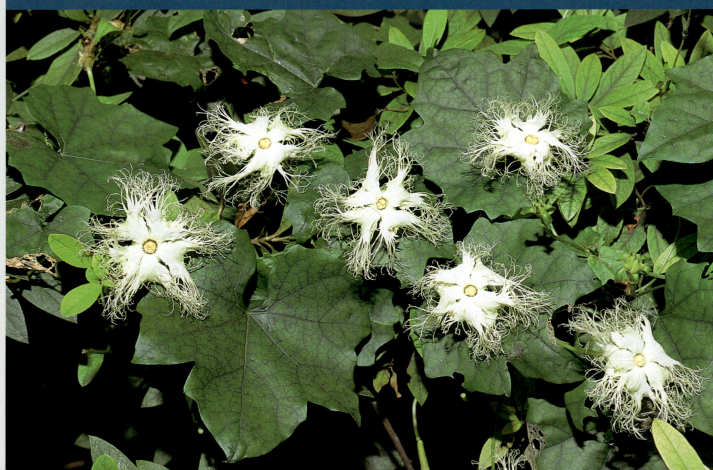

カロコン 栝楼根

Trichosanthes Root
TRICHOSANTHIS RADIX

基原　ウリ科（*Cucurbitaceae*）の *Trichosanthes kirilowii* Maximowicz，キカラスウリ *Trichosanthes kirilowii* Maximowicz var. *japonica* Kitamura またはオオカラスウリ *Trichosanthes bracteata* Voigt〔*Trichosanthes laceribracteata* Hayata〕の皮層を除いた根．

栝楼根とは　キカラスウリは低地から低山の林の縁に生育するつる性の多年草で，北海道の奥尻島から本州・四国・九州に分布する．夏に葉腋の花序に大型の花をつける．雄株と雌株があり，いずれも花は夕方から開き始め，朝にはしぼむ．花弁の先はレース状に細かく裂ける．根は太く肥大し，側根は少ない．秋に肥大した根を掘り，皮層を取り去り，しばしば縦割りにして乾燥したものが生薬「栝楼根」である．中国では *Trichosanthes kirilowii* の根を「天花粉」と呼び，日本でもあせもなどに使用される．果実が赤色に熟するカラスウリ *T.cucumeroides* は，種子の形がカマキリの頭に似た独特な形をしており，その根は「土瓜根」と呼ばれる．土瓜根は非常に苦く，吐剤として使用される．

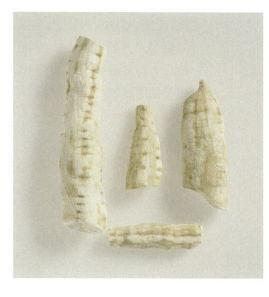

Trichosanthis Radix

- **主な成分**　でんぷん，蛋白質，アミノ酸など
- **主な薬理**　好酸球増殖抑制作用（*in vitro*）[1]，抗ストレス潰瘍作用（マウス）[2]
- **性　味**　甘・微苦，微寒
- **帰　経**　肺・胃経
- **薬　能**　清熱瀉火・生津止渇・消腫排膿
- **主　治**　熱病による煩渇・肺熱による燥咳・内熱による消渇・瘡瘍腫毒
- **古　典**　📖 古方薬議　消渇，身熱，煩満，大熱を主り，小便利を止め，膿を排し，腫毒を消し，津液を行る．心中結痼の者は是に非ざれば除く能はず．

カロニン 栝楼仁

Trichosanthes Seed
TRICHOSANTHIS SEMEN

基原 ウリ科（Cucurbitaceae）の *Trichosanthes kirilowii* Maximowicz, キカラスウリ *Trichosanthes kirilowii* Maximowicz var. *japonica* Kitamuraまたはオオカラスウリ *Trichosanthes bracteata* Voigt〔*Trichosanthes laceribracteata* Hayata〕の種子.

栝楼仁とは キカラスウリの果実は球形, 卵円形ないし広楕円体で, 大きなものでは長さ約10cmに達し, 熟すと黄色になる. 果実の中に楕円形の褐色〜淡黒褐色の種子があり, これを乾燥したものが生薬「栝楼仁」である. 栝楼仁にはキカラスウリのほか, *Trichosanthes kirilowii*, オオカラスウリの種子も使用される. 中国では「瓜蔞子」と呼ばれ, *T. kirilowii* と *T. rosthornii* の種子が流通する. また, 抗炎症・鎮痛作用を有する生薬として, 種子のみでなく果実全体を薬用部位とする「栝楼実」も使用されており,『傷寒論』中の処方でも栝楼実の使用が記載されている.

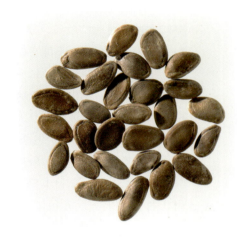

Trichosanthis Semen

- **主な成分** 脂質類など
- **主な薬理** 抗炎症作用（ラット, マウス）[1)2)], 鎮痛作用（マウス）[3)], 動脈硬化抑制作用（*in vitro*）[4)]
- **性　味** 甘, 寒
- **帰　経** 肺・胃・大腸経
- **薬　能** 潤肺化痰・滑腸通便
- **主　治** 燥咳痰粘・腸燥による便秘
- **古　典**
  - 重校薬徴 （栝楼実）痰飲を主治す. 故に, 結胸, 胸痺, 心痛, 喘息, 咳唾を治す.
  - 古方薬議 （栝楼実）胸痺を主り, 心肺を潤し, 咽喉を利し, 胸膈の鬱熱を去り, 痰結を滌ぎ, 治嗽の要薬と為す.

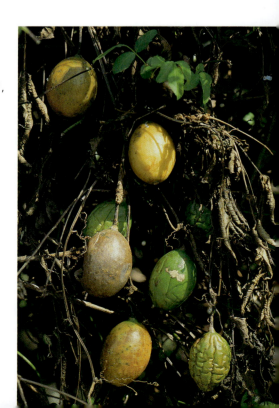

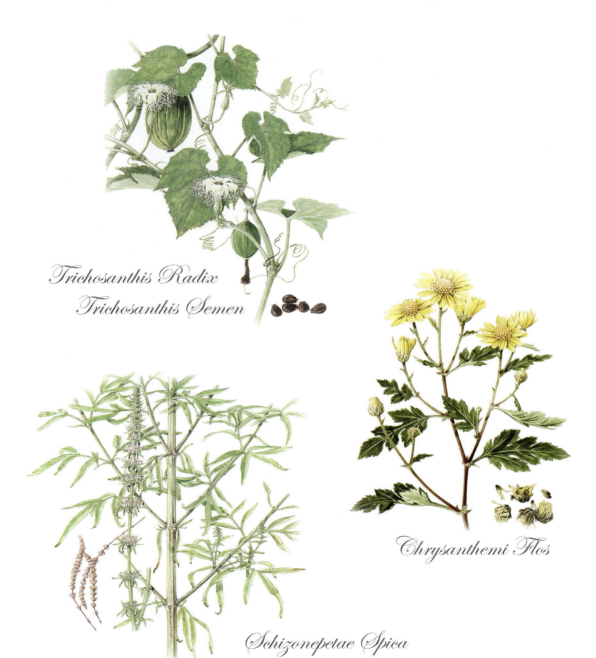

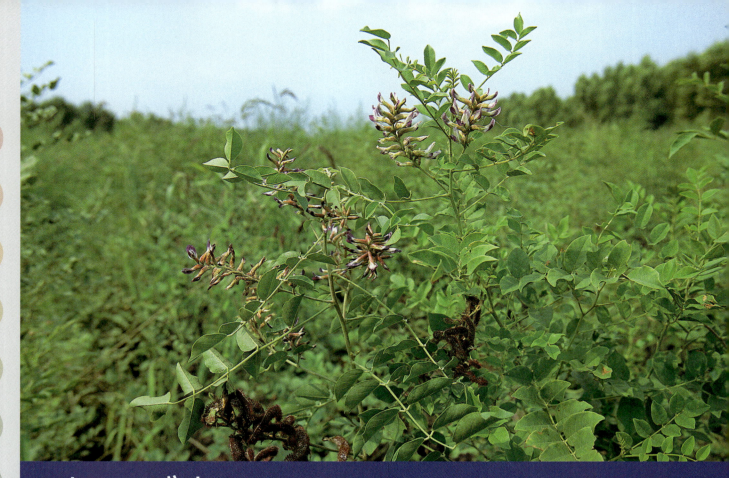

解 清 散 瀉 利 祛 行 理 化 消 補 安 収 平

カンゾウ 甘草
Glycyrrhiza ; GLYCYRRHIZAE RADIX

シャカンゾウ 炙甘草
Prepared Glycyrrhiza ; GLYCYRRHIZAE RADIX PRAEPARATA

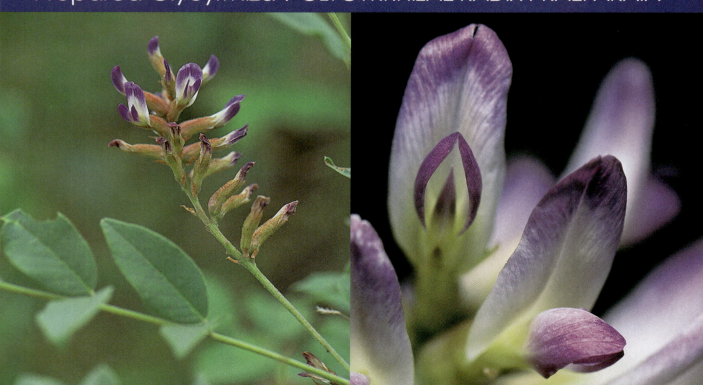

カンゾウ 甘草

Glycyrrhiza
GLYCYRRHIZAE RADIX

基原　マメ科（*Leguminosae*）の *Glycyrrhiza uralensis* Fischer または *Glycyrrhiza glabra* Linné の根およびストロンで，時には周皮を除いたもの（皮去りカンゾウ）．

甘草とは　*Glycyrrhiza uralensis* は中国東北・華北・西北地区・新疆ウイグル自治区およびシベリア・モンゴル各地に分布する多年草である．丸みを帯びた小葉と，腺毛が多く鎌状に湾曲した莢が特徴である．一方 *G. glabra* は，中国新疆ウイグル自治区から中央アジア・ヨーロッパ地方まで分布し，細長く数の多い小葉と，腺毛がなく直立した莢が特徴である．根およびストロンを乾燥したものが生薬「甘草」である．『ヒポクラテス全集』や，『神農本草経』の上品に収載されて以降，各本草書で詳述されるほか，正倉院薬物としても所蔵されている．『本草綱目』では漢薬の王様と記載される．『傷寒論』では113処方の収載中70処方，『金匱要略』では262処方中92処方に配合され，漢方処方での使用は顕著である．甘草はその名の通り強い甘味があり，生薬利用のほか，食品の甘味料，タバコのフレーバーなど使用範囲は非常に広い．

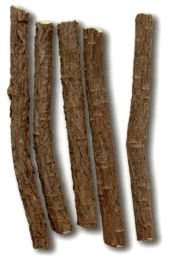

Glycyrrhizae Radix

- **主な成分**　トリテルペノイド（glycyrrhizin），フラボノイド（liquiritin）など
- **主な薬理**　鎮静・鎮痙作用（マウス，*in vitro*）[1)～3)]，鎮咳作用（モルモット）[4)]，抗消化性潰瘍作用（ラット，*in vitro*）[5)～8)]，抗炎症作用（マウス）[9)]，抗アレルギー作用（*in vitro*）[10)]
- **性味**　甘，平
- **帰経**　心・肺・脾・胃経
- **薬能**　補脾益気・清熱解毒・祛痰止咳・緩急止痛・調和諸薬
- **主治**　脾胃の虚弱・倦怠無力・心悸・息切れ・咳嗽・痰が多い・脘腹部や四肢の攣急疼痛・癰腫・瘡毒・薬物の毒性を弱める
- **古典**
  - 📖 **重校薬徴**　急迫を主治す．故に厥冷，煩躁，吐逆，驚狂，心煩，衝逆等の諸般の急迫の証を治し，裏急，攣急，骨節疼痛，腹痛，咽痛，下利を兼治す．
  - 📖 **古方薬議**　毒を解し，中を温め，気を下し，渇を止め，経脈を通じ，咽痛を去る．

シャカンゾウ 炙甘草

Prepared Glycyrrhiza
GLYCYRRHIZAE RADIX PRAEPARATA

基　原　日局カンゾウを煎ったもの．

炙甘草とは　「甘草」を煎ったものが生薬「炙甘草」であり，香ばしいにおいがある．味は甘く，後にやや苦い．甘草を炙ることの科学的意義は明らかではないが，『湯液本草』には「之を炙れば則ち温にして能く上焦中焦下焦の元気を補す」とあり，炙甘草は甘草に比べて発熱作用・補気作用が強いと考えられており，炙甘草湯に配合される．『傷寒論』巻第四や『金匱要略』に炙甘草湯の記載があり，古来より用いられていたことがうかがえる．

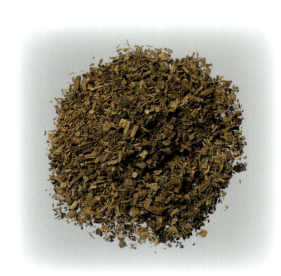

Glycyrrhizae Radix Praeparata

- ●主な成分　トリテルペノイド (glycyrrhizinic acid)，フラボノイド (liquiritin)，フェノール類 (phloretic acid) など
- ●主な薬理　（総じて甘草に準じた薬理作用を示す）抗炎症作用（マウス）[1]
- ●性　味　甘，平
- ●帰　経　心・肺・脾・胃経
- ●薬　能　補脾和胃・益気復脈
- ●主　治　脾胃の虚弱・倦怠無力・動悸・結代脈

Carthami Flos

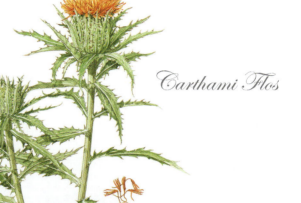
Cyperi Rhizoma

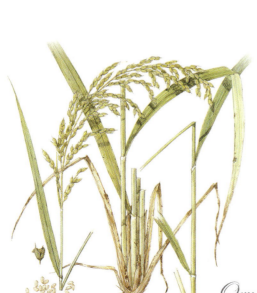
Oryzae Fructus

解 清 散 瀉 利 祛 行 理 化 消 補 安 収 平

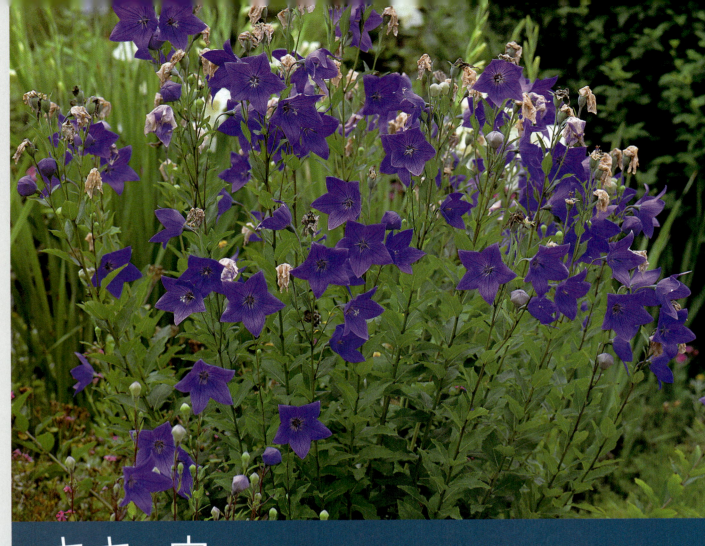

キキョウ 桔梗根
Platycodon Root；PLATYCODI RADIX

基原 キキョウ科（Campanulaceae）のキキョウ *Platycodon grandiflorus* A. De Candolle の根．

桔梗とは キキョウは中国北部・朝鮮半島・日本に広く分布する多年草である．7〜9月頃に鮮やかな青紫色の花を咲かせる．秋の七草の1つに数えられ，古くから身近な花として親しまれてきた．根を乾燥したものが生薬「桔梗」である．「皮付き」と「皮去り」があり，「皮去り」は通常竹べらなどを使って根皮を除去するが，6月頃，根の水分含量が多くなる時期は根皮を手で容易に除去することができる．かつては日本の野生品を生薬として使用していたこともあるが，キキョウは現在，環境省レッドリストの絶滅危惧Ⅱ類種に指定されており，中国の栽培品が使用される．韓国ではキキョウを「トラジ」と呼び，根を食する習慣がある．

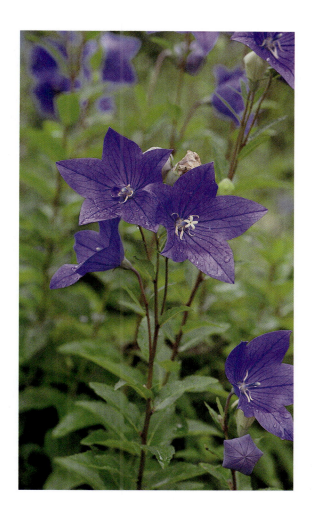
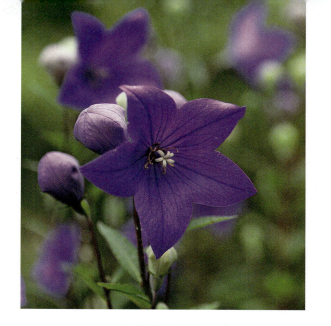
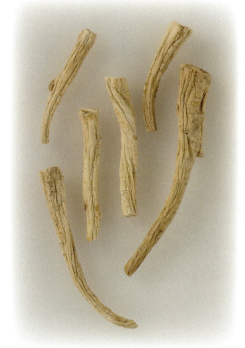

Platycodi Radix

- **主な成分** サポニン (platycodin D), 多糖類 (inulin) など
- **主な薬理** 気道分泌亢進作用 (ウサギ)[1], 鎮咳作用 (モルモット)[2,3], マクロファージ貪食能亢進作用 (マウス)[4], コルチコステロン分泌促進作用 (ラット)[5]
- **性　味** 苦・辛, 平
- **帰　経** 肺経
- **薬　能** 宣肺・利咽・祛痰・排膿
- **主　治** 咳嗽・痰が多い・胸悶・咽が痛み声が出ない・肺癰によって膿を吐く
- **古　典**　重校薬徴　濁唾腫膿を主治す.

　　　　　　古方薬議　胸脇痛むこと刀刺の如きを主り, 喉咽痛を療し, 痰を消し, 癥瘕を破り, 血を養ひ, 膿を排し, 竅を利し, 噦逆, 口舌瘡, 赤目腫痛を治す.

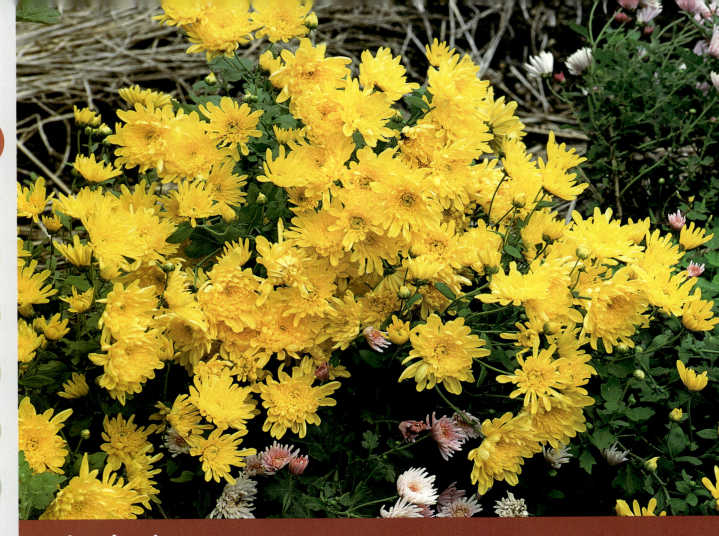

キクカ 菊花 キッカ
Chrysanthemum Flower；CHRYSANTHEMI FLOS

基原 キク科（Compositae）のキク *Chrysanthemum morifolium* Ramatulle またはシマカンギク *Chrysanthemum indicum* Linné の頭花．

菊花とは シマカンギクは海岸や日当たりの良い山麓に生育する多年草で，中国・台湾・朝鮮半島，日本では本州の近畿以西・四国・九州に分布する．草丈30〜80cm，10〜12月に径約2.5cmの黄色い頭花をつける．この頭花を乾燥したものが生薬「菊花」である．形や色を保つため，しばしば乾燥前に蒸したり炒めたりする．一方，キクは古くより栽培され，日本には奈良時代末から平安時代初期に中国から渡来した．シマカンギクの味は苦，キクの味は甘と相違があり，後者は「甘菊花」と呼ばれ，薬用だけでなく食用にも供される．中国には，南陽の山中に菊が咲き乱れ，その花が落ちた谷の水を飲むことで長寿が保たれたという「甘谷菊水」と呼ばれる故事が伝わる．日本でも，五節句のひとつである重陽の節句（9月9日）には菊を浮かべた酒を飲み，菊にかぶせて香りをうつした真綿で身体を拭って老いをさるという風習があり，菊は昔から不老長寿と深く結びつけて考えられていたことをうかがわせる．

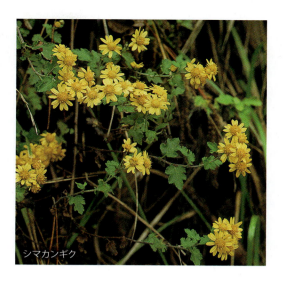
シマカンギク

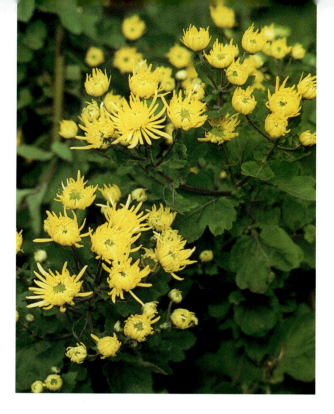

Chrysanthemi Flos

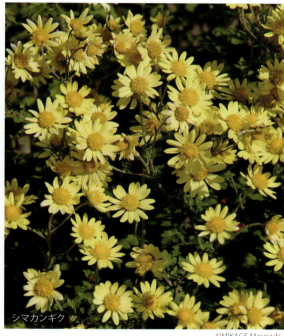
シマカンギク
©MIKAGE Masayuki

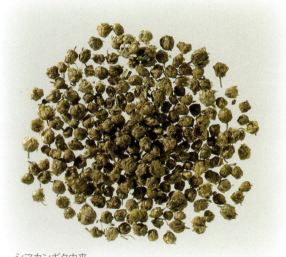
シマカンギク由来

- ●**主な成分** フラボノイド (luteolin),モノテルペノイド,セスキテルペノイド (kikkanol) など
- ●**主な薬理** 睡眠改善作用（マウス）[1],血流改善作用（*in vitro*）[2],血管拡張作用（イヌ）[3],抗炎症作用（*in vitro*）[4,5],レンズアルドースレダクターゼ阻害作用（*in vitro*）[6]
- ●**性　味** 甘・苦,微寒
- ●**帰　経** 肺・肝経
- ●**薬　能** 散風清熱・平肝明目・清熱解毒
- ●**主　治** 風熱による感冒・頭痛・眩暈・目赤腫痛・目のかすみ・瘡癰・腫毒

51

解 清 散 瀉 利 袪 行 理 化 消 補 安 収 平

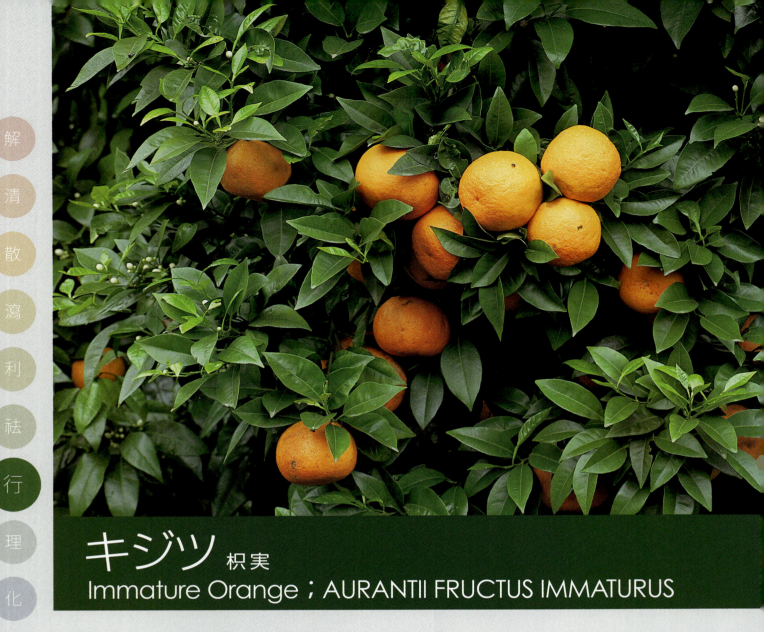

キジツ 枳実
Immature Orange；AURANTII FRUCTUS IMMATURUS

| 基 原 | ミカン科（*Rutaceae*）のダイダイ *Citrus aurantium* Linné var. *daidai* Makino, *Citrus aurantium* Linné またはナツミカン *Citrus natsudaidai* Hayata の未熟果実をそのまま，またはそれを半分に横切したもの． |

枳実とは

ダイダイはインド・ヒマラヤ地方原産の常緑小高木で，日本では静岡や愛媛といった温暖な地域で栽培される．樹高は約5mで，大型の翼葉があり，枝には棘がある．初夏に白色の花をつけ，果実は冬に熟して黄色となる．この果実は次の年まで落果せず新旧の果実が1本の木になるため，この特徴を長寿の家族に見立てて「代々（ダイダイ）」と呼ばれるという説がある．ダイダイの成熟した果実をマーマレードやポン酢，香料や正月の鏡餅の飾りなどに用いる．未熟果実を乾燥したものが生薬「枳実」である．また，成熟果実の果皮を乾燥したものは生薬「橙皮」として使用される．中国では5〜6月に収穫した乾燥幼果を「枳実」，7月に収穫した乾燥未熟果実を「枳殻」と呼ぶ．

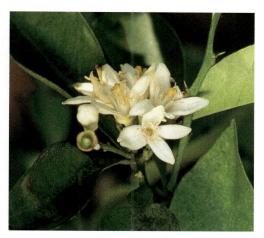
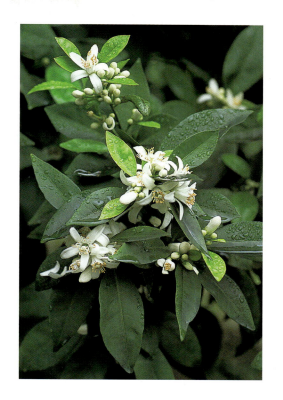
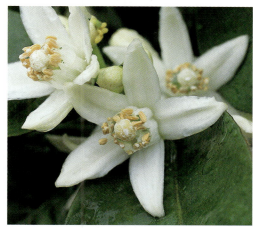
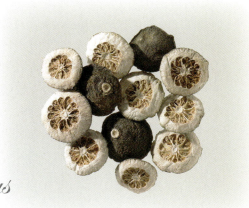

Aurantii Fructus Immaturus

- ●主な成分　モノテルペノイド((+)-limonene), フラボノイド (naringin, hesperidin), クマリン類など
- ●主な薬理　抗アレルギー作用 (*in vitro*)[1]
- ●性　　味　苦・辛・酸, 微寒
- ●帰　　経　脾・胃経
- ●薬　　能　破気消積・化痰散痞
- ●主　　治　積滞の内停・痞満脹痛・瀉痢後重・大便不通・痰滞気阻・胸痺・結胸・臓器下垂
- ●古　　典　
  - 重校薬徴　結実の毒を主治す. 故に胸腹満痛を治し, 胸痺停痰, 癰膿を兼治す.
  - 古方薬議　寒熱結を除き, 痢を止め, 胸脇痰癖を除き, 停水を逐ひ, 結実を破り, 腸満を消し, 心下急痞痛, 逆気喘咳を主る.

キョウカツ 羌活
Notopterygium；NOTOPTERYGII RHIZOMA

基原 セリ科（*Umbelliferae*）の *Notopterygium incisum* Ting ex H. T. Chang または *Notopterygium forbesii* Boissieu の根茎および根．

羌活とは *Notopterygium incisum* は標高2,000〜4,000mの高山の林縁に生育する多年草で，中国西部の陝西省・四川省・甘粛省・青海省・チベット自治区に分布する．高山に自生する希少な植物だが，栽培化が困難で未だ野生品が採集されている．*N. forbesii* は標高1,700〜4,500mに生育し，山西省・陝西省・湖北省・四川省・内蒙古自治区・甘粛省・青海省など比較的広い範囲に分布する．*N. incisum* より広い葉をもつため，中国名は「広葉羌活」という．これらの植物の根茎および根を乾燥したものが生薬「羌活」である．中国西部の少数民族である羌族の間で利用されていたため，この名がつけられたという．長年生育した羌活の根茎には節状の隆起があり，これが蚕に似ていることから「蚕羌」とも呼ばれる．

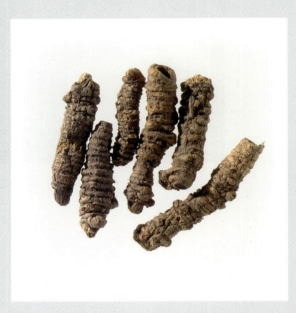

Notopterygii Rhizoma

- **主な成分** フロクマリン類（bergapten, notopterol）など
- **主な薬理** 鎮痛作用（マウス）[1]，鎮静作用（マウス）[2]，抗炎症作用（マウス）[3]，インターフェロン誘導作用（*in vitro*）[4]
- **性　味** 辛・苦，温
- **帰　経** 膀胱・腎経
- **薬　能** 解表散寒・祛風除湿・止痛
- **主　治** 風寒による感冒・頭痛・項のこわばり・風湿による痺痛・肩背の酸痛

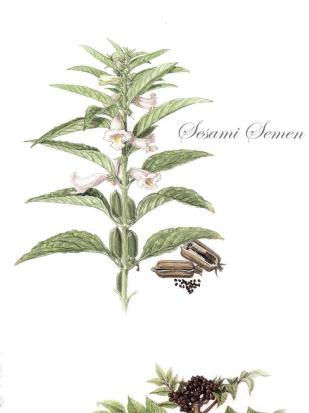
Sesami Semen

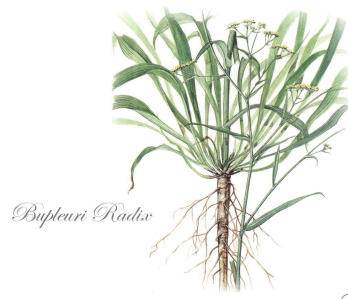
Bupleuri Radix

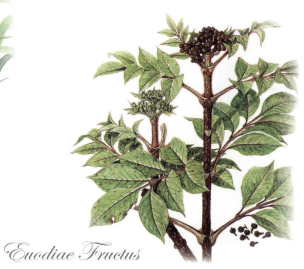
Euodiae Fructus

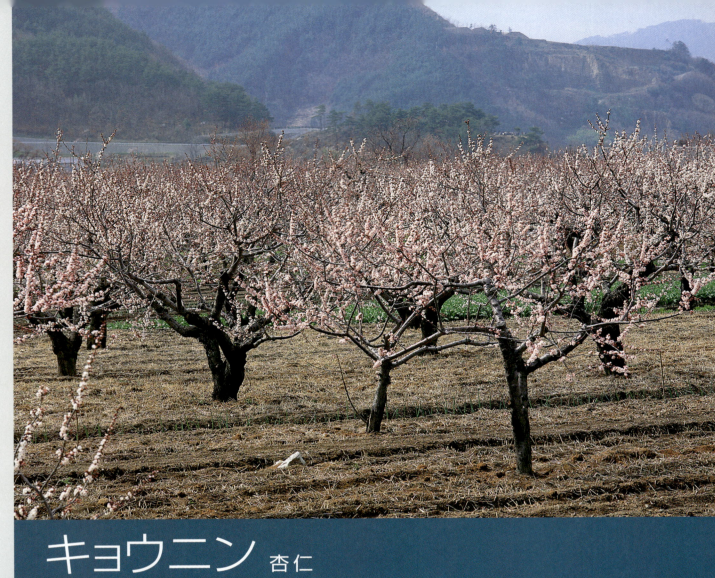

キョウニン 杏仁
Apricot Kernel；ARMENIACAE SEMEN

基原 バラ科（*Rosaceae*）のホンアンズ *Prunus armeniaca* Linné〔*Armeniaca vulgaris* Lam.〕，アンズ *Prunus armeniaca* Linné var. *ansu* Maximowicz〔*Armeniaca vulgaris* Lam.〕，または *Prunus sibirica* Linné〔*Armeniaca sibirica* (L.) Lam.〕の種子．

杏仁とは ホンアンズおよびその変種のアンズは中央アジア原産の落葉高木で，世界各地で主に食用および観賞用として栽培されている．冷涼で乾燥した気候を好み，日本では長野や青森にて食用として改良された品種が栽培されている．果実の中にある一見種子に見える堅い殻は内果皮が木質化したもので「核」と呼ばれ，その中に「仁」と呼ばれる本当の種子があり，これを乾燥したものが生薬「杏仁」である．この種子は薬用のほか，杏仁豆腐・杏仁油などに加工される．中国では苦みのあるものを「苦杏仁（北杏）」と呼び，薬用とする．一方，苦みが少なく甘いものを「甜杏仁（南杏）」と呼び，食用として区別する．麻黄を主薬とする処方において，杏仁は麻黄の鎮咳作用を強調する役割を果たす．杏仁を圧搾して作られる杏仁水は国内および西洋でも鎮咳去痰薬として用いられる．

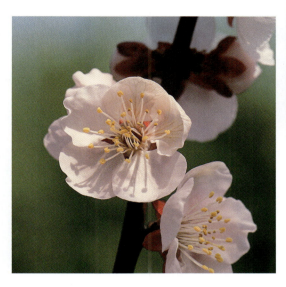
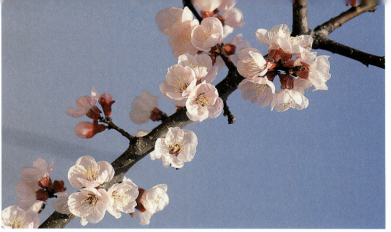
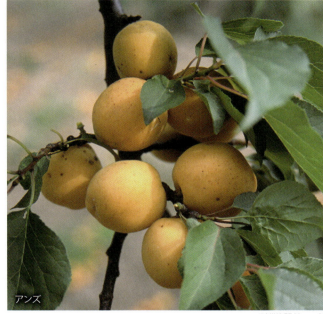

アンズ

©MIKAGE Masayuki

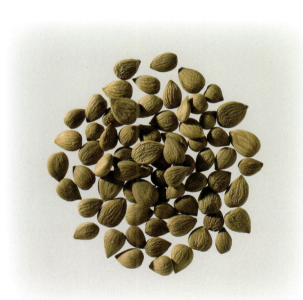

Armeniacae Semen

- ●主な成分　青酸配糖体（amygdalin），ステロイド，酵素（emulsin）など
- ●主な薬理　鎮咳作用（マウス）[1]
- ●性　　味　苦，微温，小毒
- ●帰　　経　肺・大腸経
- ●薬　　能　降気止咳平喘・潤腸通便
- ●主　　治　咳嗽気喘（呼吸促迫・呼吸困難）・胸満・痰が多い・腸燥による便秘
- ●古　　典　📖 **重校薬徴**　胸間の停水を主治す．故に能く喘を治し，心痛，結胸，胸満，胸痺，短気，浮腫を兼治す．

　　　　　　📖 **古方薬議**　気を下し肌を解き，結を散じ，燥を潤し，咳逆上気を主り，狗毒を殺す．

57

解 清 散 瀉 利 祛 行 理 化 消 補 安 収 平

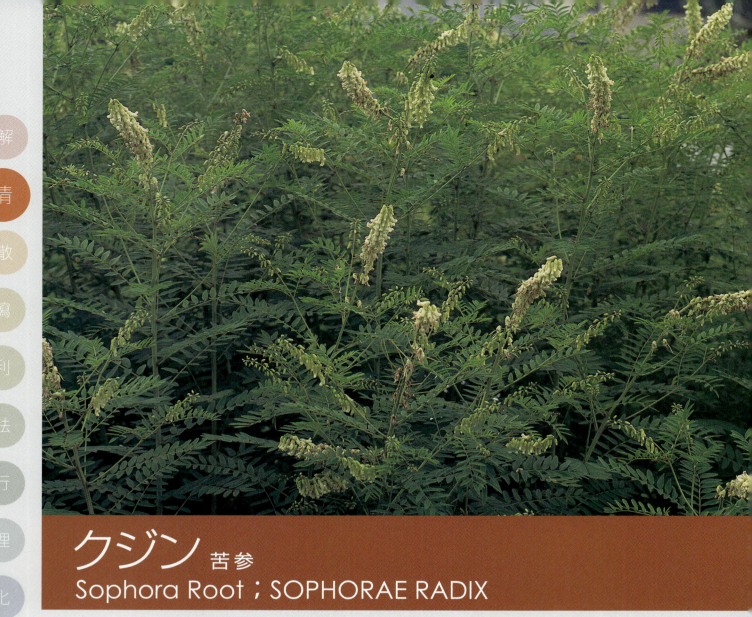

クジン 苦参
Sophora Root ; SOPHORAE RADIX

| 基原 | マメ科（*Leguminosae*）のクララ *Sophora flavescens* Aiton の根で，しばしば周皮を除いたもの． |

| 苦参とは | クララは本州から九州の山野に自生するほか，中国・朝鮮半島・シベリアにも分布する多年草である．6～7月に茎の先端に淡黄色の花をつける．絶滅が危惧されている蝶であるオオルリシジミの幼虫はクララの花芽だけを食べて成長するため，長野の国営公園ではクララ自生地が保護区域に指定されている．また，一部の都道府県はクララを絶滅危惧種に指定している．太く肥大した根を乾燥したものが生薬「苦参」であり，その名の通り口中に長く残る強い苦みが特徴である．そのあまりの苦さに食すとクラクラすることからクララと名づけられたという説がある．日本で使用されている苦参の多くは中国からの輸入品で，皮付きや周皮を除いたもの，輪切りにしたものが流通している．苦参の煎汁は，毛ジラミや害虫の駆除に用いられることがある． |

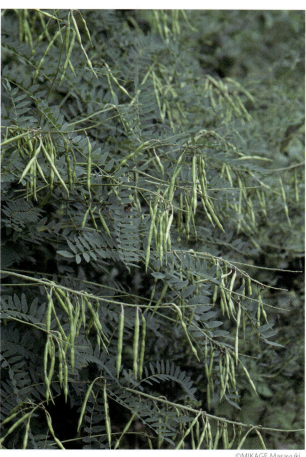
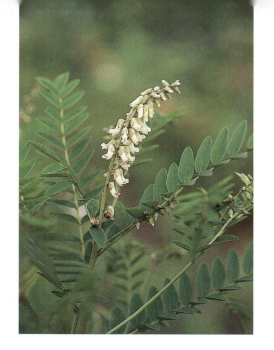

Sophorae Radix

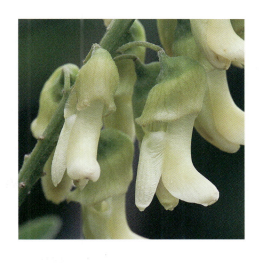
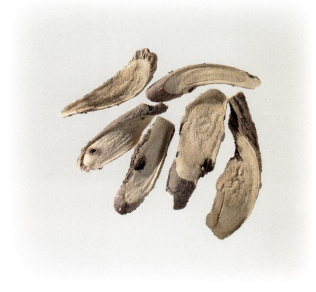

- ●**主な成分**　アルカロイド（oxymatrine），フラボノイド（kurarinol）など
- ●**主な薬理**　解熱作用（ラット）[1]，運動亢進抑制作用・睡眠時間延長作用（マウス）[2]，抗潰瘍作用（ラット，マウス）[3]
- ●**性　　味**　苦，寒
- ●**帰　　経**　心・肝・胃・大腸・膀胱経
- ●**薬　　能**　清熱燥湿・殺虫・利尿
- ●**主　　治**　熱痢・便血・黄疸・尿閉・赤白帯下・陰腫・陰痒・湿疹・湿瘡・皮膚瘙痒・疥癬・麻風
  ［外用］トリコモナス膣炎

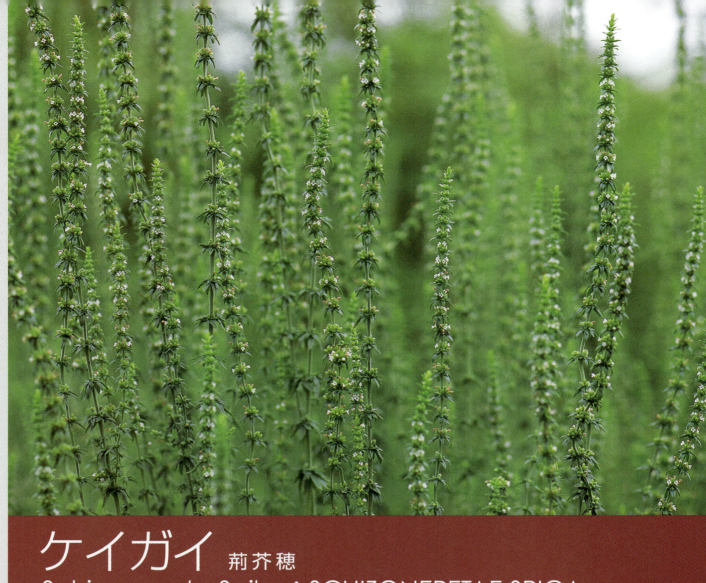

ケイガイ 荊芥穂
Schizonepeta Spike；SCHIZONEPETAE SPICA

解清散瀉利祛行理化消補安収平

| 基　原 | シソ科（*Labiatae*）のケイガイ*Schizonepeta tenuifolia* Briquet〔*Nepeta tenuifolia* Benth.〕の花穂． |

| 荊芥とは | ケイガイは中国原産の一年草で，主に河北省・浙江省などで栽培されている．日本での栽培は容易だが，関東以南では花穂の節間が開き，まばらな花序になる．草丈約1ｍで全体が類白色の短柔毛で被われ，全草に特有の強い香りがある．夏に茎の先端より花穂をのばし，白紫色の小花を各節に輪状につける．開花は花穂の下部から始まり，順次上へと咲いていく．上部の花が開花する頃に花穂を収穫し，乾燥したものが生薬「荊芥」である．収穫時期によって，精油成分であるpulegoneとmenthoneの含量が変化するため，収穫時期を揃えることは品質の安定化につながる．中国薬典における「荊芥」は開花期の全草を指し，「荊芥穂」は花穂のみを指す．一方，日本薬局方は「ケイガイ」として花穂のみを定義する．日本薬局方の正名は「ケイガイ」だが，日本名の別名は「荊芥穂」と表記される． |

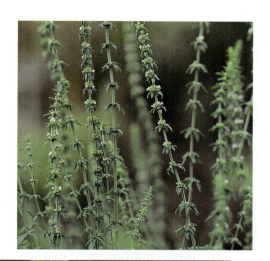
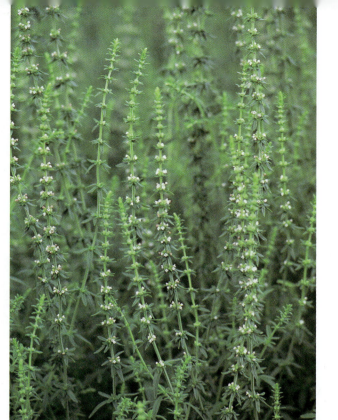
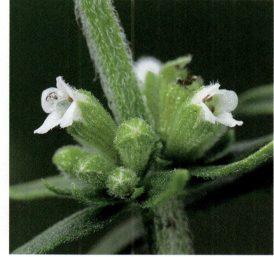
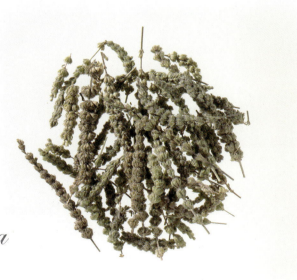

Schizonepetae Spica

- ●**主な成分** 　モノテルペノイド（(−)-pulegone,（+）-menthone），トリテルペノイド，フラボノイドなど
- ●**主な薬理** 　抗炎症作用（マウス, *in vitro*）[1]，鎮痛作用（マウス, *in vitro*）[2]，解熱作用（ラット）[3]，抗インフルエンザ作用（マウス）[4]，過酸化脂質生成抑制作用（*in vitro*）[5]
- ●**性　　味** 　［荊芥穂］辛，微温
- ●**帰　　経** 　［荊芥穂］肺・肝経
- ●**薬　　能** 　［荊芥穂］解表散風・透疹・消瘡
- ●**主　　治** 　［荊芥穂］感冒・頭痛・麻疹・風疹・初期の瘡瘍

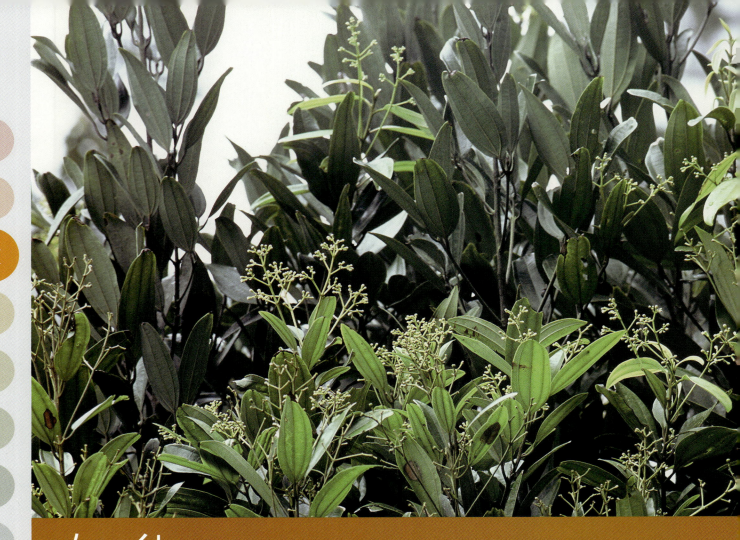

ケイヒ 桂皮
Cinnamon Bark；CINNAMOMI CORTEX

基原 クスノキ科（*Lauraceae*）の *Cinnamomum cassia* Blume の樹皮または周皮の一部を除いたもの．

桂皮とは *Cinnamomum cassia* は中国南部原産といわれる常緑高木で，広東省や広西壮族自治区，ベトナムで栽培されている．樹高は17mにも達し，葉は長さ20cm程度の長楕円形～広皮針形で明瞭な三行脈を有する．晩春から初夏にかけて枝先に径3mm程度の小さな白色～黄緑色の花を多数咲かせる．樹皮あるいは周皮の一部を除いた樹皮を乾燥したものが生薬「桂皮」である．特異な芳香があり，味は甘く，辛く，後にやや粘液性で僅かに収斂性である．桂皮を特徴づける甘味・辛味は，主たる精油成分であるcinnamaldehydeに由来し，相対的に低い濃度域では甘味を，高い濃度域では辛味を強く感じることが報告されている．なお，主に香辛料のシナモンとして著名なものは，スリランカ原産の*C. verum*の樹皮，昔の縁日などで見かけられたニッキは，中国南部・台湾原産とされる*C. sieboldii*の根皮であり，桂皮とは使用する植物が異なる．

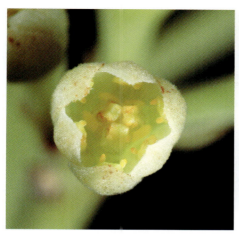
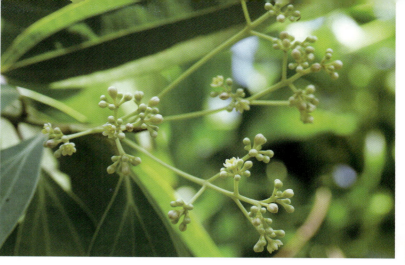
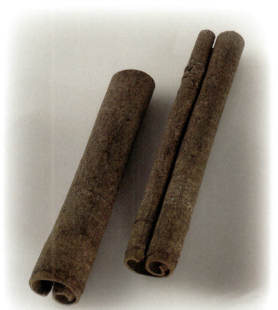
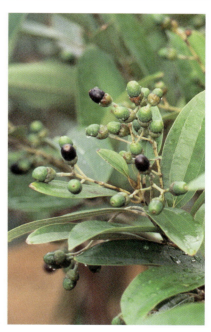

Cinnamomi Cortex

- **主な成分** フェニルプロパノイド (cinnamaldehyde, cinnamic acid), クマリン類, タンニン類など
- **主な薬理** 発汗解熱作用 (ウサギ, ラット, マウス)[1)2)], 鎮静・鎮痙作用 (*in vitro*)[3)], 活性酸素産生抑制作用 (*in vitro*)[4)]
- **性　　味** 辛・甘, 大熱
- **帰　　経** 腎・脾・心・肝経
- **薬　　能** 補火助陽・引火帰元・散寒止痛・温通経脈
- **主　　治** 陽痿・宮冷・腰膝冷通・腎虚による喘・虚陽上浮・眩暈・目の充血・心腹部の冷通・虚寒による嘔吐下痢・寒疝・月経痛・無月経
- **古　　典**
  - 【重校薬徴】(桂枝) 上衝を主治す. 故に奔豚, 頭痛, 胃悸を治す. 発熱, 悪風, 自汗, 身体疼煩, 骨節疼痛, 経水の変を兼治す.
  - 【古方薬議】(桂枝) 関節を利し, 筋脈を温め, 煩を止め, 汗を出し, 月閉を通じ, 奔豚を泄し, 諸薬の先聘通使と為る.

コウイ 膠飴 粉末飴
Koi ; KOI

基原 イネ科（*Gramineae*）のトウモロコシ *Zea mays* Linné, トウダイグサ科（*Euphorbiaceae*）のキャッサバ *Manihot esculenta* Crantz, ナス科（*Solanaceae*）のジャガイモ *Solanum tuberosum* Linné, ヒルガオ科（*Convolvulaceae*）のサツマイモ *Ipomoea batatas* Poiret もしくはイネ科（*Gramineae*）のイネ *Oryza sativa* Linné のデンプンまたはイネの種皮を除いた種子を加水分解し，糖化したもの．

膠飴とは 日本薬局方は膠飴として，製法別に，白色の結晶性の粉末（コウイ1）と無色〜褐色の塊または粘性のある液（コウイ2）の2種類を区別して収載する．

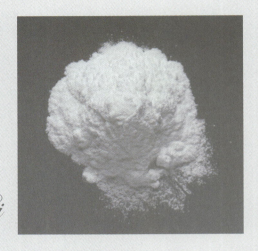

- ●主な成分　糖（maltose, glucose, maltotriose）など
- ●主な薬理　小腸輸送能低下改善作用（マウス）[1]
- ●性　味*　甘，温　＊『中薬大辞典』飴糖
- ●帰　経*　脾・胃・肺経
- ●薬　能*　暖中・補虚・生津・潤燥
- ●主　治*　労倦傷脾・裏急腹痛・肺燥による咳嗽・吐血・口渇・咽痛・便秘
- ●古　典　[古方薬議] 虚乏を補ひ，気力を益し，痰を消し，嗽を止め，五蔵を潤す．

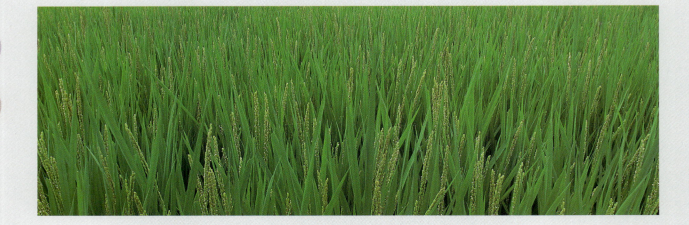

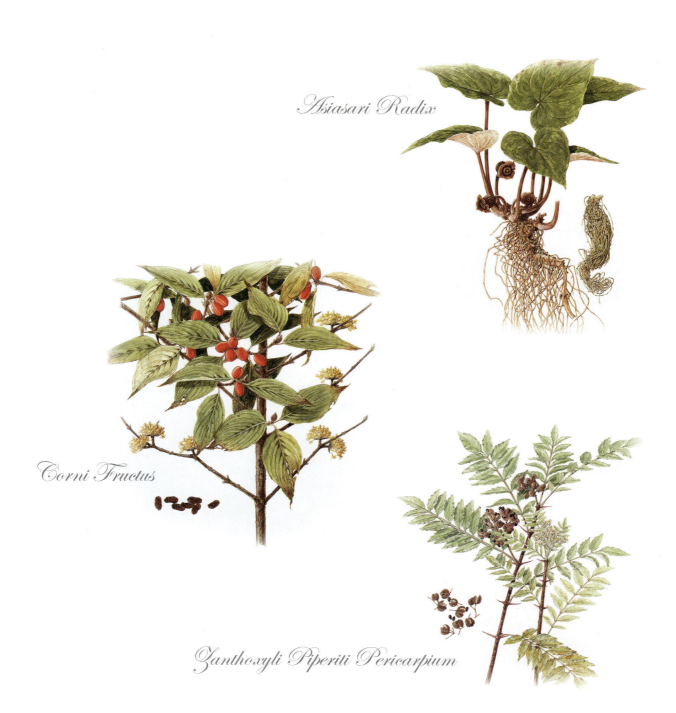

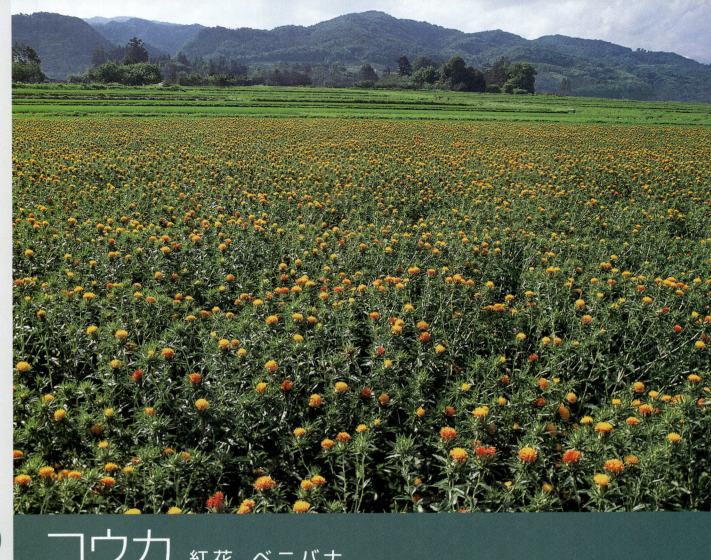

コウカ 紅花 ベニバナ
Safflower ; CARTHAMI FLOS

| 基原 | キク科（Compositae）のベニバナ *Carthamus tinctorius* Linné の管状花をそのまま，または黄色色素の大部分を除いたもので，時に圧搾して板状としたもの． |

| 紅花とは | ベニバナはエジプト原産の一年草である．草丈約1mで，茎は直立し上部で多数分岐する．6〜7月頃に枝先に管状花が集合したアザミに似た頭花をつける．管状花は開花直後鮮黄色であるが後に赤色を帯びる．日本にはシルクロードを経て渡来したとされ，古くは『古事記』に紅花染めの紅紐の記載がある．末摘花(すえつむはな)という別名があり，『源氏物語』にも鼻先の赤い姫君のあだ名として登場する．管状花を乾燥したものが生薬「紅花」である．紅色色素であるcarthaminや黄色色素であるsafflor yellowを含み，発酵後乾燥した花が染料の原料となる．化粧品として口紅や頬紅に利用するほか，種子から得た油はリノール酸などの必須脂肪酸を多く含む紅花油（サフラワー油）となる． |

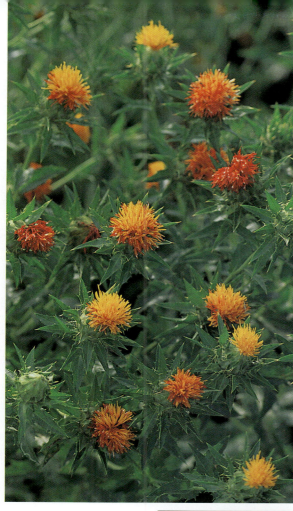
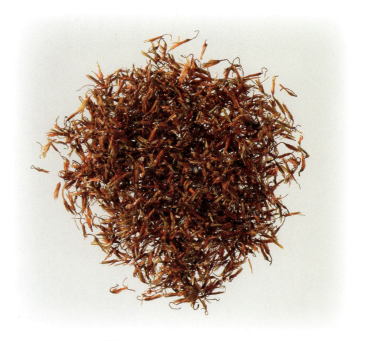

Carthami Flos

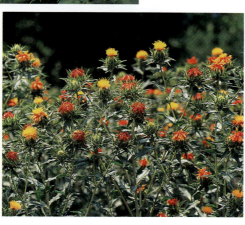
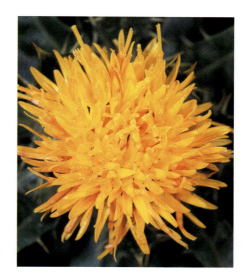

- ●**主な成分**　紅色色素（carthamin），黄色色素（safflor yellow），脂質類など
- ●**主な薬理**　血流改善作用（イヌ）1)，血小板凝集抑制作用（*in vitro*）2)，鎮痛作用（マウス）3)，抗炎症作用（マウス）4)，睡眠時間延長作用（マウス）5)
- ●**性　　味**　辛，温
- ●**帰　　経**　心・肝経
- ●**薬　　能**　活血通経・散瘀止痛
- ●**主　　治**　無月経・月経痛・悪露不行・癥瘕痞塊・胸痺・心痛・瘀滞による腹痛・胸脇部の刺痛・打撲損傷・瘡瘍による腫痛

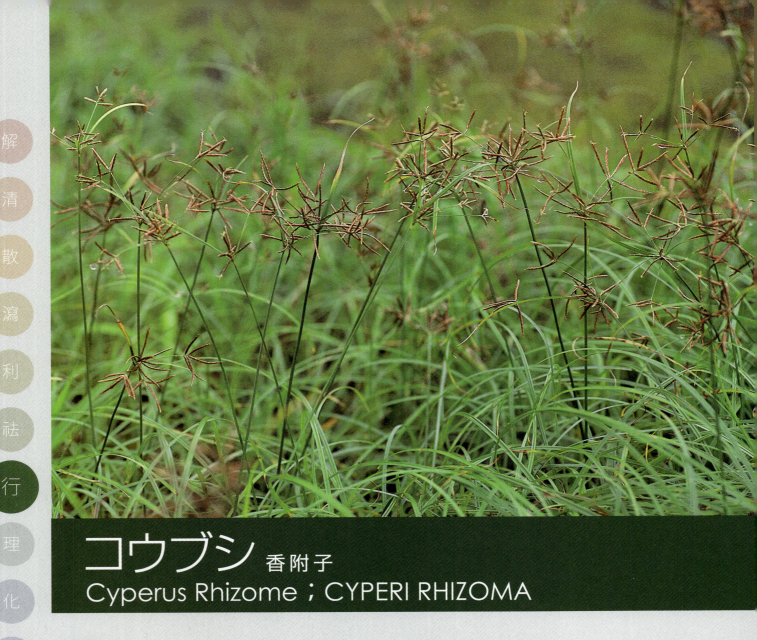

コウブシ 香附子
Cyperus Rhizome；CYPERI RHIZOMA

基原 カヤツリグサ科（Cyperaceae）のハマスゲ *Cyperus rotundus* Linné の根茎．

香附子とは ハマスゲは砂浜など日当たりの良い砂地や原野に生育する多年草で，全世界の温帯・暖帯に，日本でも関東以西に分布する．7〜10月に葉腋から直立する花茎の先端に狭い線形の苞葉を2〜3枚出し，その中心から濃い赤褐色で光沢のある小穂を数本出し，十数個の花を2列につける．和名のハマスゲ（浜菅）は海辺の砂地に多く生えることによる．生命力が強く根茎が地中に残ると駆除するのが困難なため，東南アジアのプランテーションなどで大きな被害を与えている．根茎を乾燥したものが生薬「香附子」である．生薬名の由来は根茎の形状が附子に似ているためであるが，附子とはまったく別物でaconitineなどの毒性アルカロイドは含まれていない．

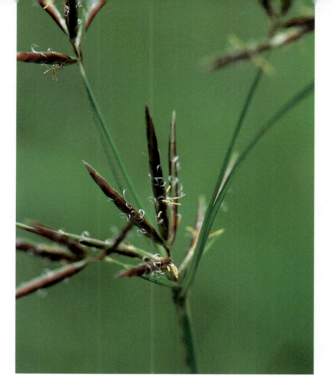
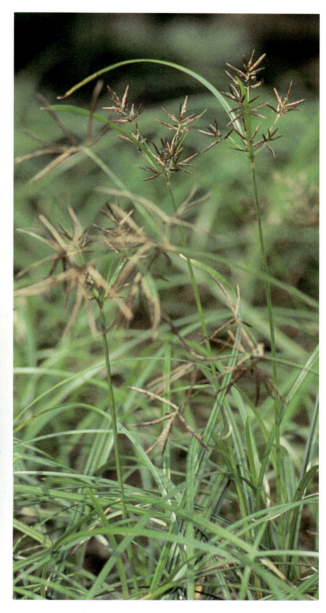
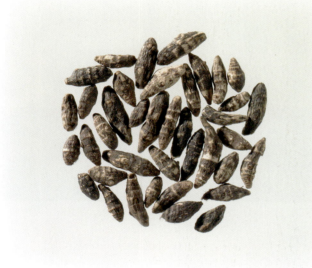

Cyperi Rhizoma

- ●主な成分 　セスキテルペノイド（α-cyperone, cyperol）など
- ●主な薬理 　抗アレルギー作用（マウス, *in vitro*）[1)2)], GABA神経系調節作用（*in vitro*）[3)], エストロゲン様作用（マウス）[4)], 抗侵害受容作用（ラット）[5)], 抗炎症作用（*in vitro*）[6)]
- ●性　　味 　辛・微苦・微甘, 平
- ●帰　　経 　肝・脾・三焦経
- ●薬　　能 　疏肝解鬱・理気寛中・調経止痛
- ●主　　治 　肝鬱気滞・胸脇部の脹痛・疝気の痛み・乳房の脹痛・脾胃気滞・脘腹部の痞悶・脹満疼痛・月経不順・無月経・月経痛

69

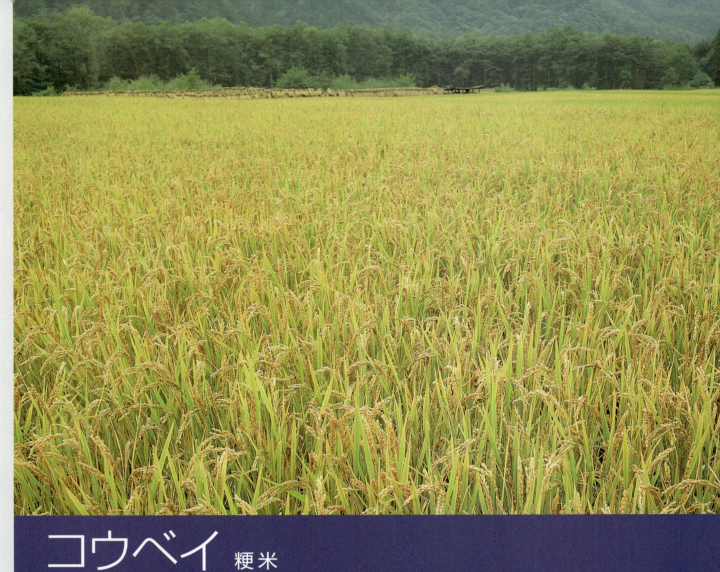

コウベイ 粳米
Brown Rice；ORYZAE FRUCTUS

基原 イネ科（Gramineae）のイネ Oryza sativa Linné のえい果.

粳米とは イネはインド北東部から中国雲南省にかけての地域原産の一年草で，世界の温帯から熱帯にかけて広く栽培されている．コムギ・トウモロコシと並んで世界三大穀物の1つに数えられている．草丈50〜100cmで，茎は中空で節があり，株の基部から多数の茎が直立する．栽培されるイネは主に日本型（ジャポニカ米），インド型（インディカ米）に大別される．日本型のイネは低温に対する抵抗性が強く，穀粒が小さく丸みを帯びているが，インド型のイネは低温に弱く，穀粒は細長い．成熟した米粒が半透明なうるち種，乳白色で濁っているもち種に区別される．両種の相違はデンプンの組成の違いである．うるち種の果実（えい果）にあたる玄米を乾燥したものが生薬「粳米」である．中国では，イネの茎葉「稲草」，発芽させた果実「穀芽」，果実に付いているのぎ「稲穀芒」なども薬用として使用される．

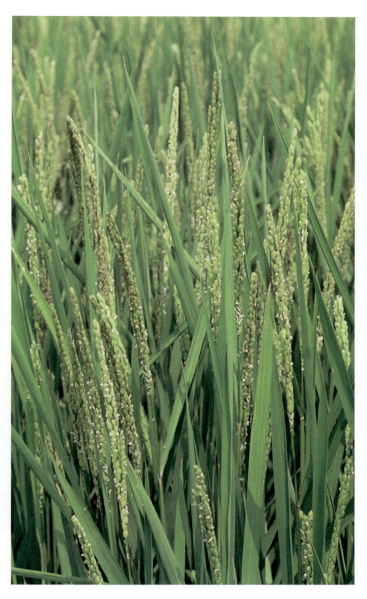
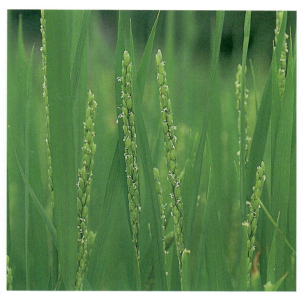

Oryzae Fructus

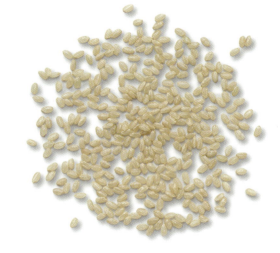

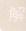

- ●主な成分　でんぷん，ステロイド（γ-oryzanol）など
- ●主な薬理　抗酸化作用（*in vitro*）[1]，抗炎症作用（ラット，マウス，*in vitro*）[2]〜[5]，2型糖尿病におけるインスリン抵抗性改善作用（ラット）[6]，低アディポネクチン血症改善作用（マウス）[7][8]
- ●性　　味* 　甘，平　　*『中薬大辞典』
- ●帰　　経* 　脾・胃・肺経
- ●薬　　能* 　補気健脾・除煩渇・止瀉痢
- ●主　　治* 　脾胃気虚・食欲不振・倦怠無力・心煩・口渇・下痢
- ●古　　典　　 古方薬議　煩を止め，洩を止め，胃気を和し，血脈を通じ，中を温む．

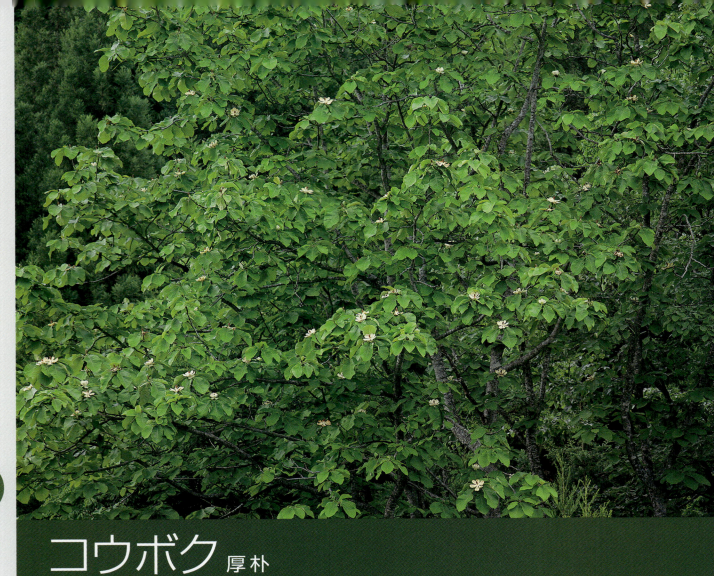

コウボク 厚朴
Magnolia Bark；MAGNOLIAE CORTEX

基原 モクレン科（*Magnoliaceae*）のホオノキ *Magnolia obovata* Thunberg（*Magnolia hypoleuca* Siebold et Zuccarini），*Magnolia officinalis* Rehder et Wilson または *Magnolia officinalis* Rehder et Wilson var. *biloba* Rehder et Wilson の樹皮．

厚朴とは ホオノキは日本固有の落葉高木で，北海道から九州に分布する．葉は大型で長さ約30cmの倒卵形，全縁で裏面は軟毛があり白色を帯びる．初夏に直径15cmほどの盃状の花が上向きに咲き，芳香を放つ．花が大きく目立つので，花期には遠くからその生育を確認することができる．大きな葉が朴葉味噌や朴葉寿司に用いられるほか，材は家具・定規・下駄の歯・ピアノやオルガンのキーなどに幅広く利用される．樹皮を乾燥したものが生薬「厚朴」である．木がよく水を吸い上げる夏前の時期に収穫すると，樹皮を綺麗に剝くことができる．日本産厚朴はホオノキを原料とし野生品であるのに対し，中国産厚朴は *Magnolia officinalis* と *M. officinalis* var. *biloba* が使用され，栽培も盛んに行われる．厚朴の名は正倉院の『種々薬帳』にも登場するが，現存品調査の結果，種類は特定できないがホオノキなどとは別種であったとの報告がある．

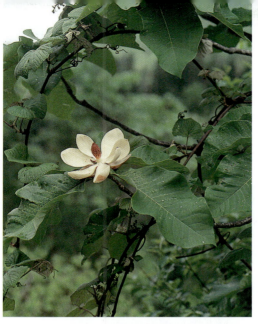
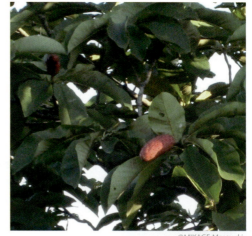
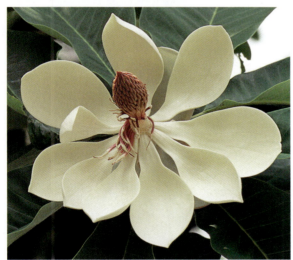
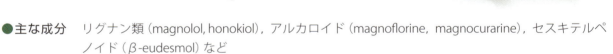

Magnoliae Cortex

- ●主な成分　リグナン類（magnolol, honokiol），アルカロイド（magnoflorine, magnocurarine），セスキテルペノイド（β-eudesmol）など
- ●主な薬理　抗不安作用（マウス）[1]，鎮静作用（マウス）[2]，筋弛緩作用（マウス, *in vitro*）[3〜5]，筋強剛改善作用（ヒト（患者））[6]
- ●性　　味　苦・辛，温
- ●帰　　経　脾・胃・肺・大腸経
- ●薬　　能　燥湿消痰・下気除満
- ●主　　治　湿滞による傷中（脾胃の気の損傷）・胃脘部の痞え・嘔吐下痢・食積による気滞・腹脹・便秘・痰飲による喘咳
- ●古　　典　
  - 📖 **重校薬徴**　胸腹脹満を主治し，腹痛と喘を兼治す．
  - 📖 **古方薬議**　痰を消し，気を下し，結水を去り，宿血を破り，水穀を消化し，大いに胃気を温むるを主り，腹痛脹満，喘咳を療す．

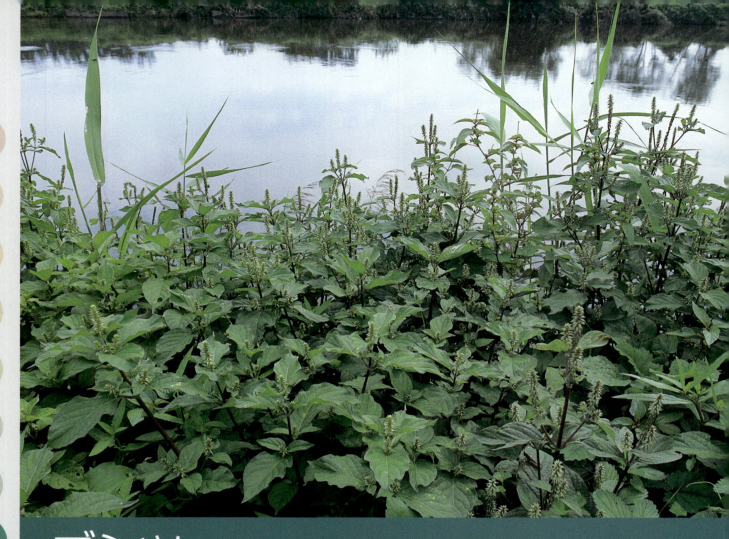

ゴシツ 牛膝
Achyranthes Root ; ACHYRANTHIS RADIX

基原 ヒユ科（*Amaranthaceae*）のヒナタイノコズチ *Achyranthes fauriei* Leveillé et Vaniot〔*Achyranthes bidentata* Blume var. *fauriei* (H.Lév. et Vaniot)〕または *Achyranthes bidentata* Blume の根.

牛膝とは ヒナタイノコズチは日当たりの良い空き地や道端に生育する多年草で，本州・四国・九州に分布する．8〜9月に小さな緑色の花をつけ，熟した果実は長さ7mm程度で，基部にある2本の棘で動物の毛や衣服に付着して運ばれる．根を乾燥したものが生薬「牛膝」である．茎の節部分が，虫こぶで膨れていることがあり，その形状が牛の膝に似ていることが「牛膝」の由来となっている．成分としてサポニン・有機酸のほか，昆虫変態ホルモンであるinokosteroneを含む．

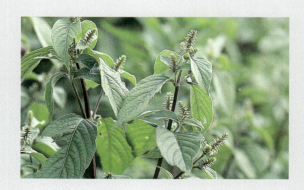

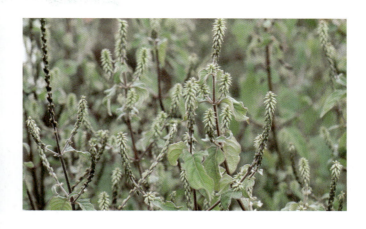
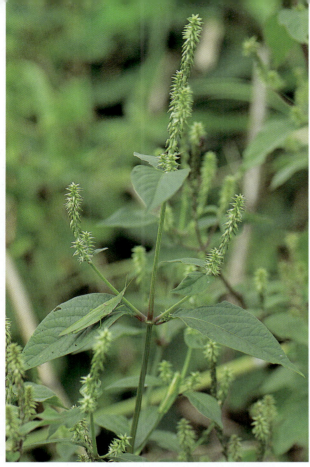
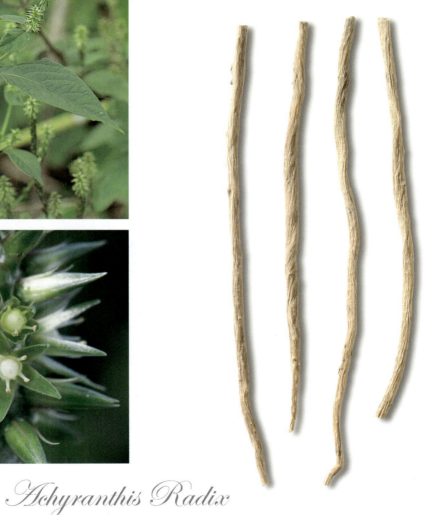
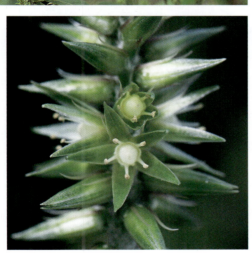

Achyranthis Radix

- ●主な成分　サポニン（chikusetsusaponin, achyranthoside），ステロイド（ecdysterone）など
- ●主な薬理　骨吸収亢進抑制作用（*in vitro*）[1]
- ●性　　味　苦・甘・酸, 平
- ●帰　　経　肝・腎経
- ●薬　　能　逐瘀通経・補肝腎・強筋骨・利尿通淋・引血下行
- ●主　　治　無月経・月経痛・腰膝酸痛・筋骨無力・淋証・浮腫・頭痛・眩暈・歯痛・口瘡・吐血・鼻出血

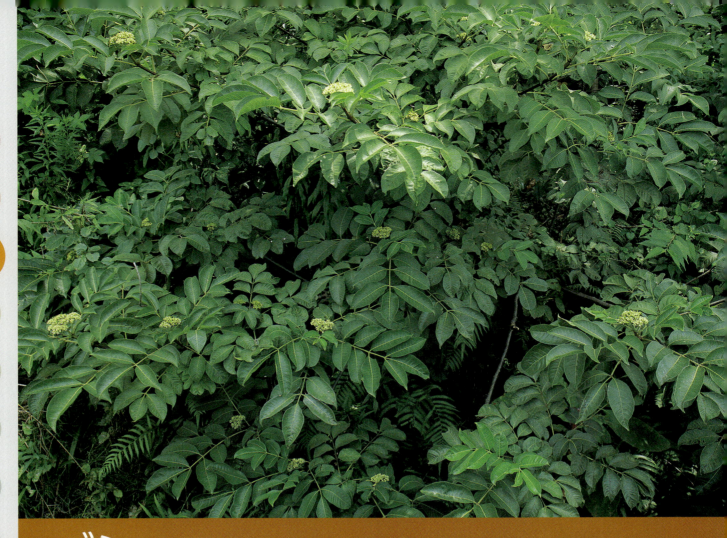

ゴシュユ 呉茱萸
Euodia Fruit；EUODIAE FRUCTUS

基原 ミカン科（*Rutaceae*）のゴシュユ *Euodia ruticarpa* Hooker filius et Thomson〔*Tetradium ruticarpum* (Juss.) T.G.Hartley〕，*Euodia officinalis* Dode または *Euodia bodinieri* Dode の果実．

呉茱萸とは ゴシュユは中国原産の落葉小高木で，江戸時代に日本に渡来し植栽された記録がある．樹高5m程度になる．果実を乾燥したものが生薬「呉茱萸」で，特異なにおいと苦味がある．日本薬局方には3種の基原植物が収載されており，葉や花の形および毛の多少で区別される．互いに酷似し，分類学的に変種として扱われることもある．「呉」の文字は春秋戦国時代，呉の国に生育していたゴシュユを楚の国へ献上したことによる．「茱萸」はグミ科グミ属植物の総称で，この字が付く「呉茱萸」「山茱萸」は赤く熟した果実がグミの実に類似することから名づけられたという説がある．他に「食茱萸」もあり，これはミカン科の*Zanthoxylum*属植物に由来する．単に「茱萸」という場合は注意が必要である．

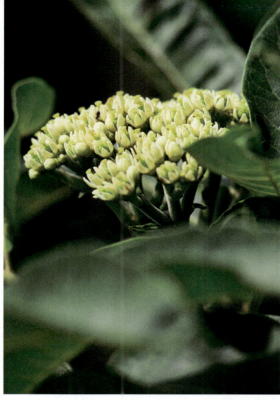
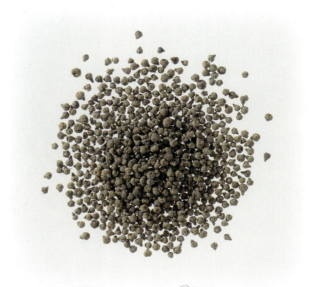
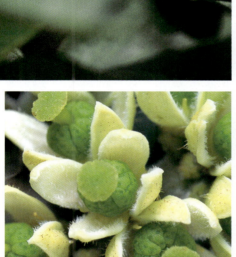
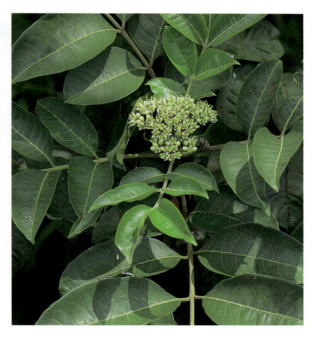

Euodiae Fructus

- ●主な成分　アルカロイド (evodiamine, rutaecarpine), モノテルペノイド, トリテルペノイド (limonin) など
- ●主な薬理　低温ストレス改善作用（ラット）[1], 体温上昇作用（ラット）[2], 血管拡張作用（ラット, *in vitro*）[3]～[5], 血流増加作用（ラット）[6], 鎮痛作用（ラット, マウス）[7][8]
- ●性　　味　辛・苦, 熱, 小毒
- ●帰　　経　肝・脾・胃・腎経
- ●薬　　能　散寒止痛・降逆止嘔・助陽止瀉
- ●主　　治　厥陰頭痛・寒疝の腹痛・寒湿による脚気（邪が脚に流注して起こる伝統医学病名）・月経期の腹痛・脘腹部の脹痛・嘔吐・呑酸・五更泄瀉
- ●古　　典　重校薬徴　嘔して胸満及び吐利する者を主治す.
　　　　　　　古方薬議　中を温め, 気を下し, 痛を止め, 鬱を開き, 滞を化し, 嘔逆蔵冷を除き, 呑酸痰涎頭痛を治するを主る.

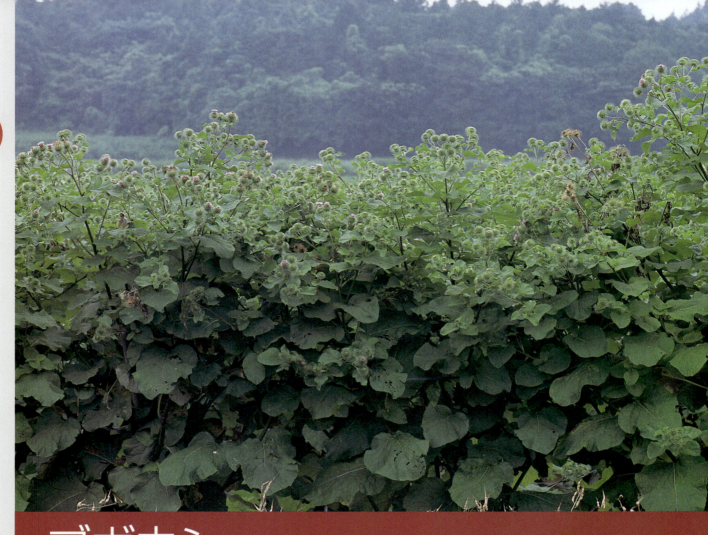

ゴボウシ 牛蒡子
Burdock Fruit；ARCTII FRUCTUS

基原 キク科（*Compositae*）のゴボウ*Arctium lappa* Linné の果実．

牛蒡子とは ゴボウはヨーロッパからアジアにかけて広く分布する二年草である．日本に自生はなく，古く薬草として中国から伝わったとされる．草丈約1.5mで，葉は卵状心形である．根は肉質直根で，40〜150cm程度に伸びる．夏頃に直径約4cmの紫色ないし白色のアザミに似た頭花をつける．頭花の先端で二裂しているピンク色の部分は雌しべ，濃い赤色の部分は花冠である．種小名の*lappa*はラテン語で「いがのある」ことを意味し，棘が多い総苞片の特徴をとらえて種小名にしたと考えられる．日本では根を野菜として食すが，中国では一部を除き根を食する習慣はほとんどない．やや湾曲した倒長卵形の果実を乾燥したものが生薬「牛蒡子」である．棘の多さから，格好の悪い実と見なされ，悪実（アクジツ）と呼ばれることもある．

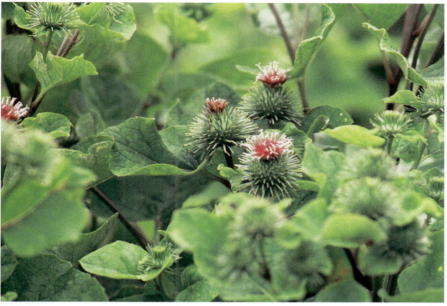
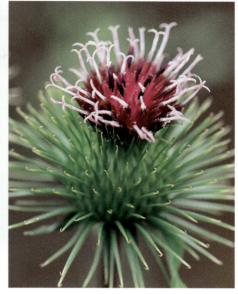
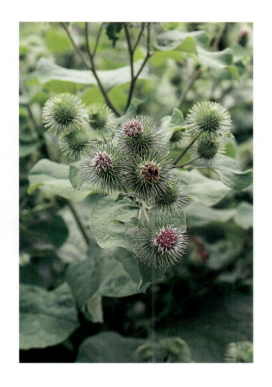

Arctii Fructus

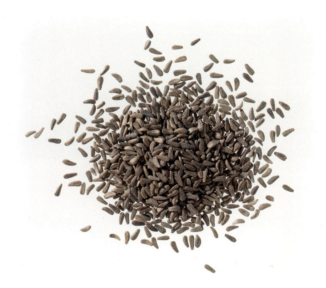

- ●**主な成分** リグナン類（arctiin）など
- ●**主な薬理** 抗炎症作用（*in vitro*）[1]，血小板活性化因子（PAF）拮抗作用（*in vitro*）[2]
- ●**性　　味** 辛・苦，寒
- ●**帰　　経** 肺・胃経
- ●**薬　　能** 疏散風熱・宣肺透疹・解毒利咽
- ●**主　　治** 風熱による感冒・咳嗽・痰が多い・麻疹・風疹・咽喉の腫痛・流行性耳下腺炎・丹毒・癰腫・瘡毒

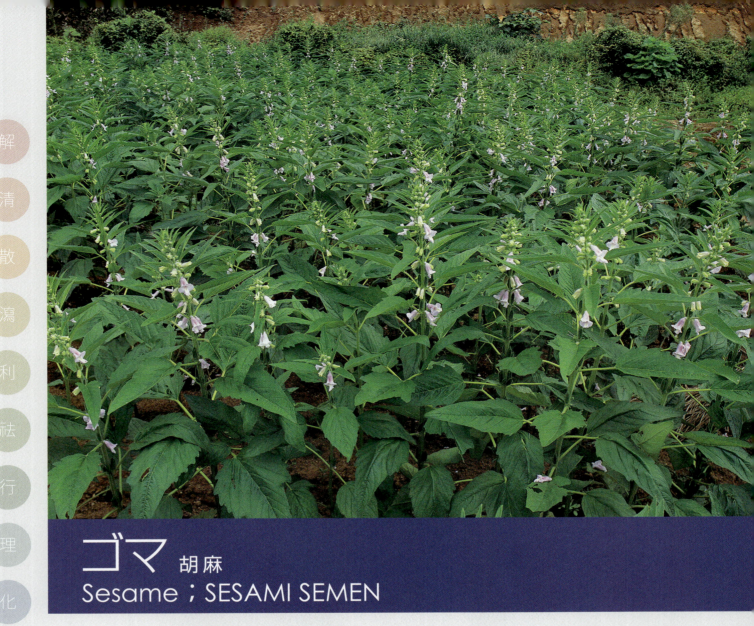

ゴマ 胡麻
Sesame；SESAMI SEMEN

基原 ゴマ科（*Pedaliaceae*）のゴマ *Sesamum indicum* Linné の種子．

胡麻とは ゴマはアフリカ原産の一年草で，世界各地で栽培されている．エジプトやインドでは紀元前千数百年頃から栽培されていたとされる．草丈約1mで，植物体全体が柔毛に覆われている．茎は直立し，四稜形で基部は木質化する．5〜9月に淡紫色または白色の唇形花をつける．果実は円柱形で，その中に多くの種子を含み，これを食用または薬用とする．種子を乾燥したものが生薬「胡麻」である．種皮の色によって黒ゴマ・白ゴマおよび黄ゴマなどに分類され，薬用には黒ゴマを使用する．種子の含油率は40〜55％と油料作物の中では最も高く，種子から得たゴマ油は食用のみならず，軟膏基剤としての用途もある．イスラム世界におけるゴマの普及は『千夜一夜物語』の「開けゴマ」という言葉からもうかがえる．日本でも，ゴマは古くから身近な食物であったため，「胡麻をする」「ごまかす」などのさまざまな言葉がある．

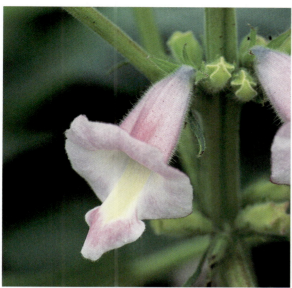
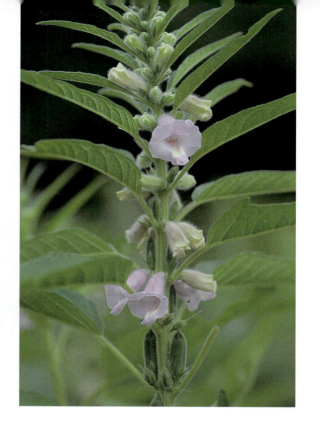
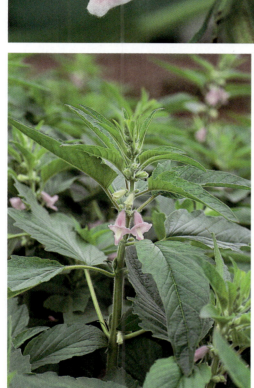
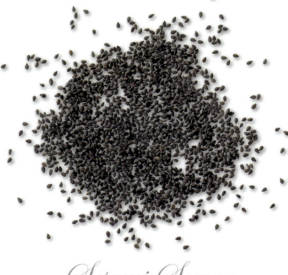

Sesami Semen

- ●主な成分　リグナン類（(＋)-sesamin, (＋)-sesamolin）, その他（γ-tocopherol）
- ●主な薬理　過酸化脂質生成抑制作用（ラット）[1], 脂肪酸代謝促進・血清脂質低下作用（ラット）[2)3)], 降圧作用（ラット）[4)〜6)]
- ●性　　味　甘, 平
- ●帰　　経　肝・腎・大腸経
- ●薬　　能　補肝腎・益精血・潤腸燥
- ●主　　治　精血虧虚・頭暈・目のかすみ・耳鳴・耳聾・若白髪・病後の脱毛・腸燥による便秘

解 清 散 瀉 利 祛 行 理 化 消 補 安 収 平

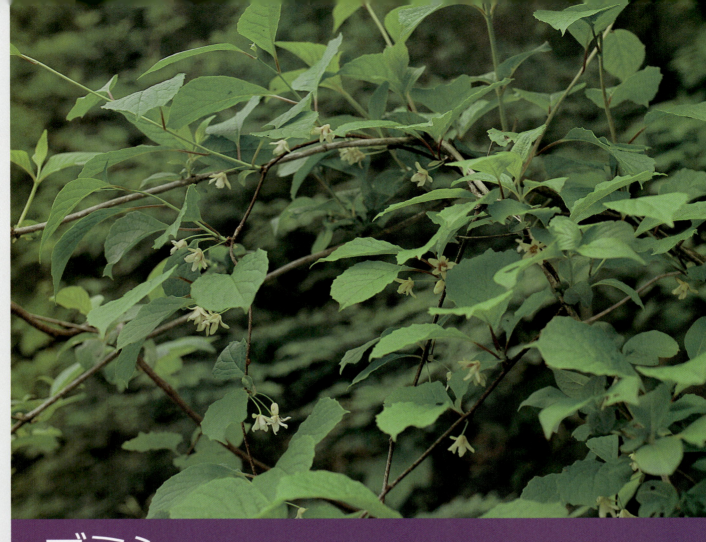

ゴミシ 五味子
Schisandra Fruit ; SCHISANDRAE FRUCTUS

基原 マツブサ科（*Schisandraceae*）のチョウセンゴミシ *Schisandra chinensis* Baillon の果実.

五味子とは チョウセンゴミシは本州中部以北から北海道までの山地，朝鮮半島・中国東北地区およびシベリアに分布するつる性の落葉低木である．初夏に直径約1cmの芳香のある黄白色の花を咲かせる．幼木は雄花のみをつけるが，成長に伴って雌花をつけるようになることが知られている．8〜10月に5〜10cmに伸びた花托に直径5〜7mmの赤色の球形の液果を多数つける．果実の内部には腎臓形の種子1〜2個を含む．この成熟した果実を摘み取り乾燥したものが生薬「五味子」である．五味子の名前は酸味・甘味・辛味・苦味・鹹（塩）味の5つの味がすることに由来するといわれ，果皮や果肉には甘味や酸味が，種子には苦味とともに辛味がある．五味子は果実酒などにも利用される．韓国では伝統茶の1つである五味子（オミジャ）茶として疲労回復などを目的に夏場に冷飲される．

82

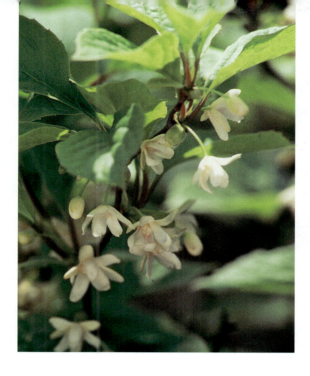
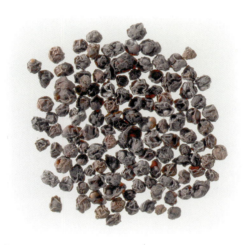
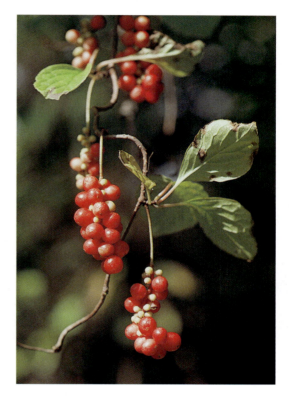

Schisandrae Fructus

●主な成分		リグナン類（schizandrin, gomisin A），セスキテルペノイド，有機酸（クエン酸，リンゴ酸）など
●主な薬理		鎮咳作用（モルモット，*in vitro*）[1)～3)]，鎮痛作用（マウス）[4)]，鎮静・鎮痙作用（マウス）[5)]，胆汁分泌促進作用（ラット）[6)]，抗アレルギー作用（ラット，マウス，*in vitro*）[7)]
●性　　味		酸・甘，温
●帰　　経		肺・心・腎経
●薬　　能		収斂固渋・益気生津・補腎寧心
●主　　治		久嗽虚喘・夢遺・滑精・遺尿・頻尿・久瀉不止・自汗・盗汗・津液損傷による口渇・内熱による消渇・心悸不眠
●古　　典	重校薬徴	咳逆を主治し，兼ねて渇を治す．
	古方薬議	咳逆上気を主り，渇を止め，煩熱を除く．

解 清 散 瀉 利 祛 行 理 化 消 補 安 収 平

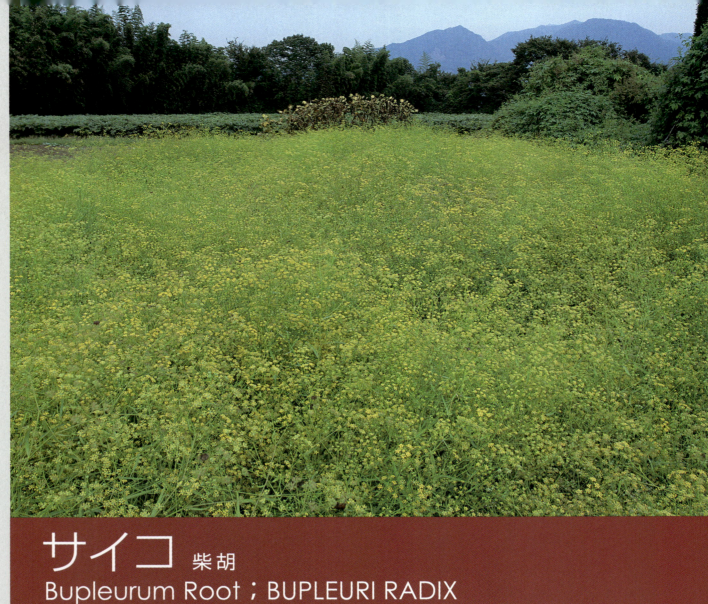

サイコ 柴胡
Bupleurum Root ; BUPLEURI RADIX

基原 セリ科（*Umbelliferae*）のミシマサイコ *Bupleurum falcatum* Linné〔*Bupleurum stenophyllum* (Nakai) Kitag.〕の根．

柴胡とは ミシマサイコは山地や丘陵地の日当たりの良い草地に生育する多年草で，本州・四国・九州および朝鮮半島に分布する．8〜10月に複合散形花序に小さな黄色の花をつける．12〜1月に掘り上げた根を水洗し，乾燥したものが生薬「柴胡」である．ミシマサイコの名の由来は，江戸時代に静岡県三島付近で多く流通したことによる．東海道を上下する旅人が，土産として生薬の柴胡を購入することが習わしであったとされる．当時，三島に持ち込まれていた柴胡は伊豆の山野を焼いてから掘り上げたものという説がある．過去には野生のミシマサイコが用いられてきたが，現在では自生地の縮小に伴い関東以南で栽培されている．

Bupleuri Radix

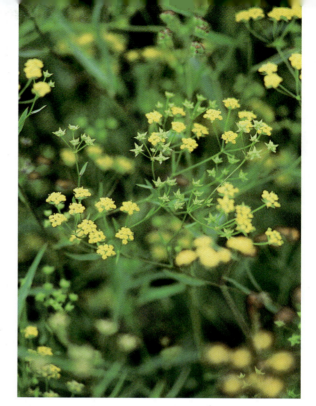

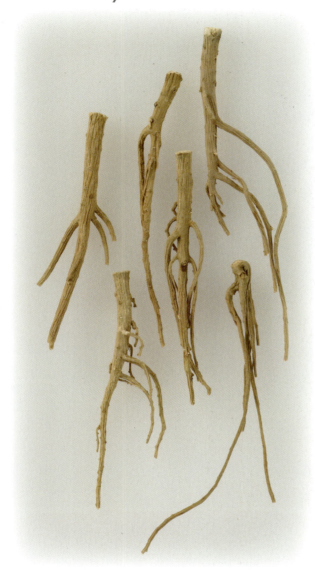

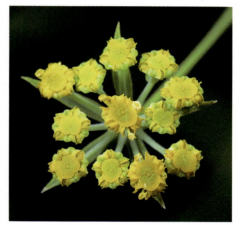

- ●**主な成分** サポニン（saikosaponin a, d）など
- ●**主な薬理** 抗補体作用（*in vitro*）[1]，抗炎症作用（ラット）[2]，肝障害改善作用（ラット）[3]，中枢抑制作用（マウス）[4]
- ●**性　　味** 辛・苦，微寒
- ●**帰　　経** 肝・胆・肺経
- ●**薬　　能** 疏散退熱・疏肝解鬱・昇挙陽気
- ●**主　　治** 感冒発熱・寒熱往来・胸脇部の脹痛・月経不順・子宮脱垂・脱肛
- ●**古　　典**　□ **重校薬徴**　胸脇苦満を主治し，往来寒熱，腹中痛，黄疸を兼治す．
  　　　　　　　□ **古方薬議**　心腹を主とし，寒熱邪気を去り，煩を除き，驚を止め，痰を消し，嗽を止め，婦人産前後の諸熱，及び熱血室に入り，経水不調を治し，血気を宣暢し，気を下し，食を消す．

85

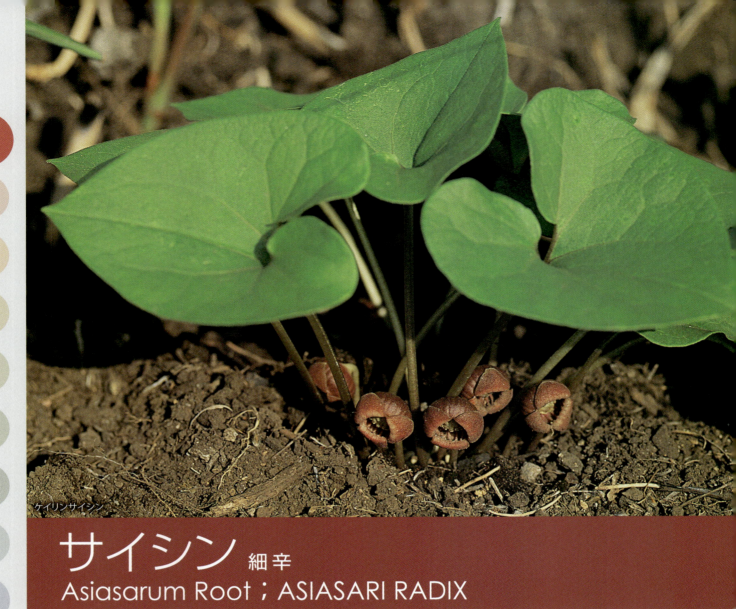
ケイリンサイシン

サイシン 細辛
Asiasarum Root；ASIASARI RADIX

| 基原 | ウマノスズクサ科（Aristolochiaceae）のウスバサイシン*Asiasarum sieboldii* F. Maekawa〔*Asarum sieboldii* Miq.〕またはケイリンサイシン*Asiasarum heterotropoides* F. Maekawa var. *mandshuricum* F. Maekawa〔*Asarum mandshuricum* (Maxim.) M.Y.Kim.et S.K.So〕の根および根茎. |

| 細辛とは | ケイリンサイシンは主に山林の樹陰に生育する多年草で，中国東北部から朝鮮半島に分布する．近年は中国で広く栽培も行われている．花は5月に咲くが，遠くから見ると葉に隠れて見えず，葉を手でかき分けると直径2cmほどの紫色の丸い花を見ることができる．7〜9月に根や根茎を収穫し，乾燥したものが生薬「細辛」である．ウマノスズクサ科の植物には発がん性物質のアリストロキア酸を含有するものがあり，ケイリンサイシンにおいても地上部はアリストロキア酸を含有するため，日本薬局方における細辛は根および根茎の使用に限定するとともに，その純度試験にて地上部を含まないこと，並びに「アリストロキア酸Ｉ」の純度試験を規定して安全性を確保している．なお，「細辛」という名は根が細く，口に含むと痺れるように極めて辛いことに由来するといわれる． |

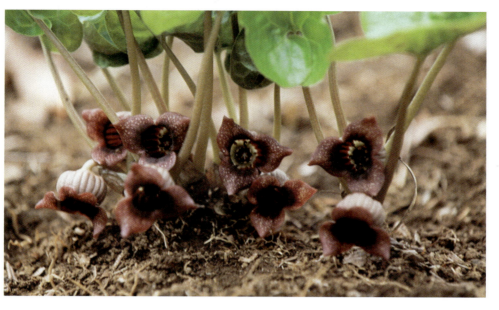

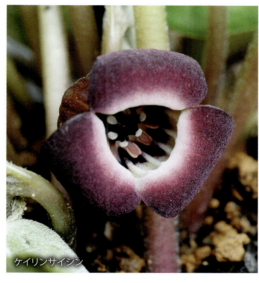

ケイリンサイシン

Asiasari Radix

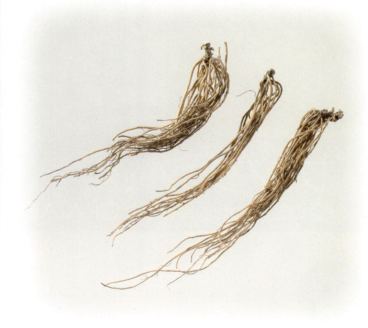

- ●主な成分　フェニルプロパノイド (methyleugenol),リグナン類 (asarinin), アルカロイドなど
- ●主な薬理　抗アレルギー作用 (モルモット, *in vitro*) [1)2)]
- ●性　　味　辛, 温
- ●帰　　経　心・肺・腎経
- ●薬　　能　解表散寒・祛風止痛・通竅・温肺化飲
- ●主　　治　風寒による感冒・頭痛・歯痛・鼻水・鼻づまり・鼻衄・鼻淵・風湿による痺痛・痰飲による喘咳
- ●古　　典　　重校薬徴　宿飲停水を主治す. 故に水気心下にありて発熱, 咳し胸満つる者を治す.
  　　　　　　　古方薬議　咳逆を主り, 中を温め, 気を下し, 痰を破り, 水道を利し, 胸中を開き, 汗出でず血行らざるを治す.

87

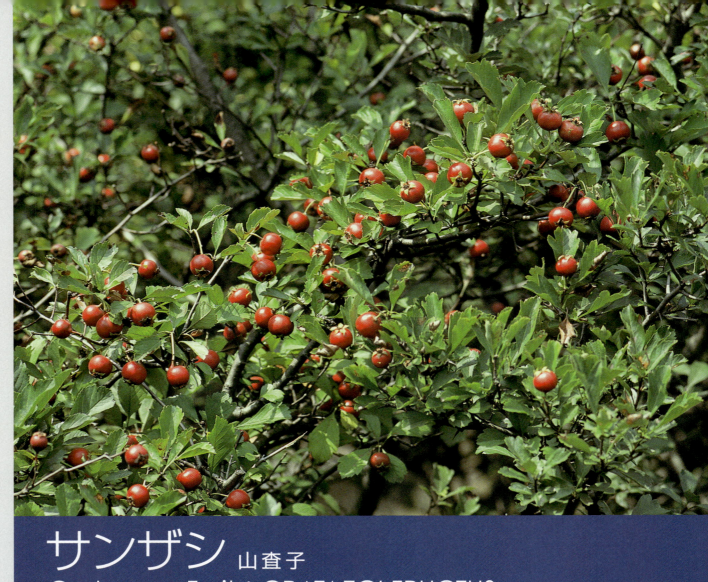

サンザシ 山査子
Crataegus Fruit ; CRATAEGI FRUCTUS

基原 バラ科（*Rosaceae*）のサンザシ *Crataegus cuneata* Siebold et Zuccariniまたはオオミサンザシ *Crataegus pinnatifida* Bunge var. *major* N. E. Brownの偽果をそのまま，または縦切もしくは横切したもの．

山査子とは サンザシは中国の中部〜南部に分布する落葉高木である．日本には1700年代に薬用として導入され，栽培されている．果実は直径1.5cmほどになる．オオミサンザシは，朝鮮・中国東北部等に分布し，中国北部を中心に栽培され，日本でも稀に栽培される．果実は大きなものでは直径2.5cm程度になることから，オオミサンザシと名づけられたとの説がある．9月頃に果実を収穫し，そのまま，または輪切りにして乾燥したものが生薬「山査子」である．日本で用いられている山査子のほとんどは中国産である．中国では，オオミサンザシの果実を砂糖漬けや蜜漬けにし，魚類や肉類の消化促進のために食すほか，果実を水あめで覆ったものや，ペースト状にしたお菓子など，さまざまな形で食用とされる．

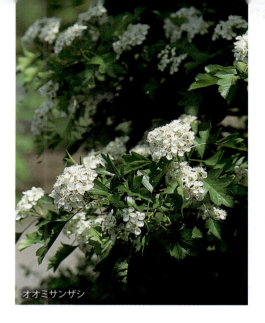
オオミサンザシ

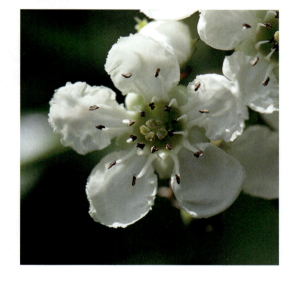

Crataegi Fructus

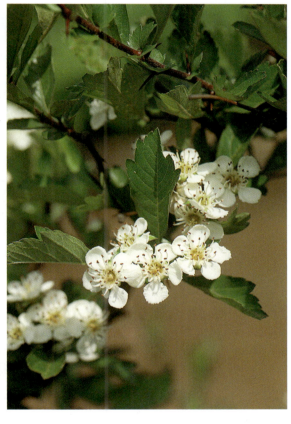

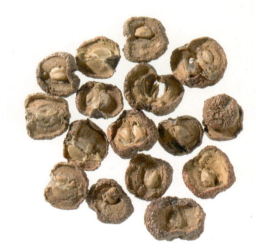

- ●主な成分　フラボノイド（hyperoside），トリテルペノイド，有機酸（クエン酸）など
- ●主な薬理　胃・腸平滑筋収縮抑制作用（*in vitro*）[1]，抗酸化作用（*in vitro*）[2]
- ●性　　味　酸・甘，微温
- ●帰　　経　脾・胃・肝経
- ●薬　　能　消食健胃・行気散瘀・化濁降脂
- ●主　　治　肉食積滞・胃脘部の脹満・下痢腹痛・瘀血による無月経・産後の瘀阻・心腹部の刺痛・胸痺心痛・疝気（下腹部の痛み）・高脂血症

89

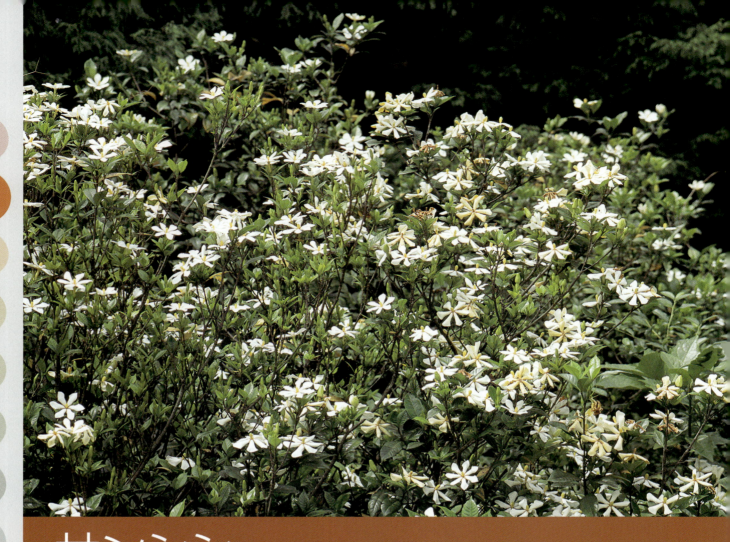

サンシシ 山梔子
Gardenia Fruit；GARDENIAE FRUCTUS

基原　アカネ科（*Rubiaceae*）のクチナシ *Gardenia jasminoides* Ellis の果実で，時には湯通しまたは蒸したもの．

山梔子とは　クチナシは日本の静岡以西・台湾・中国中南部・インドシナ半島に分布する常緑低木で，庭木として各地で植えられている．樹高1〜2mで，梅雨の頃に芳香のある白色の花を咲かせ，晩秋に赤く熟した特徴のある果実をつける．11月頃紅熟する前の黄変した果実を摘み取り，通例，蒸すか沸騰した湯に浸した後，乾燥したものが生薬「山梔子」である．八重の花をつける園芸品種は果実をつけないため薬用としない．完熟しても果実の口が開かない（口無し）ことが和名の由来であり，生薬の形が中国の酒器（卮）に似ていることが生薬名の由来といわれている．中国・台湾からの輸入品には「水梔子」と呼ばれるものがあり，主に染料に用いられる．果実の形で区別され，山梔子は丸く，水梔子は細長い．果実の煮汁は鮮やかな黄色を呈し，日本では沢庵・菓子類など広く食品の黄色染料として使用される．

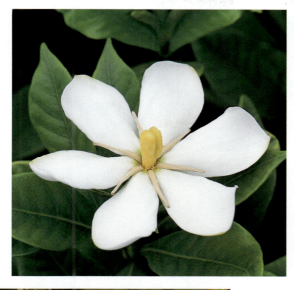
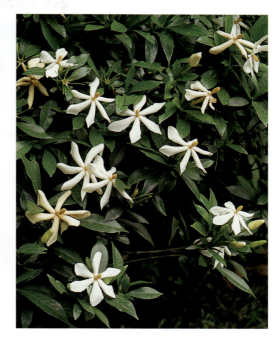

Gardeniae Fructus

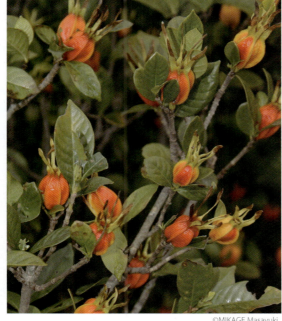
©MIKAGE Masayuki

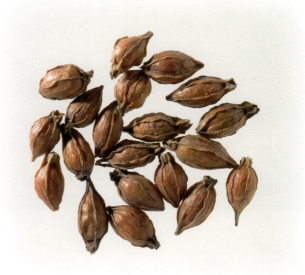

- ●主な成分　イリドイド（geniposide），黄色色素（crocin）など
- ●主な薬理　胆汁分泌促進作用（ラット）[1]，血清ビリルビン低下作用（ラット）[2]，肝障害抑制作用（マウス）[3]，肝アポトーシス抑制作用（マウス）[4]
- ●性　　味　苦，寒
- ●帰　　経　心・肺・三焦経
- ●薬　　能　瀉火除煩・清熱利湿・涼血解毒　［外用］消腫止痛
- ●主　　治　熱病による心煩・湿熱による黄疸・淋証による渋痛・血熱による吐衄・目赤腫痛・火毒による瘡瘍　［外用］捻挫の痛み
- ●古　　典
  - 🕮 **重校薬徴**　心煩を主治し，身熱，発黄を兼治す．
  - 🕮 **古方薬議**　胸心大小腸の大熱，心中煩悶を療し，小便を通じ，五種の黄病を解し，大病を治し労復を起す．

解 清 散 瀉 利 祛 行 理 化 消 補 安 収 平

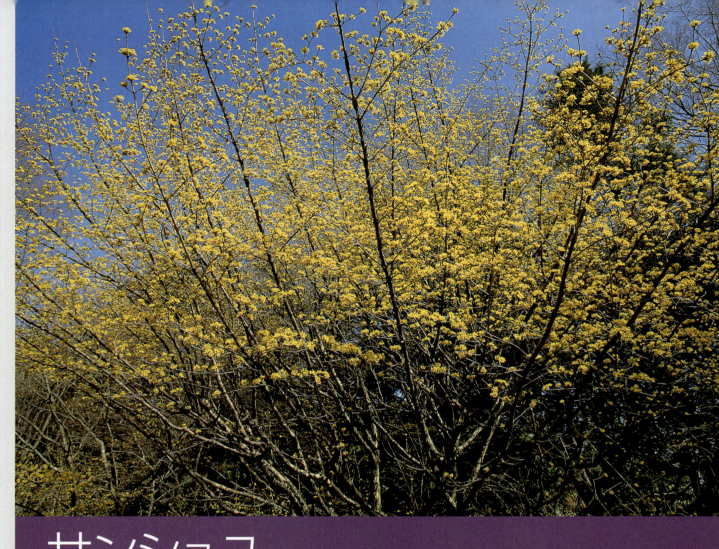

サンシュユ 山茱萸
Cornus Fruit；CORNI FRUCTUS

基原 ミズキ科（*Cornaceae*）のサンシュユ *Cornus officinalis* Siebold et Zuccariniの偽果の果肉．

山茱萸とは サンシュユは中国・朝鮮半島原産の落葉小高木で，日本・韓国南部・中国の浙江省・安徽省・湖北省などで栽培されている．樹高6〜7mで，早春葉が出るより先に花が開き，散形花序に20〜30個の黄色い小花をつける．樹皮は薄く剝がれ，葉の裏の脈基部には「Y字型」の茶色の毛が密生する．早春に淡い黄色の小さな花を咲かせることからハルコガネバナ，秋には紅熟した楕円形の実をつけることからアキサンゴとも呼ばれる．日本では公園・庭園・生け垣などの花木として知られ，花と果実が鑑賞される．花托が発達した偽果から種子を除いて乾燥したものが生薬「山茱萸」である．民間では薬用酒に利用される．

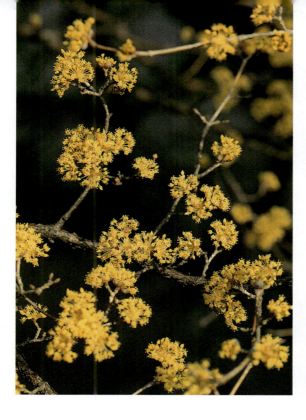
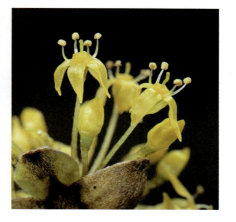
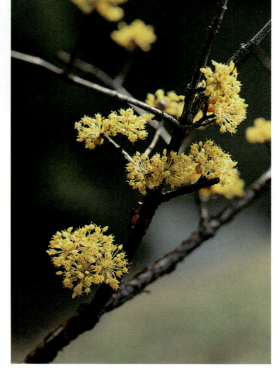

Corni Fructus

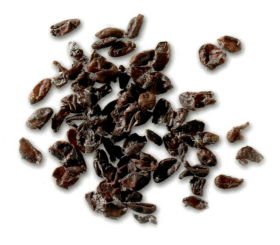

- ●**主な成分** イリドイド（loganin, morroniside），タンニン類，有機酸（没食子酸，リンゴ酸）など
- ●**主な薬理** 認知改善作用（マウス）[1]，抗炎症・鎮痛作用（マウス, *in vitro*）[2]，糖尿病改善作用（ラット，マウス）[3,4]，肝脂質過酸化抑制作用（*in vitro*）[5,6]，精子運動性亢進作用（*in vitro*）[7]
- ●**性　味** 酸・渋，微温
- ●**帰　経** 肝・腎経
- ●**薬　能** 補益肝腎・収渋固脱
- ●**主　治** 眩暈・耳鳴・腰膝酸痛・陽痿・遺精・遺尿・頻尿・崩漏・帯下・大量発汗による虚脱・内熱による消渇
- ●**古　典** 　□**古方薬議**　中を温め，寒湿痺を逐ひ，腰膝を暖め，水道を助け，小便利，及び老人尿節ならざるを止め，耳鳴頭風を療するを主る．

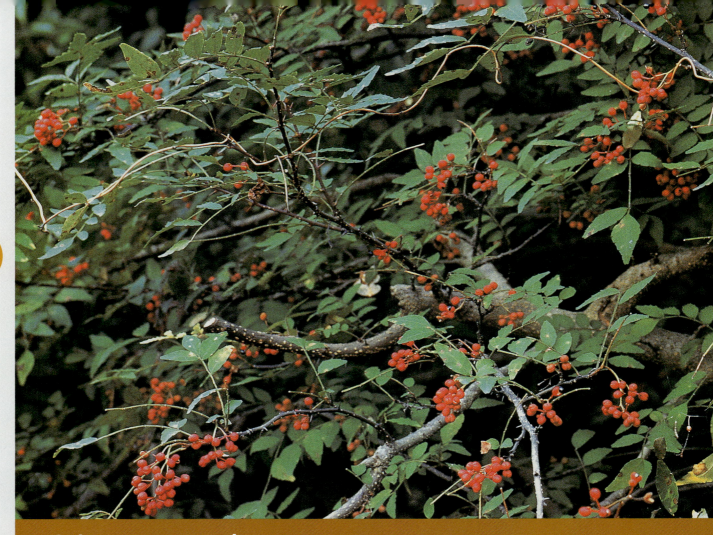

サンショウ 山椒
Japanese Zanthoxylum Peel；ZANTHOXYLI PIPERITI PERICARPIUM

基原 ミカン科（*Rutaceae*）のサンショウ *Zanthoxylum piperitum* De Candolleの成熟した果皮で，果皮から分離した種子をできるだけ除いたもの．

山椒とは サンショウは日本・朝鮮半島に分布する落葉低木で，日本では，棘のない「アサクラサンショウ」や，果実がぶどうの房のように実る「ブドウザンショウ」と呼ばれる品種が栽培されている．若葉は「木の芽」と呼ばれ和え物やお吸い物に，未熟な実は佃煮に，果皮は蒲焼などの薬味にと，日本では古くから食用および薬用として広く利用される．成熟した果皮を乾燥したものが生薬「山椒」である．特異な芳香があり，味は辛く舌を麻痺させるのが特徴である．ちなみに，中華料理で麻婆豆腐などに利用される「中国山椒」は，中国薬典には「花椒」の名で収載されており，中国では薬用としても用いられているが，サンショウとは同属別種である．山椒と花椒は精油成分の組成が異なることが知られている．

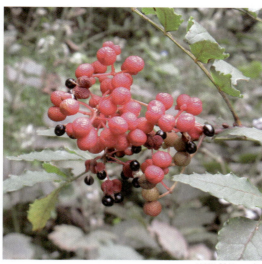
©MIKAGE Masayuki

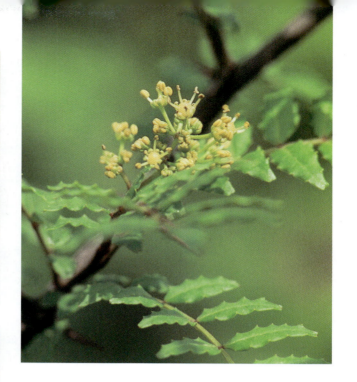

Zanthoxyli Piperiti Pericarpium

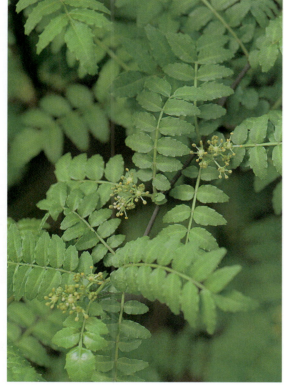

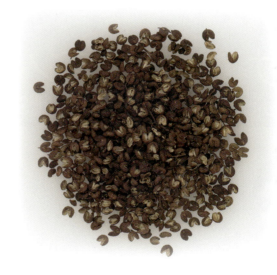

- ● 主な成分　辛味成分（hydroxy-α-sanshool），モノテルペノイドなど
- ● 主な薬理　腸管収縮作用（*in vitro*）[1]，腸管血流増加作用（ウサギ）[2]，降圧作用（ウサギ，ラット）[3]
- ● 性　　味　［花椒］辛，温
- ● 帰　　経　［花椒］脾・胃・腎経
- ● 薬　　能　［花椒］温中止痛・殺虫止痒
- ● 主　　治　［花椒］脘腹部の冷痛・嘔吐下痢・虫積による腹痛　［外用］湿疹・陰痒
- ● 古　　典　📖 **古方薬議**　中を温め，気を下し，癥結を破り，胃を開き，腹中冷而して痛を主る．

95

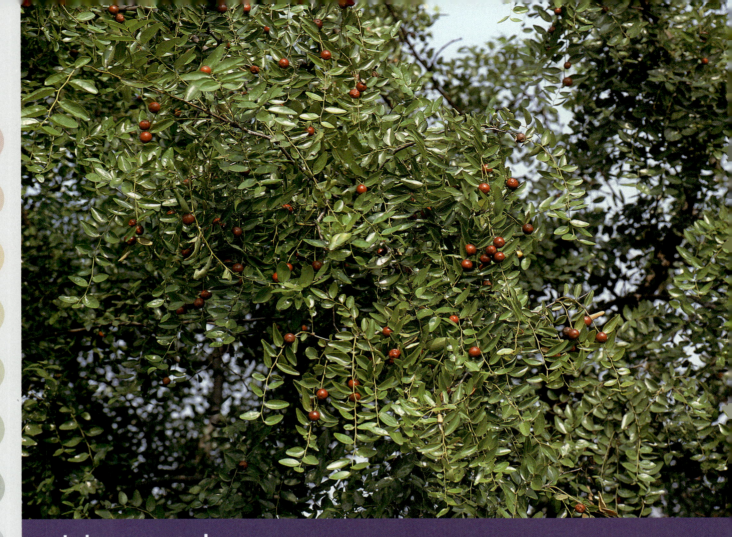

サンソウニン 酸棗仁
Jujube Seed ; ZIZIPHI SEMEN

基　原　クロウメモドキ科（*Rhamnaceae*）のサネブトナツメ *Ziziphus jujuba* Miller var. *spinosa* Hu ex H. F. Chouの種子．

酸棗仁とは　サネブトナツメは中国中北部に分布する落葉低木である．6〜9月に葉腋に黄緑色の花を咲かせ，9〜10月に直径1cmほどの果実をつける．果肉は薄く，酸味が強い．枝には托葉の変化した棘が多く，変種名の*spinosa*はラテン語で棘の多いことを意味する．サネブト（核太）の名は，核が大きいことに由来する．秋，果実を収穫し，果肉を除去して内部の核のみを乾燥する．乾燥した核の殻を割り，種子を取り出したものが生薬「酸棗仁」である．主な産地は中国の河北省・山西省・湖北省などである．酸棗仁は扁平な卵形〜円形でレンズ状を呈し，大きさは4〜9mmほどである．種皮は褐色〜暗赤褐色，滑らかで光沢がある．内部には乳白色の内乳と淡黄色の胚を含む．

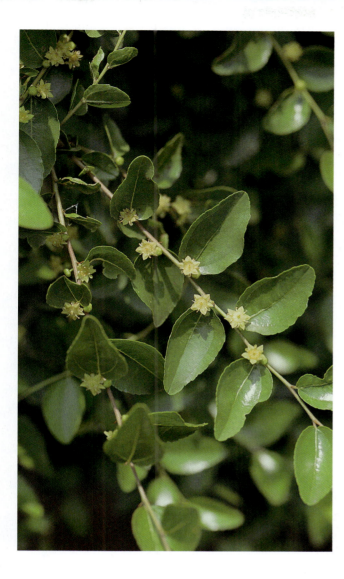
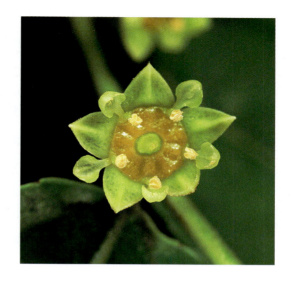
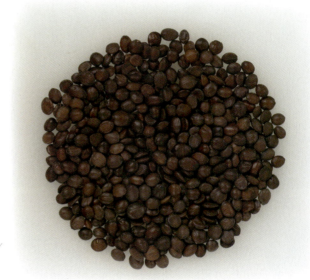

Ziziphi Semen

- ●主な成分　トリテルペノイド（Juguboside A, B），フラボノイドなど
- ●主な薬理　鎮静作用（マウス）[1)2)]，鎮痛作用（マウス）[3)]
- ●性　　味　甘・酸，平
- ●帰　　経　肝・胆・心経
- ●薬　　能　養心補肝・寧心安神・斂汗・生津
- ●主　　治　虚煩による不眠・驚悸・多夢・体質虚弱・多汗・津液損傷による口渇
- ●古　　典　　重校薬徴　煩躁して眠る能はざるを主治す．
  　　　　　　　古方薬議　心腹寒熱，邪結気聚，煩して眠を得ず，臍上下痛み，虚汗久洩を主る．

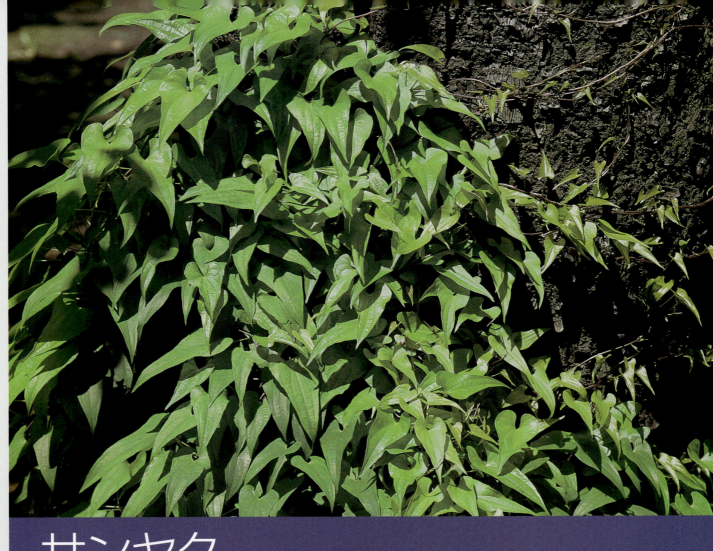

サンヤク 山薬
Dioscorea Rhizome；DIOSCOREAE RHIZOMA

基原 ヤマノイモ科（*Dioscoreaceae*）のヤマノイモ *Dioscorea japonica* Thunberg またはナガイモ *Dioscorea batatas* Decaisne〔*Dioscorea polystachya* Turcz.〕の周皮を除いた根茎（担根体）．

山薬とは ナガイモは中国原産のつる性の多年草で，日本では青森や北海道を中心に食用として栽培されている．葉は茎の下部を除いて対生し，葉腋にはむかごをつける．雌雄異株で，雄花序は直立し，雌花序は下垂する．地中のイモは植物学的には茎と根の中間的な性質をもち「担根体」と呼ばれる．イモの周皮を除き，乾燥したものが生薬「山薬」である．日本の山野に自生するヤマノイモも山薬として使用可能であり，つるの色が紫色を帯びないことや，葉の基部が耳状に張り出さないことで，ナガイモと区別される．ヤマノイモ属*Dioscorea*は熱帯から亜熱帯にかけて500種以上が知られており，そのなかで食用とされる種は「ヤム芋」と総称される．ヤム芋のなかでもナガイモとヤマノイモは寒さに強い種である．

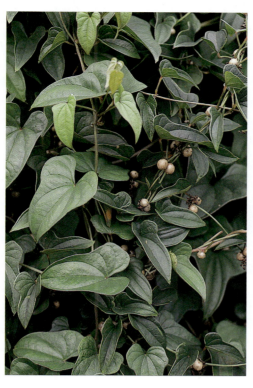
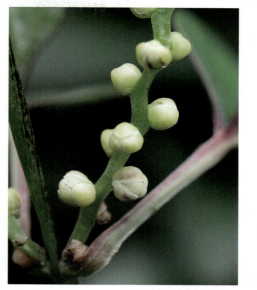
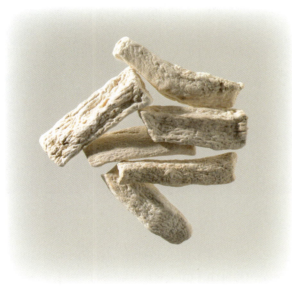
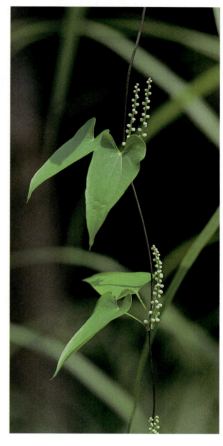

Dioscoreae Rhizoma

- ●主な成分　ステロイド（diosgenin），アミノ酸，でんぷん，多糖類，その他（allantoin）など
- ●主な薬理　男性ホルモン増強作用（ラット）[1]，血糖降下作用（ウサギ，ラット，マウス）[2)〜4)]
- ●性　　味　甘，平
- ●帰　　経　脾・肺・腎経
- ●薬　　能　補脾養胃・生津益肺・補腎渋精
- ●主　　治　脾虚による食欲不振・久瀉不止・肺虚による喘咳・腎虚による遺精・帯下・頻尿・虚熱による消渇

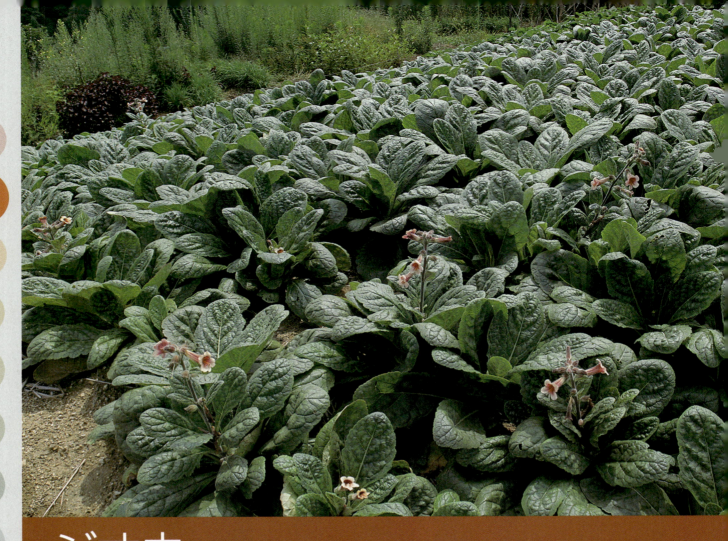

解 清 散 瀉 利 祛 行 理 化 消 補 安 収 平

ジオウ 地黄
Rehmannia Root ; REHMANNIAE RADIX

基原 ゴマノハグサ科（Scrophulariaceae）*のアカヤジオウ *Rehmannia glutinosa* Liboschitz var. *purpurea* Makino〔*Rehmannia glutinosa* (Gaertn.) Libosch. ex Fisch. et C.A.Mey.〕または *Rehmannia glutinosa* Liboschitzの根（乾ジオウ）またはそれを蒸したもの（熟ジオウ）．
　＊APG：ジオウ科（*Rehmanniaceae*）

地黄とは *Rehmannia glutinosa*は中国北部・モンゴル地方原産の多年草である．根生葉を叢生し，6〜7月には茎の先端の総状花序に淡紅紫色の花をつける．根が肥大し生産性が高いカイケイジオウ*f. huechingensis*という品種が，河南省を中心とした中国各地で栽培される．日本では古くからアカヤジオウvar. *purpurea*が用いられ，平安時代の『延喜式』にもその記載があり，大和地方を代表する生薬であった．10〜11月に肥厚する根を乾燥したものが生薬「地黄」である．地黄には，加熱乾燥を数回繰り返した「乾地黄」，蒸した後に乾燥する「熟地黄」があり，これらは薬能に応じて使い分けされることがある．

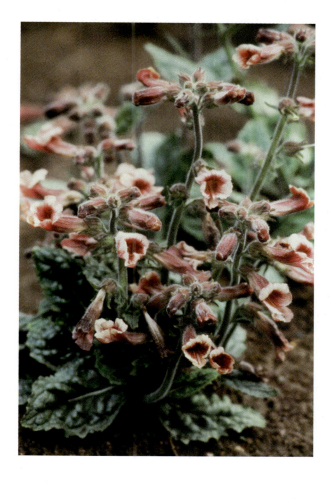
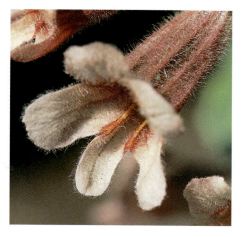

Rehmanniae Radix

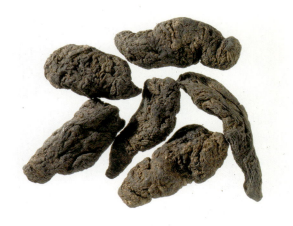

- ● 主な成分　イリドイド (catalpol), フェニルプロパノイド (acteoside), オリゴ糖 (stachyose) など
- ● 主な薬理　血糖降下作用・グルコース代謝改善作用 (マウス)[1)～3)], 糖尿病性潰瘍治癒促進作用 (ラット)[4)], 骨塩濃度減少抑制作用 (ラット)[5)], 学習記憶障害改善作用 (ラット)[6)], 免疫系刺激作用 (*in vitro*)[7)], 肝保護作用 (マウス)[8)]
- ● 性　　味　[生地黄] 甘, 寒　　[熟地黄] 甘, 微温
- ● 帰　　経　[生地黄] 心・肝・腎経　　[熟地黄] 肝・腎経
- ● 薬　　能　[生地黄] 清熱涼血・養陰生津　　[熟地黄] 補血滋陰・益精塡髄
- ● 主　　治　[生地黄] 熱入営血・温毒による発斑・吐血・鼻出血・熱病による傷陰・舌絳・煩渇・津液損傷による便秘・陰虚による発熱・骨蒸労熱・内熱による消渇
　　　　　　　[熟地黄] 血虚痿黄・心悸・怔忡・月経不順・崩漏・下血・肝腎陰虚・腰膝酸軟・骨蒸潮熱・盗汗・遺精・内熱による消渇・眩暈・耳鳴・若白髪
- ● 古　　典　📖 重校薬徴　血証及び水病を主治す.
　　　　　　　📖 古方薬議　[生地黄] 婦人崩中, 血止まず, 及び産後血上って心に薄り悶絶傷身, 胎動下血, 堕墜踠折, 瘀血留血, 衄鼻吐血を主る. 皆擣いて之を飲む. 并びに諸熱を解す. 病人虚にして而して熱多きには加へて而して之を用ふ.
　　　　　　　[乾地黄] 寒熱積聚を除き, 痺を除き, 大小腸を利し, 血脈を通じ, 驚悸, 労劣, 吐血, 鼻衄, 婦人崩中, 血運を治す.

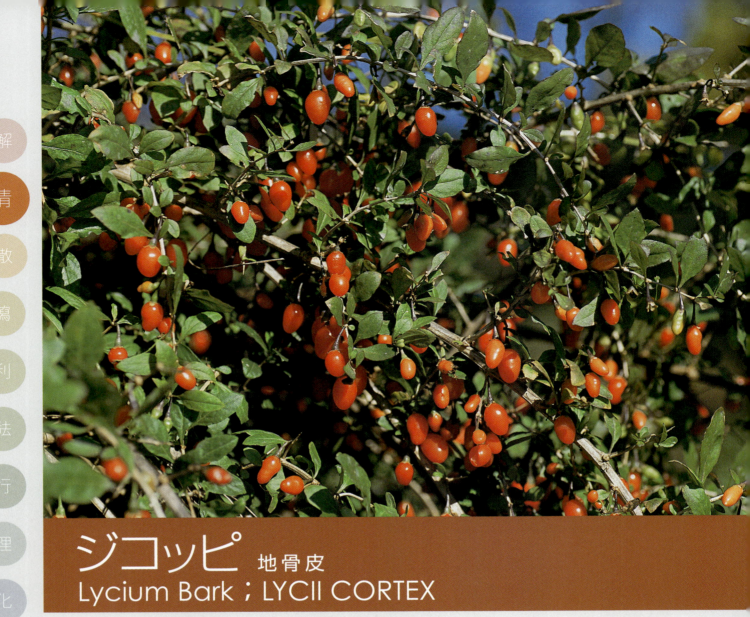

ジコッピ 地骨皮
Lycium Bark ; LYCII CORTEX

基原 ナス科 (Solanaceae) のクコ *Lycium chinense* Miller または *Lycium barbarum* Linné の根皮.

地骨皮とは クコは低地の土手や路傍に生育する落葉低木で, 日本各地・中国・朝鮮半島などに広く分布する. 樹高は1～2mで幹は直立せず分枝して伸長し, 枝には棘がある. 夏から初秋にかけて紫色の小さい花をつけ, 秋には長さ0.5～1.5cm程度の赤い果実をつける. *Lycium barbarum*は中国北部に分布する樹高0.8～2.5mの落葉低木で, 中国各地で栽培される. 根皮を乾燥したものが生薬「地骨皮」である. 根は秋に掘り上げ芯を除いて乾燥する. クコは『神農本草経』の上品に収載されており, 根皮だけでなく果実も「枸杞子」として使用される. 枸杞子は強壮・強精薬として利用され, 食用にも供される. 中国ではクコの葉も「枸杞葉」として利用される.

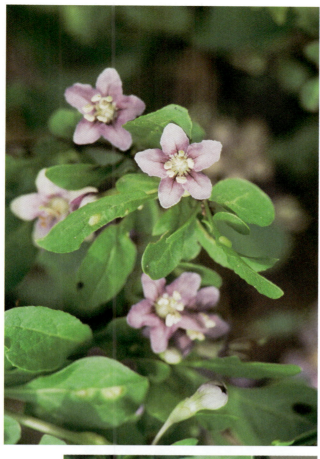
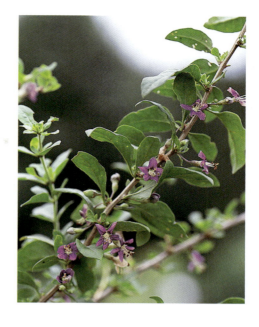
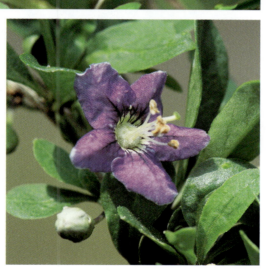
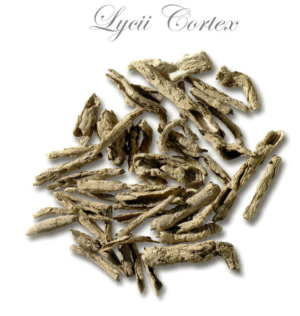

Lycii Cortex

- ●主な成分　アルカロイド（kukoamine A），カロテノイド，その他（betaine）など
- ●主な薬理　抗炎症作用（ラット，*in vitro*）[1)2)]，抗酸化作用（*in vitro*）[3)]，肝保護作用（*in vitro*）[4)]，神経保護作用（*in vitro*）[5)]
- ●性　　味　甘，寒
- ●帰　　経　肺・肝・腎経
- ●薬　　能　涼血除蒸・清肺降火
- ●主　　治　陰虚による潮熱・骨蒸盗汗・肺熱による咳嗽・喀血・鼻出血・内熱による消渇

103

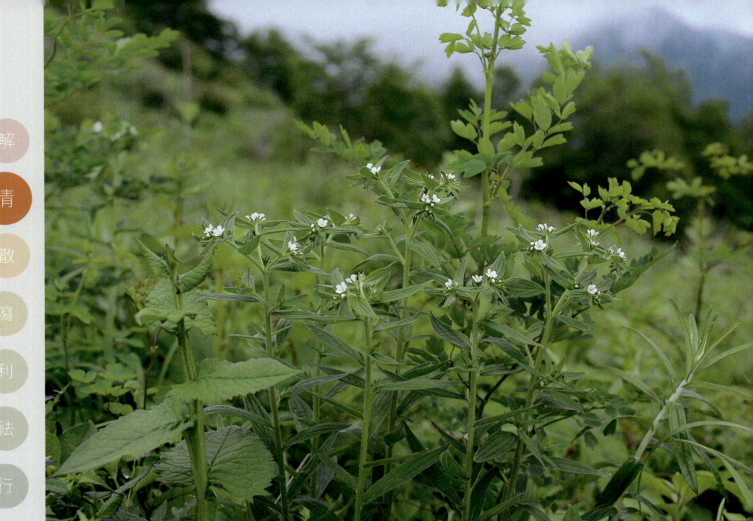

シコン 紫根
Lithospermum Root ; LITHOSPERMI RADIX

基 原 ムラサキ科（*Boraginaceae*）のムラサキ *Lithospermum erythrorhizon* Siebold et Zuccarini の根．

紫 根 とは ムラサキは東アジアに広く分布する多年草である．日本でも昔から山地や草原に自生していたが，近年激減し，現在は絶滅危惧種に指定されている．草丈は30〜70cmで，葉は互生し，葉身は幅7〜20mm，長さ3〜7cmの披針形で先端と基部が次第に細くとがる．全草に斜上する粗毛をつける．6〜7月に直径約4mmの清楚な純白の花をつける．最大の特徴は地上部とは不釣り合いにも思える暗紅紫色を呈する根であり，太く，しばしば分枝する．この根を乾燥したものが生薬「紫根」である．古来，紫色は高貴な色として尊ばれるが，その染料としてムラサキの根が用いられてきた．このムラサキ染めにはツバキなどの樹木の灰が媒染剤として用いられ，灰中に含まれるアルミニウムイオンがムラサキの色素成分と結合することで特有の深い色合いが生み出される．

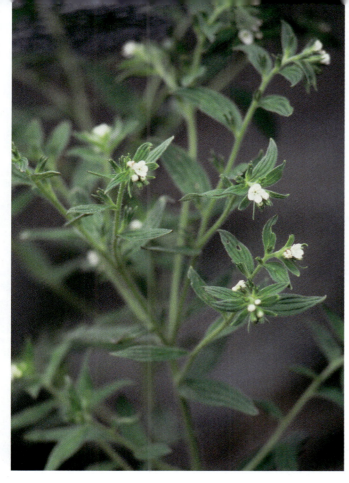
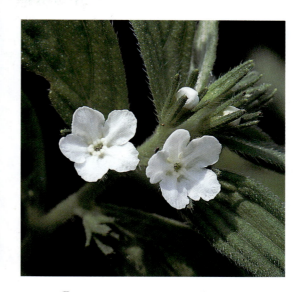

Lithospermi Radix

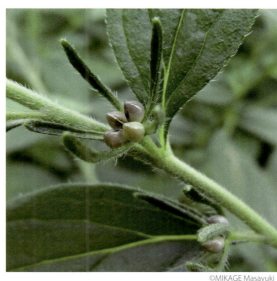

©MIKAGE Masayuki

- ● 主な成分　紫色色素（acetylshikonin），フェニルプロパノイドなど
- ● 主な薬理　抗炎症作用（ラット）[1]，抗菌作用（*in vitro*）[2]～[5]
- ● 性　　味　甘・鹹，寒
- ● 帰　　経　心・肝経
- ● 薬　　能　清熱涼血・活血解毒・透疹消斑
- ● 主　　治　血熱毒盛・紫黒色の斑疹・麻疹不透・瘡瘍・湿疹・やけど

—105—

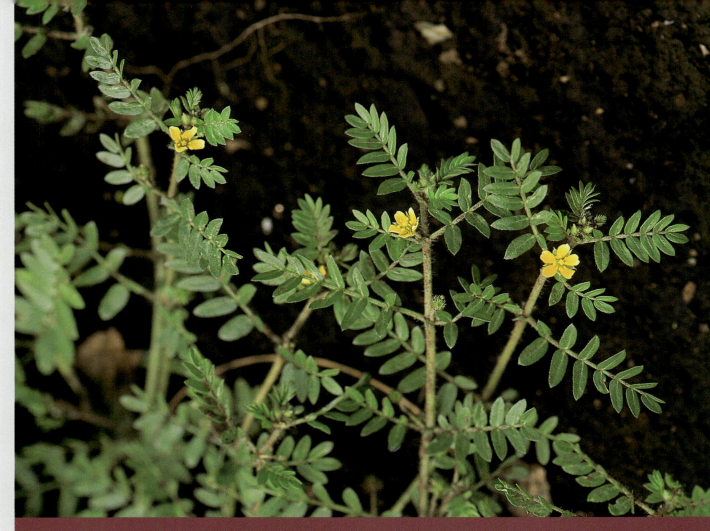

シツリシ 蒺藜子
Tribulus Fruit；TRIBULI FRUCTUS

基原 ハマビシ科（Zygophyllaceae）のハマビシ *Tribulus terrestris* Linné の果実．

蒺藜子とは ハマビシは海辺砂地や道端・荒地に生育する一年草で，世界の暖帯北部から温帯にかけて広く分布する．茎は分枝して匍匐し，長さ1～数mに達する．葉は対生し，夏期に葉腋に黄色い花をつける．果実を乾燥したものが生薬「蒺藜子」である．2本の太い棘が目立ち，刺さると極めて痛い．『本草綱目』において「果実が人を刺し，傷つけることがはなはだ早く（疾），鋭い（利）」ことが名の由来とされていることや，「刺蒺藜」の異名からもその棘の鋭さがうかがえる．現在は加工の過程で棘の先端が除去されており安全である．10世紀に編纂された『本草和名』に記載があり，日本でも古くから用いられていたと思われる．江戸時代にはとりわけ伊予産のものが良品とされていた．現在，ハマビシは絶滅危惧IB類に分類され，生薬の供給は中国産の輸入に頼っている．

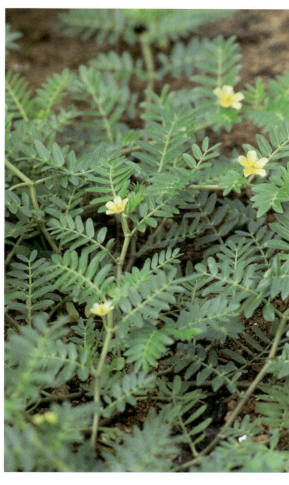
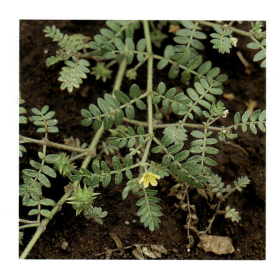
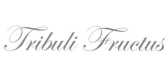
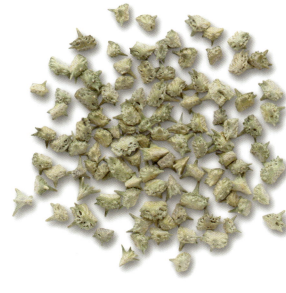
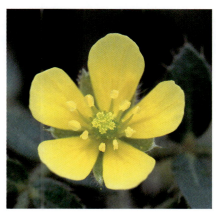

- ● 主な成分　アルカロイド（harmine, harman），フラボノイド（kaempferol），サポニン，タンニン類，その他（terrestriamide）
- ● 主な薬理　抗炎症作用（*in vitro*）[1)]，血管運動抑制作用（イヌ）[2)]，鎮痙作用（*in vitro*）[3) 4)]，降圧作用（*in vitro*）[5) 6)]
- ● 性　　味　辛・苦，微温，小毒
- ● 帰　　経　肝経
- ● 薬　　能　平肝解鬱・活血祛風・明目・止痒
- ● 主　　治　頭痛・眩暈・胸脇部の脹痛・乳閉・乳癰・目赤翳障・風疹による瘙痒

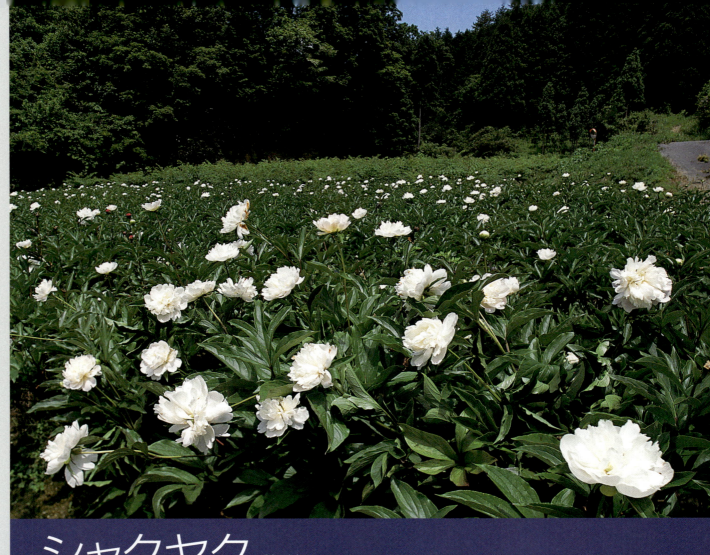

シャクヤク 芍薬
Peony Root ; PAEONIAE RADIX

基原 ボタン科（Paeoniaceae）のシャクヤク *Paeonia lactiflora* Pallas の根．

芍薬とは シャクヤクは中国東北部・シベリア極東南部および朝鮮半島原産の多年草である．草丈50〜80cmで，葉は互生し，根は円柱形に肥厚する．5〜6月に，白色や紅色などの大形の花をつける．根を乾燥したものが生薬「芍薬」であり，奈良時代に遣隋使によってもたらされたとされる．奈良県大和地方にて「梵天（ボンテン）」と呼ばれる薬用品種が栽培され，今日まで伝えられている．しかし，近年ではその生産も減少し，中国からの輸入品が多くを占めている．中国では浙江省・安徽省・四川省など，韓国では慶尚北道・全羅南道や京畿道で生産される．通例，外皮をつけたままのものを「赤芍」，外皮を去ったものを「白芍」と称し，これらを使い分けることがある．なお，花の色と白芍，赤芍は関連がない．また，中国薬典では外皮を去り，湯通ししたものを白芍としている．

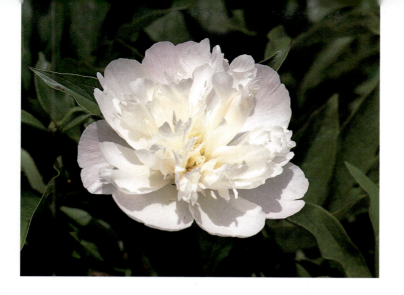
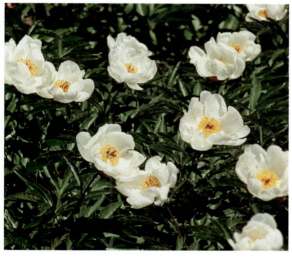

Paeoniae Radix

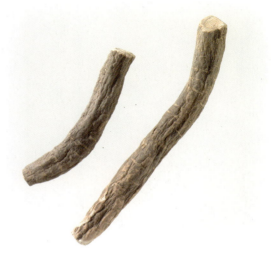

- **主な成分** モノテルペノイド (paeoniflorin), タンニン類 (1,2,3,4,6-penta-*O*-galloyl–β-D-glucose) など
- **主な薬理** 鎮痙作用 (ラット)[1], 鎮痛作用 (マウス)[2], 子宮筋収縮抑制作用 (*in vitro*)[3]〜[5], 空間認知障害改善作用 (ラット)[6]
- **性 味** ［白芍］苦・酸, 微寒　　［赤芍］苦, 微寒
- **帰 経** ［白芍］肝・脾経　　［赤芍］肝経
- **薬 能** ［白芍］養血調経・斂陰止汗・柔肝止痛・平抑肝陽　　［赤芍］清熱涼血・散瘀止痛
- **主 治** ［白芍］血虚萎黄・月経不順・自汗・盗汗・脇痛・腹痛・四肢攣痛・頭痛・眩暈
  ［赤芍］熱入営血・温毒発斑・吐血・鼻出血・目赤腫痛・肝鬱による脇痛・無月経・月経痛・癥瘕腹痛・打撲傷・癰腫・瘡瘍
- **古 典**　📖 **重校薬徴**　結実して拘攣するを主治す, 故に腹満, 腹痛, 頭痛, 身体疼痛, 不仁を治し, 下利, 煩悸, 血証, 癰膿を兼治す.
  📖 **古方薬議**　血痺を除き, 堅積を破り, 痛を止め, 中を緩め, 悪血を散じ, 蔵府の擁気を通宣し, 女人一切の疾, 並に産前後の諸疾を主る.

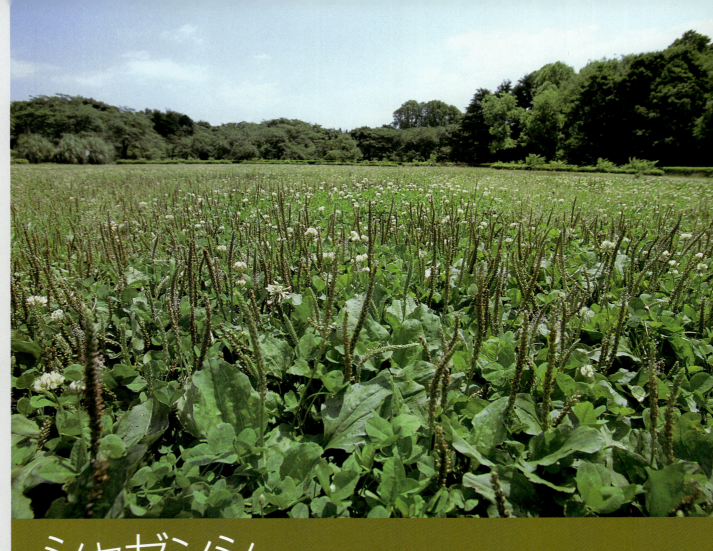

シャゼンシ 車前子
Plantago Seed；PLANTAGINIS SEMEN

基原 オオバコ科（*Plantaginaceae*）のオオバコ *Plantago asiatica* Linné の種子．

車前子とは
オオバコは道端などに生育する多年草で，東アジアに広く分布する．4〜9月に目立たない白い花を咲かせ，その後，卵型の蒴果をつける．日本ではカエルと関連付けた「カエルッパ」などのさまざまな地方名をもち，身近な雑草として広く知られている．中国では栽培も行われており，日本に自生するものより，かなり大型になる．種子を乾燥させたものが生薬「車前子」である．生薬名の「車前」は，古来，牛馬車などの轍の跡に多く生えていたことに由来する．オオバコが道端で多くみられるのは，種子が水に触れると粘液を出し，付着して運ばれやすいことや，踏まれても簡単には枯死しない性質によるものと考えられている．中国では，オオバコの全草を「車前草」として使用するが，『神農本草経』には車前子が上品に収載されているのみである．

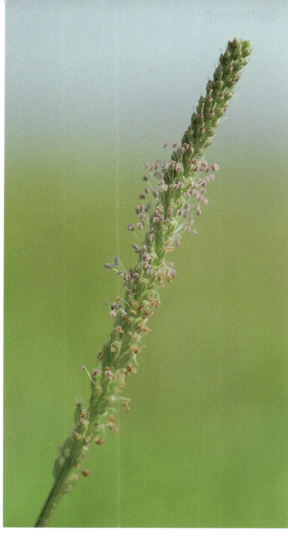
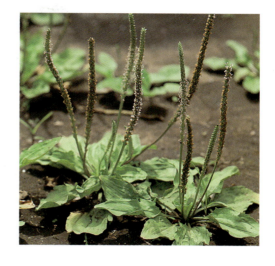
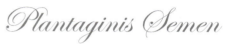

Plantaginis Semen

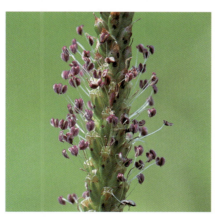
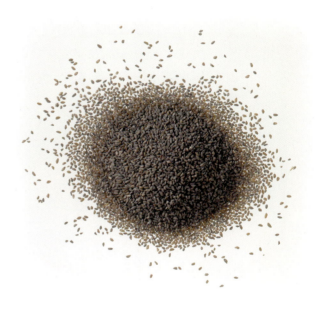

- ●主な成分　イリドイド (aucubin)，フラボノイド (plantagin)，粘液性多糖類 (plantagomucilage A) など
- ●主な薬理　胆汁分泌促進作用（ラット）[1]，免疫賦活作用（*in vitro*）[2]，血糖降下作用（マウス）[3]
- ●性　　味　甘，寒
- ●帰　　経　肝・腎・肺・小腸経
- ●薬　　能　清熱利尿通淋・滲湿止瀉・明目・祛痰
- ●主　　治　熱淋による渋痛・水腫脹満・暑湿による下痢・目赤腫痛・痰熱による咳嗽

シュクシャ 縮砂
Amomum Seed；AMOMI SEMEN

基原 ショウガ科（Zingiberaceae）の*Amomum xanthioides* Wallichの種子の塊．

縮砂とは *Amomum xanthioides*は林床の陰湿地に生育する多年草で，中国や東南アジアに分布する．草丈は大きいものでは3mほどになり，7〜9月に緑色の果実をつける．果実を乾燥し，果皮を取り除いた種子塊が生薬「縮砂」である．砕くと特異な芳香がある．中国薬典では「砂仁」として，*A. villosum*, *A. villosum* var. *xanthioides*, *A. longiligulare*の果実が生薬として収載されている．*A. villosum*は果実が赤く，中国で多く栽培されている．*A. longiligulare*は中国海南島などに産する．

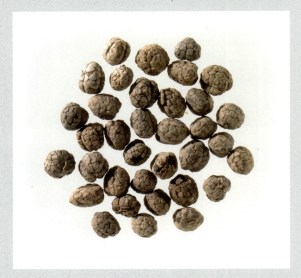

Amomi Semen

- **主な成分** モノテルペノイド（bornyl acetate, (+)-camphor）など
- **主な薬理** 胃液分泌抑制作用（ウサギ）[1]，胆汁分泌促進作用（ラット）[2]，腸管平滑筋収縮抑制作用（*in vitro*）[3]，肝線維化抑制作用（ラット）[4]
- **性　味** 辛，温
- **帰　経** 脾・胃・腎経
- **薬　能** 化湿開胃・温脾止瀉・理気安胎
- **主　治** 湿濁中阻・胃脘部が痞えて空腹感がない・脾胃の虚寒・嘔吐下痢・妊娠悪阻・胎動不安

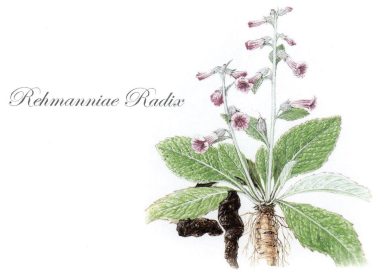

Rehmanniae Radix

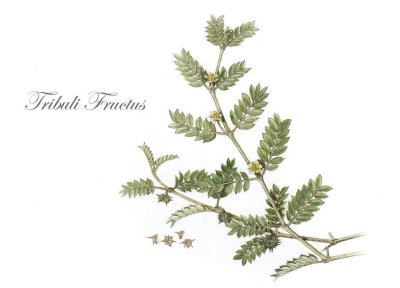

Tribuli Fructus

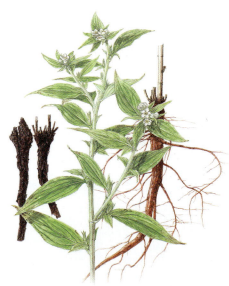

Lithospermi Radix

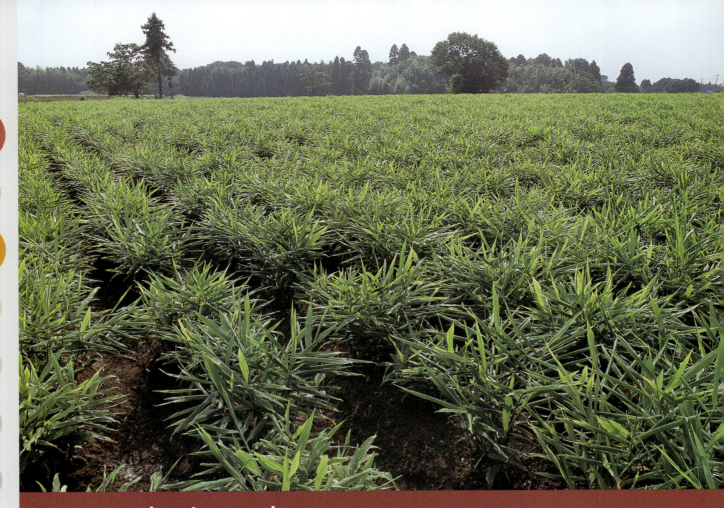

ショウキョウ 生姜 乾生姜
Ginger；ZINGIBERIS RHIZOMA

カンキョウ 乾姜
Processed Ginger；ZINGIBERIS RHIZOMA PROCESSUM

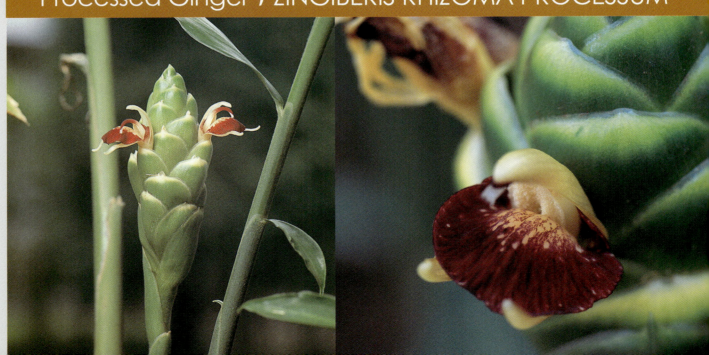

ショウキョウ 生姜 乾生姜

Ginger
ZINGIBERIS RHIZOMA

基　原　ショウガ科（Zingiberaceae）のショウガ Zingiber officinale Roscoe の根茎で，時に周皮を除いたもの．

生　姜 とは　ショウガは熱帯アジア原産の多年草で，食用または薬用として紀元前から栽培されている．古代から使用された記録があり，もともとはインドのアーユルヴェーダに用いる薬であったとされる．根茎を食用または薬用とし，大小さまざまな形や香りの品種が世界各地に存在するが，開花後結実したという記録はなく，その多くは根茎の「枝変わり」で分化したと考えられる．開花は日本では珍しいが，花茎の先に短い穂状花序をつける．根茎が鹿の枝角のような形であることから，サンスクリット語の srngavera（srnga「角」，vera「体」）からギリシャ語の zingiberi（ショウガ）となり，属名 Zingiber となったという説がある．春に一片の根茎を植えて，秋に収穫するのが一般的である．薬用として用いられる品種は，食用品種よりも辛味や芳香が強く，繊維質のものが多い．時に根茎周皮を除いて乾燥したものが生薬「生姜」である．低温で乾燥することで，切面は淡黄色で粉質になる．

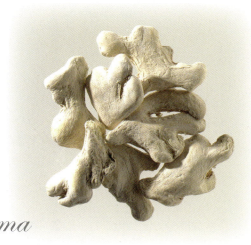

Zingiberis Rhizoma

- **主な成分**　ピロカテコール類（〔6〕-gingerol），モノテルペノイド（zingiberene）など
- **主な薬理**　鎮痛作用（ラット，マウス）[1]，鎮咳作用（モルモット）[2]，鎮吐作用（スンクス，カエル）[3,4]，健胃作用（ラット）[5,6]
- **性　味**＊　辛，微温　　＊中国の生姜（新鮮な根茎）
- **帰　経**＊　肺・脾・胃経
- **薬　能**＊　解表散寒・温中止嘔・化痰止咳・解魚蟹毒
- **主　治**＊　風寒による感冒・胃寒による嘔吐・寒痰による咳嗽・魚介やカニによる食中毒
- **古　典**　　**古方薬議**　嘔吐を止め，痰を去り，気を下し，煩悶を散じ，胃気を開く．

カンキョウ 乾姜

Processed Ginger
ZINGIBERIS RHIZOMA PROCESSUM

基 原 ショウガ科（*Zingiberaceae*）のショウガ*Zingiber officinale* Roscoeの根茎を湯通しまたは蒸したもの．

乾 姜とは 根茎を皮付きのまま湯通しまたは蒸した後，乾燥したものが生薬「乾姜」である．乾姜はその加熱工程で主に脱水反応によりgingerolがshogaolに変換される．「生姜」とは異なり，乾燥後の外観は暗褐色で切面も光沢のある角質となる．呼び名は日本と中国で異なり，中国では生の根茎を「生姜」，乾燥した根茎を「干姜」とする．

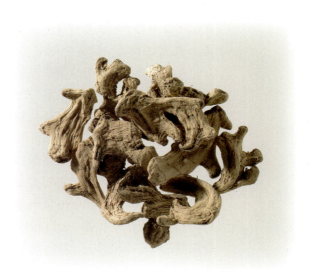

Zingiberis Rhizoma Processum

- ●**主な成分** ピロカテコール類（[6]-shogaol），モノテルペノイド（zingiberene）など
- ●**主な薬理** 腸管血流増加作用（ラット）[1]，小腸輸送能亢進改善作用（マウス，*in vitro*）[2]，止瀉作用・腸液分泌抑制作用（ラット，マウス）[3]
- ●**性　味*** 辛，熱　＊中国の干姜（日本の生姜・乾生姜に該当）
- ●**帰　経*** 脾・胃・腎・心・肺経
- ●**薬　能*** 温中散寒・回陽通脈・温肺化飲
- ●**主　治*** 脘腹部の冷痛・嘔吐下痢・四肢の冷え・脈微・寒飲による喘咳
- ●**古　典**　**重校薬徴** 結滞水毒を主治す．故に乾嘔，吐下，厥冷，煩躁，腹痛，胸痛，腰痛，小便不利，小便自利，咳唾涎沫を治す．
  古方薬議 中を温め，血を止め，吐瀉，腹臓冷，心下寒痞，腰腎中疼冷，夜小便多きを主る．凡そ病人虚にして而して冷なるには宜しく之を加用すべし．

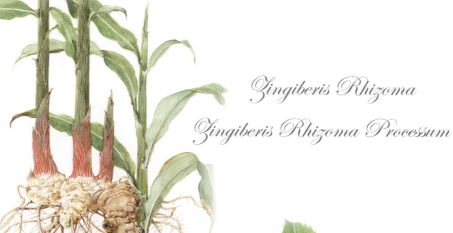

Zingiberis Rhizoma

Zingiberis Rhizoma Processum

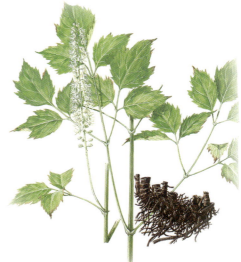

Cimicifugae Rhizoma

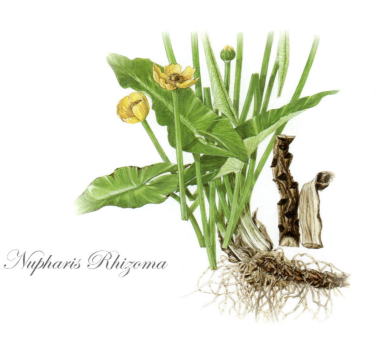

Nupharis Rhizoma

解 清 散 瀉 利 祛 行 理 化 消 補 安 収 平

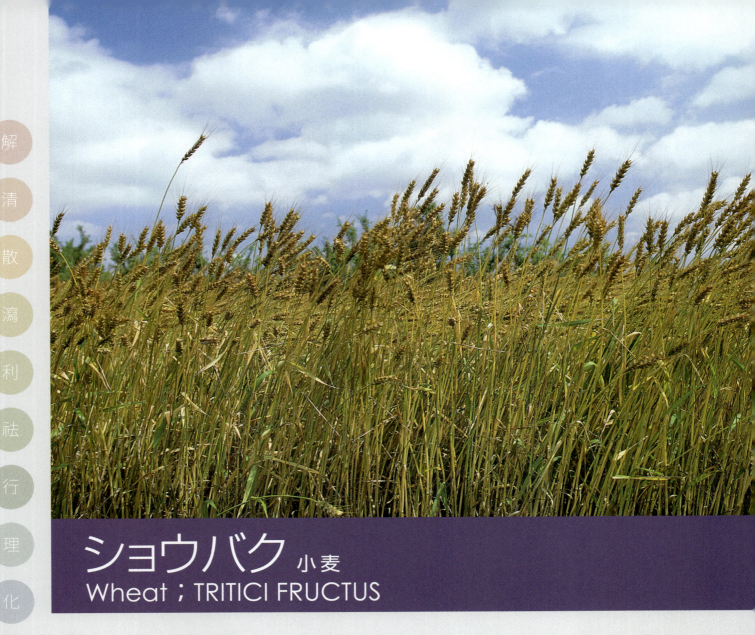

ショウバク 小麦
Wheat；TRITICI FRUCTUS

基原 イネ科（*Gramineae*）のコムギ *Triticum aestivum* Linné の果実．

小麦とは コムギは人類最古の作物といわれる一年草で，世界各地で栽培される．草丈は60～100 cmで，果実は5～6月に成熟する．果実を乾燥したものが生薬「小麦」である．コムギ（6倍体）のゲノムは，フタツブコムギ（4倍体）とタルホコムギ（2倍体）由来のゲノムからなり，交雑と倍数性進化により食用に適した収量性と食味を獲得したことがうかがえる．古来，水に浮かぶ果実を「浮小麦」として自汗・盗汗の治療に用いたとされ，『金匱要略』成立以前から薬用として使用されていたが，『神農本草経』には非収載であるなど本草書への収載は少なく，主に食用であったと考えられる．『大和本草』には，コムギ藁の灰汁で洗濯すると血や垢がよく落ちるとある．また，胚乳を粉にした小麦粉は，グルテン量の違いにより，強力粉・中力粉・薄力粉に分類される．なお，パスタなどに使用される「デュラムセモリナ」は，デュラムコムギ（4倍体）のセモリナ粉（粗挽き粉）のことである．

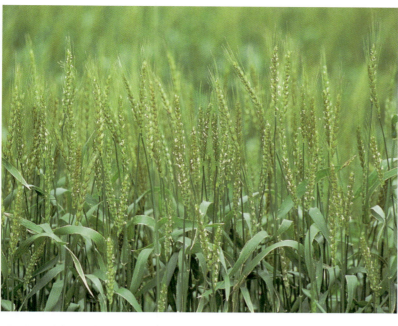
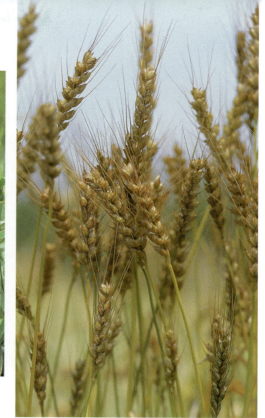
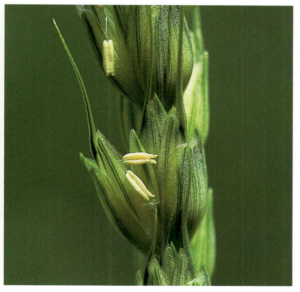

Tritici Fructus

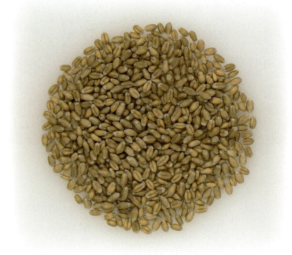

- ●**主な成分**　でんぷん，蛋白質，糖脂質など
- ●**主な薬理**　β-アミロイド誘発神経細胞死抑制作用（ラット）[1]，血管認知症における神経細胞保護作用（ラット）[2]，疼痛抑制作用・学習記憶獲得促進作用（マウス）[3]
- ●**性　　味**＊　甘，微寒　＊『中薬大辞典』
- ●**帰　　経**＊　心・脾経
- ●**薬　　能**＊　養心・除熱・止渇・斂汗
- ●**主　　治**＊　臓躁・煩熱・虚汗・消渇・下痢・癰腫・外傷による出血・やけど
- ●**古　　典**　　古方薬議　煩熱を除き，燥渇咽乾を止め，小便を利し，心気を養ふを主る．

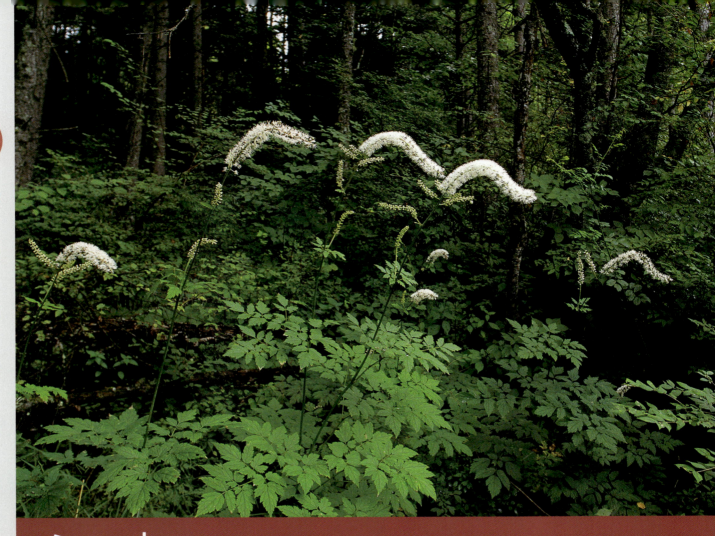

ショウマ 升麻
Cimicifuga Rhizome ; CIMICIFUGAE RHIZOMA

基原 キンポウゲ科（*Ranunculaceae*）のサラシナショウマ *Cimicifuga simplex* Turczaninow, *Cimicifuga dahurica* Maximowicz, *Cimicifuga foetida* Linné または *Cimicifuga heracleifolia* Komarovの根茎．

升麻とは *Cimicifuga foetida* は中国西南部に分布する大型の多年草である．草丈は2mに達し，茎基部は1〜2cmほどの太さになる．秋に総状花序に小さな花を多数つける．花弁やがく片は小さく，白い雄しべが目立つため，花序がブラシのように見える．*C. dahurica* は中国東北部に分布する．*Cimicifuga*属植物では珍しく雌雄異株で，太く横走する根茎は表面が黒く，茎の跡の大きな穴があるのが特徴である．中国では本種の新芽を食することもある．これらの根茎を乾燥したものが生薬「升麻」であり，野生品が採取されている．*Cimicifuga*属植物には薬用以外の種もあるので，異なる植物の混入には注意が必要である．日本ではサラシナショウマが山野に自生し，秋に長さ20cmほどの白い花序をよく見かけるが，現在，生薬としての流通は少ない．

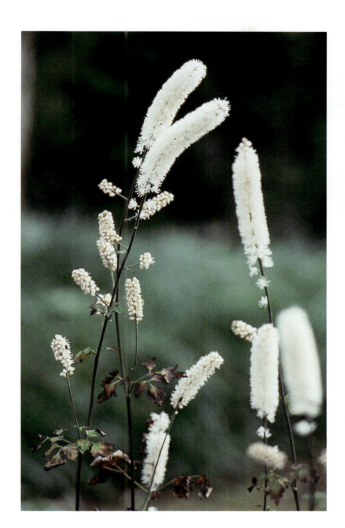
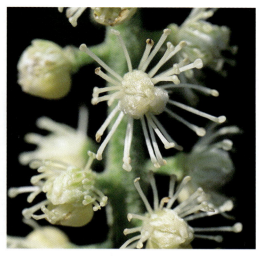
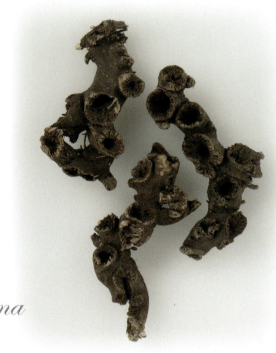

Cimicifugae Rhizoma

- ●主な成分　トリテルペノイド（cimigenol），クロモン類（cimifugin），フェニルプロパノイド（ferulic acid, isoferulic acid）など
- ●主な薬理　抗炎症作用（ラット）[1]，鎮痙作用（*in vitro*）[2]，鎮痛作用（マウス）[3]，免疫細胞賦活作用（*in vitro*）[4]，骨吸収亢進抑制作用（*in vitro*）[5]，抗インフルエンザ作用（マウス, *in vitro*）[6)7]
- ●性　　味　辛・微甘，微寒
- ●帰　　経　肺・脾・胃・大腸経
- ●薬　　能　発表透疹・清熱解毒・昇挙陽気
- ●主　　治　風熱による頭痛・歯痛・口瘡・咽喉腫痛・麻疹不透・陽毒の発斑・脱肛・子宮脱垂
- ●古　　典　　古方薬議　寒熱風腫諸毒，喉痛，口瘡，悪臭を主り，癰腫，豌豆瘡を療す．

解 清 散 瀉 利 祛 行 理 化 消 補 安 収 平

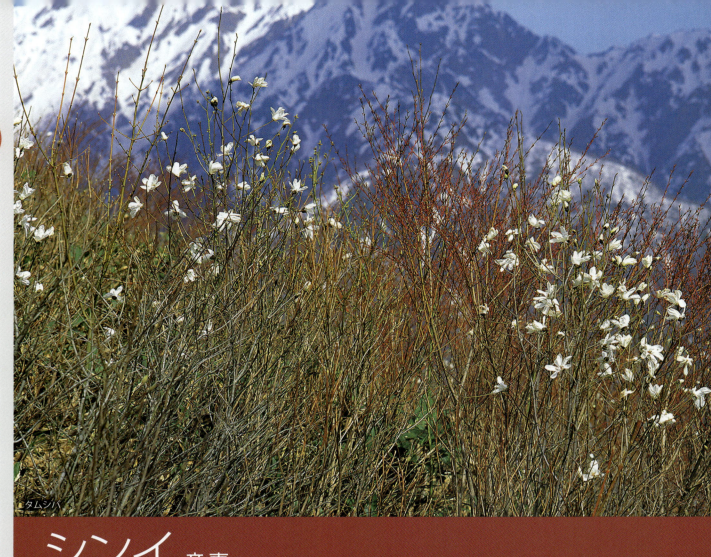
タムシバ

シンイ 辛夷
Magnolia Flower ; MAGNOLIAE FLOS

基原 モクレン科（Magnoliaceae）のタムシバ *Magnolia salicifolia* Maximowicz, コブシ *Magnolia kobus* De Candolle, *Magnolia biondii* Pampanini, *Magnolia sprengeri* Pampanini またはハクモクレン *Magnolia heptapeta* Dandy（*Magnolia denudata* Desrousseaux）のつぼみ．

辛夷とは *Magnolia biondii* は比較的湿潤な山地に生育する落葉高木で，河南省・湖北省・甘粛省などに分布する．「望春花」とも呼ばれ，春先に他のモクレン属植物よりも一足早く白色の花を咲かせる．花が開く前のつぼみを乾燥したものが生薬「辛夷」である．日本では，タムシバ由来の辛夷もわずかに流通するが，ほとんどは中国に生育する *M. biondii* 由来である．本草書によると，宋代以前は紫白色の花で辛味があるものを「辛夷」としていたが，明代以降では紫花で辛味のないものを「辛夷」，白花で辛味のあるものを「玉蘭」とした．使用される植物が時代によって変遷してきたと推察される．辛夷の気味の特徴は，その名前からもわかるように辛味の強さである．辛味成分は精油中に存在する cineol や citral などである．

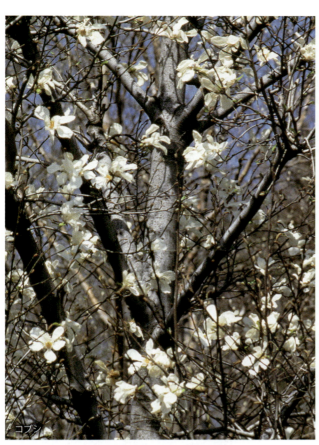
コブシ

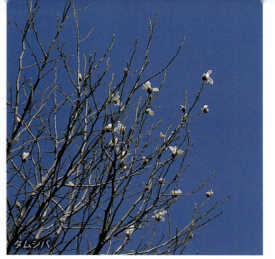
タムシバ

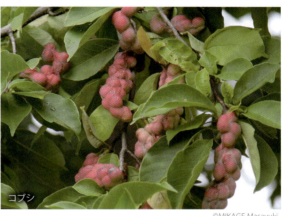
コブシ
©MIKAGE Masayuki

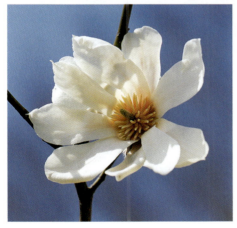

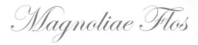
Magnoliae Flos

- ●**主な成分** アルカロイド (magnoflorine)，リグナン類 (magnosalin)，モノテルペノイド (cineol) など
- ●**主な薬理** 鎮痙作用 (*in vitro*)[1]，精神安定作用 (マウス)[2]，抗炎症作用 (マウス)[3]
- ●**性　味** 辛，温
- ●**帰　経** 肺・胃経
- ●**薬　能** 散風寒・通鼻竅
- ●**主　治** 風寒による頭痛・鼻水・鼻づまり・鼻鼽・鼻淵

123

セッコウ 石膏
Gypsum；GYPSUM FIBROSUM

基原 天然の含水硫酸カルシウムで，組成はほぼ $CaSO_4・2H_2O$ である．

石膏とは 生薬「石膏」は天然鉱床から採掘される含水硫酸カルシウムの結晶であり，細い繊維状で白色の真珠様の光沢を有する．熱性症状に用いられる各種の漢方処方に配合されるが，単なるカルシウムの供給源としてのみならず，漢方製剤中の他生薬由来成分の煎液への溶出挙動を調節する役割が明らかにされている．ちなみに，石膏の種類としては，軟石膏（硫酸カルシウム2水和物），焼石膏（硫酸カルシウム1/2水和物），硬石膏（無水硫酸カルシウム）などがある．生薬「石膏」は軟石膏にあたる．

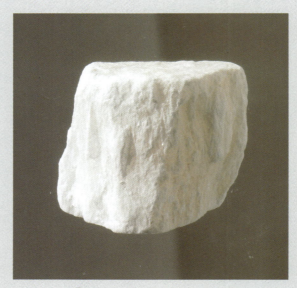

Gypsum Fibrosum

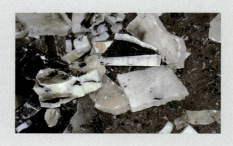

- **主な成分** 含水硫酸カルシウム
- **主な薬理** 止渇作用（ラット）[1]，降圧作用（ネコ，ウサギ，ラット）[2,3]
- **性　味** 甘・辛，大寒
- **帰　経** 肺・胃経
- **薬　能** 清熱瀉火・除煩止渇
- **主　治** 外感による熱病・高熱による煩渇・肺熱による喘咳・胃火亢盛・頭痛・歯痛
- **古　典**
  - 重校薬徴　煩渇を主治し，譫語，煩躁，身熱，頭痛，喘を兼治す．
  - 古方薬議　中風寒熱，口乾舌焦を主り，大渇引飲，中暑，潮熱，牙痛を止め，発斑発疹の要品と為す．

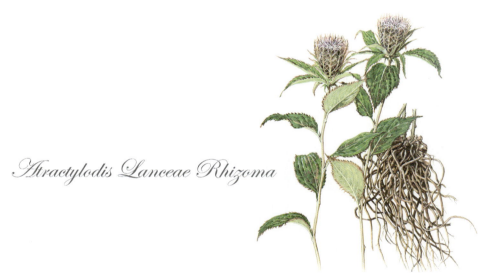
Atractylodis Lanceae Rhizoma

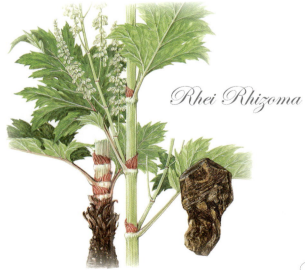
Rhei Rhizoma

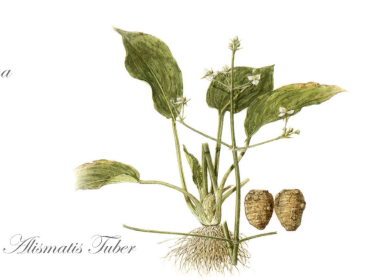
Alismatis Tuber

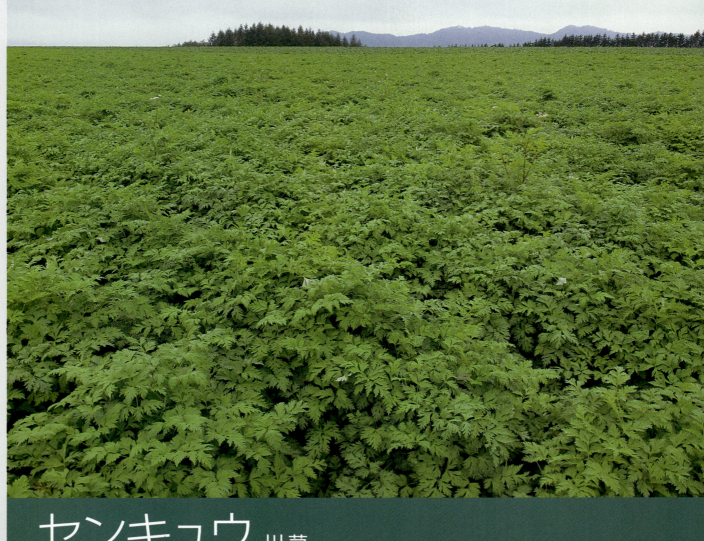

解 清 散 瀉 利 祛 法 行 理 化 消 補 安 収 平

センキュウ 川芎
Cnidium Rhizome ; CNIDII RHIZOMA

基原 セリ科（*Umbelliferae*）のセンキュウ *Cnidium officinale* Makinoの根茎を，通例，湯通ししたもの．

川芎とは センキュウは日本や中国で栽培される多年草である．中国から渡来し，江戸時代には栽培が開始されていたとされる．根茎を乾燥したものが生薬「川芎」である．虫の食害を防ぐため，通例，湯通しを行う．川芎は『神農本草経』に「芎䓖(きゅうきゅう)」の名で収載されていたが，四川省産の品質が高かったため，「川芎」と呼ばれるようになった．日本で使用している川芎は，中国における川芎 *Ligusticum chuanxiong* とは植物種が異なる．現在，国内需要の7割以上を国産品でまかなっており，主産地は北海道である．なお開花はするが，成熟した種子ができないため，株分けにより栄養繁殖を行う．同じセリ科植物で，川芎とともに配合されることも多い「当帰」とは成分的にも類似性が高い．生薬や浴剤原料のほか，衰弱したマツに生育回復を目的として煮汁を根元にかけるという使用法もある．

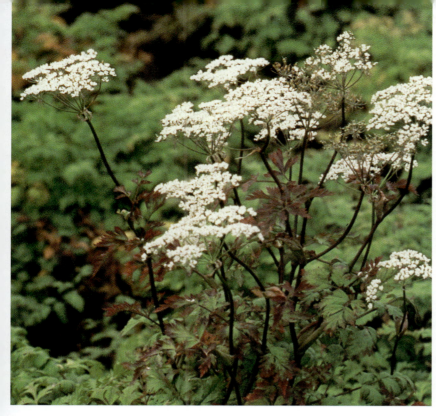
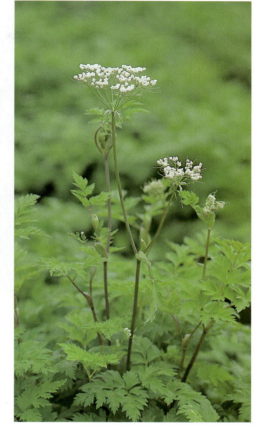
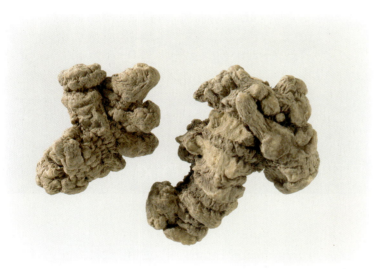

Cnidii Rhizoma

- ●主な成分　フタリド類（ligustilide, cnidilide）など
- ●主な薬理　末梢血管拡張作用（ウサギ）[1]，血液粘度低下作用（*in vitro*）[2]，鎮静作用（マウス）[3]，筋弛緩作用（ラット）[4]，腸管血流増加作用（ウサギ，ラット）[5)6]，免疫賦活作用（マウス，*in vitro*）[7]〜[9]
- ●性　　味　辛，温
- ●帰　　経　肝・胆・心包経
- ●薬　　能　活血行気・祛風止痛
- ●主　　治　胸痺心痛・胸脇部の刺痛・打撲による腫痛・月経不順・無月経・月経痛・癥瘕腹痛・頭痛・風湿による痺痛
- ●古　　典　📖 **古方薬議**　頭痛，金瘡，血閉，心腹堅痛，半身不遂，鼻洪，吐血及び溺血を主り，膿を排し，気を行らし，鬱を開く．

127

解 清 散 瀉 利 祛 行 理 化 消 補 安 収 平

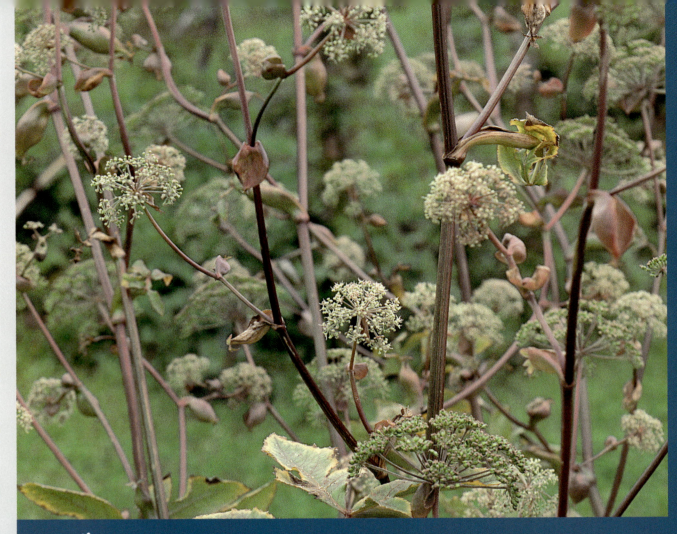

ゼンコ 前胡
Peucedanum Root ; PEUCEDANI RADIX

基原 セリ科（*Umbelliferae*）の *Peucedanum praeruptorum* Dunnの根（白花ゼンコ）またはノダケ *Angelica decursiva* Franchet et Savatier（*Peucedanum decursivum* Maximowicz）の根（紫花ゼンコ）．

前胡とは *Peucedanum praeruptorum* およびノダケは，ともに山野に生育する多年草で，中国の華東（浙江省や江蘇省）や華西（湖北省や湖南省）などの地域に分布し，栽培もされる．茎は直立して上部で分枝する．*P. praeruptorum*は花が白いので「白花前胡」と呼ばれ，ノダケは花が紫色なので「紫花前胡」と呼ばれる．これら植物の根を乾燥したものが生薬「前胡」である．芳香性の強いものが良品とされ，特に浙江省産は産量が多く，品質も良い．ノダケは日本にも自生するが生薬としての流通はない．

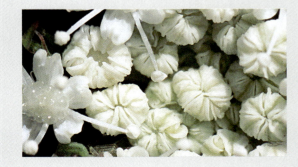

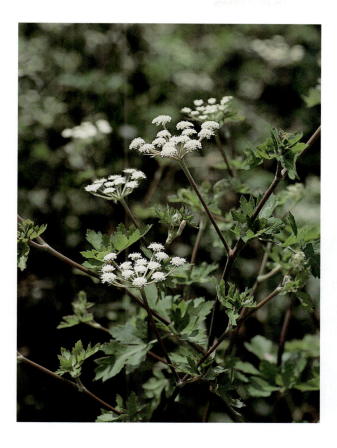
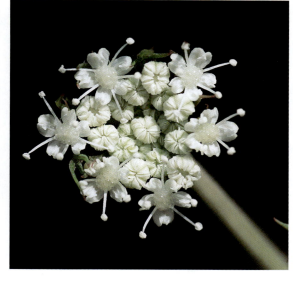
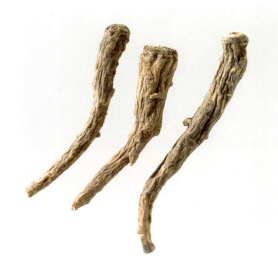

Peucedani Radix

- ●**主な成分** 　クマリン類（nodakenin, praeruptorin A），モノテルペノイドなど
- ●**主な薬理** 　血流増加作用（ウサギ）[1]，ヒスタミン遊離抑制作用（*in vitro*）[2]
- ●**性　　味** 　苦・辛，微寒
- ●**帰　　経** 　肺経
- ●**薬　　能** 　降気化痰・散風清熱
- ●**主　　治** 　痰熱による喘満・喀痰が黄色く粘稠・風熱による咳嗽・痰が多い
- ●**古　　典** 　|古方薬議| 傷寒寒熱，痰満，胸脇中痞，心腹結気，風頭痛を治し，痰を去り気を下し，胃を開き，食を下す．

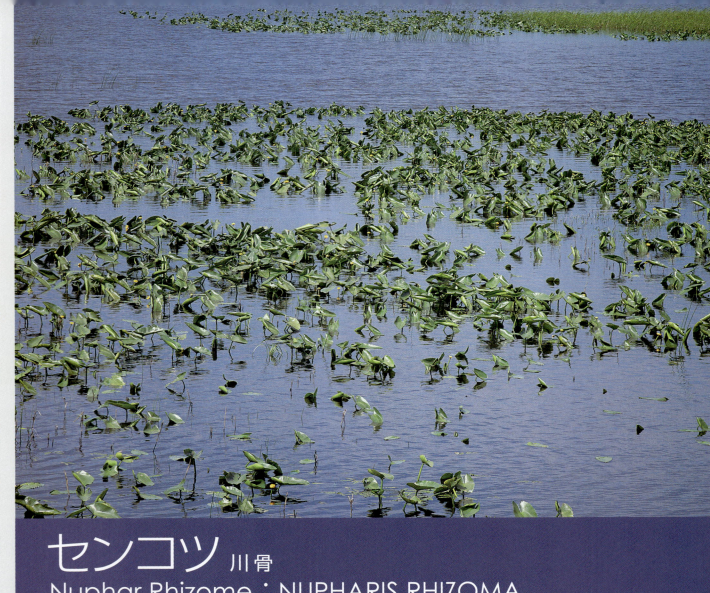

センコツ 川骨
Nuphar Rhizome；NUPHARIS RHIZOMA

基原 スイレン科（*Nymphaeaceae*）のコウホネ *Nuphar japonicum* De Candolle の根茎を縦割したもの．

川骨とは コウホネは池や沼・小川などに生育する多年草で，北海道西南部から九州にかけて広く分布する．根茎は太く，池や沼などの底を横に走る．葉は根生し，柄は長く，葉身が水上に出る水上葉と水中にとどまる水中葉がある．水中葉は細長く膜質で縁は波状，水上葉は細長い卵形か長楕円形で縁に切れ込みはない．6〜9月に太く長い花茎を水上に出し，径5cmほどの皿状の黄色い花をつける．池の中にポツンと黄色の花を出す姿は可憐である．

10〜3月頃に根茎を傷めないように掘り上げ，ひげ根を取り除いて30cm程度に切り，縦割りして乾燥したものが生薬「川骨」である．生薬名の由来は，根茎を乾燥させたものが「骨」のように見えることによる．

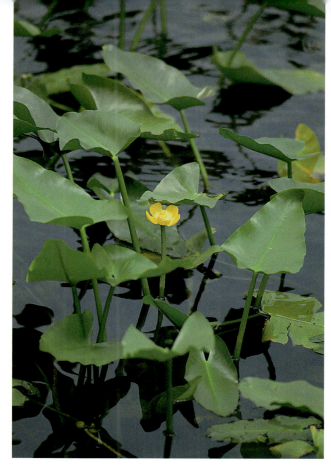
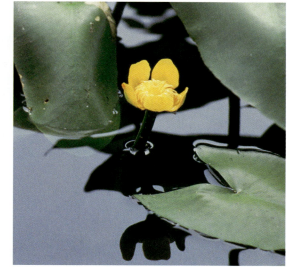
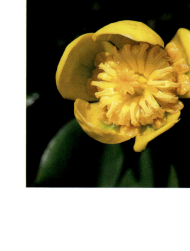
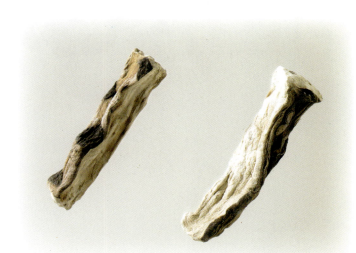
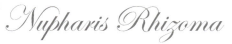

- ●主な成分　アルカロイド（nupharidine），タンニン類など
- ●主な薬理　うっ血性浮腫改善作用・利尿作用（ラット）[1]，プロスタグランジンE2産生抑制作用（*in vitro*）[2]，鎮静作用（ネコ，ラット，マウス）[3]
- ●性　　味*　甘，寒　　*『中薬大辞典』（萍蓬草根 *Nuphar pumilum* (Hoffm.) DC.の根茎）
- ●帰　　経*　脾・肺・肝経
- ●薬　　能*　清熱活血・健胃消食
- ●主　　治*　肺熱による咳嗽・瘀血による月経不順・月経痛・打撲損傷・食積

センタイ 蝉退 蝉退 ゼンタイ
Cicada Slough；CICADAE PERIOSTRACUM

基原 セミ科（Cicadidae）のスジアカクマゼミ *Cryptotympana atrata* Stal, *Platylomia pieli* Kato, ミンミンゼミ *Oncotympana maculaticollis* Distant, *Tanna chekiangensis* Ouchi, *Graptopsaltria tienta* Karsch, *Lyristes pekinensis* Haupt, *Lyristes atrofasciatus* Chou et Lei, コマゼミ *Meimuna mongolica* Distant, ホソヒグラシ *Leptosemia sakaii* Matsumura, ニイニイゼミ *Platypleura kaempferi* Butler, またはそれらの同属動物の幼虫のぬけ殻.

蝉退とは 生薬「蝉退」はスジアカクマゼミなど9属10種もしくは同属動物の幼虫のぬけ殻である. 中国の華北・華中地域に産し, 山東省は比較的産量が多い. 蝉の成虫は『神農本草経』に「蚱蝉」の名で収載されたが, ぬけ殻は『名医別録』に「蝉殻」として収載された. 中国薬典には生薬「蝉蛻」として *Cryptotympana pustulata* (= *C. atrata*) のぬけ殻が収載される. 蝉蛻は「金蝉衣」という名で流通することもある.

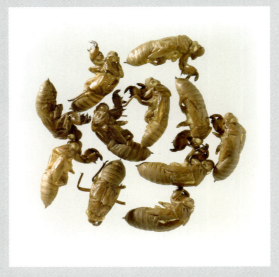

Cicadae Periostracum

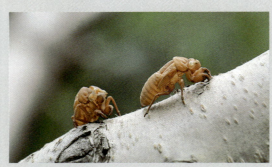

- **主な成分** キチン質など
- **主な薬理** アレルギー性皮膚炎改善作用（マウス, *in vitro*）[1], 抗アレルギー作用（ラット, マウス）[2], 抗炎症作用（マウス, *in vitro*）[3] [4]
- **性　味** 甘, 寒
- **帰　経** 肺・肝経
- **薬　能** 疏散風熱・利咽・透疹・明目退翳・解痙
- **主　治** 風熱による感冒・咽痛で声が出ない・麻疹不透・風疹のかゆみ・目赤翳障・驚風・抽搐・破傷風

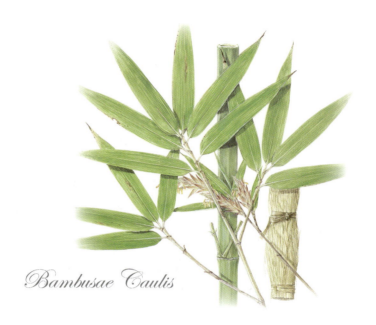
Bambusae Caulis

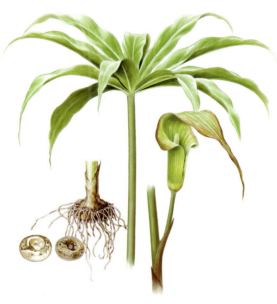
Arisaematis Tuber

Anemarrhenae Rhizoma
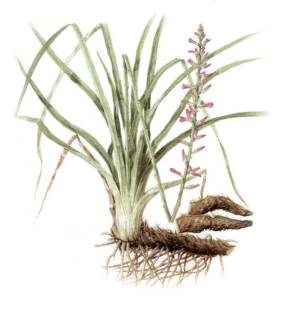

解 清 散 瀉 利 祛 行 理 化 消 補 安 収 平

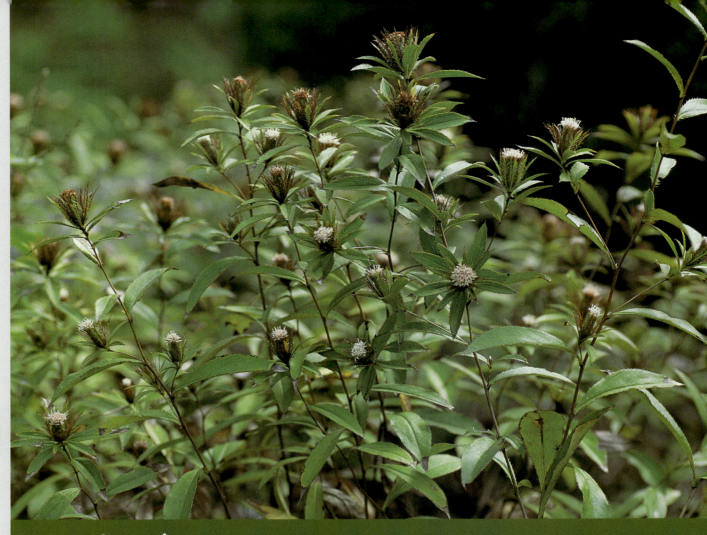

ソウジュツ 蒼朮
Atractylodes Lancea Rhizome；ATRACTYLODIS LANCEAE RHIZOMA

基原 キク科（Compositae）のホソバオケラ Atractylodes lancea De Candolle, Atractylodes chinensis Koidzumi〔Atractylodes lancea (Thunb.) DC. var. chinensis (Bunge) Kitam.〕またはそれらの雑種の根茎．

蒼朮とは ホソバオケラは中国の揚子江中下流域に分布する多年草である．日本には自生しないが江戸時代に導入され，現在も新潟県佐渡市などの一部地域で栽培されており，これは佐渡蒼朮として知られている．8〜10月に直立した茎の先に頭状花序をつける．花序の基部には魚骨状の苞葉があり，その内側に円柱状の総苞がある．根茎を乾燥したものが生薬「蒼朮」である．蒼朮は油分に富み，白色の綿状結晶を析出するものがある．この綿状結晶はβ-eudesmolとhinesolの混晶であり，良品の指標とされるにもかかわらず，稀にカビに見間違えられる．『神農本草経』には「朮」の名で収載されており，「蒼朮」と「白朮」の区別がなかったが，宋代以来，別の生薬として記載されるようになった．その薬能は水毒を去り脾胃を健やかにする点では共通であるが，蒼朮は発汗に，白朮は止汗に働くとされる．

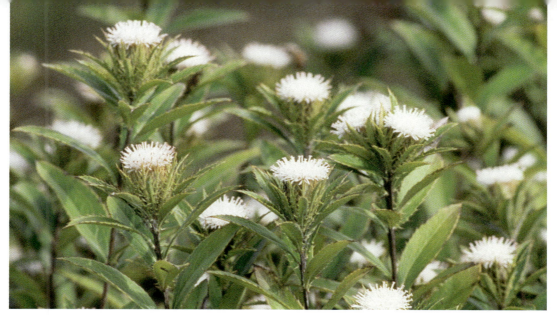

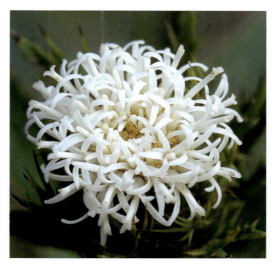
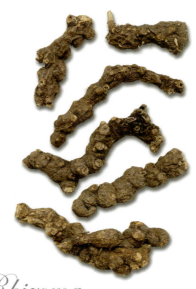

Atractylodis Lanceae Rhizoma

- ●主な成分 　ポリアセチレン類（atractylodin），セスキテルペノイド（β-eudesmol, hinesol）など
- ●主な薬理 　胃排出能改善作用（ラット）[1]，抗消化性潰瘍作用（ラット）[2]，血糖降下作用（ラット）[3]，抗炎症作用（ラット）[4]
- ●性　　味 　辛・苦，温
- ●帰　　経 　脾・胃・肝経
- ●薬　　能 　燥湿健脾・祛風散寒・明目
- ●主　　治 　湿による中焦の阻害・脘腹部の脹満・下痢・水腫・脚気による痿躄・風湿による痺痛・風寒による感冒・夜盲・目のかすみ
- ●古　　典 　▢重校薬徴　［朮］利水を主る，故に小便不利，自利，浮腫，支飲冒眩，失精下利を治し，沈重疼痛，骨節疼痛，嘔渇，喜睡を兼治す．

　　　　　　　▢古方薬議　風寒湿痺を主り，胃を開き，痰涎を去り，下泄を止め，小便を利し，心下急満を除き，腰腹冷痛を治す．

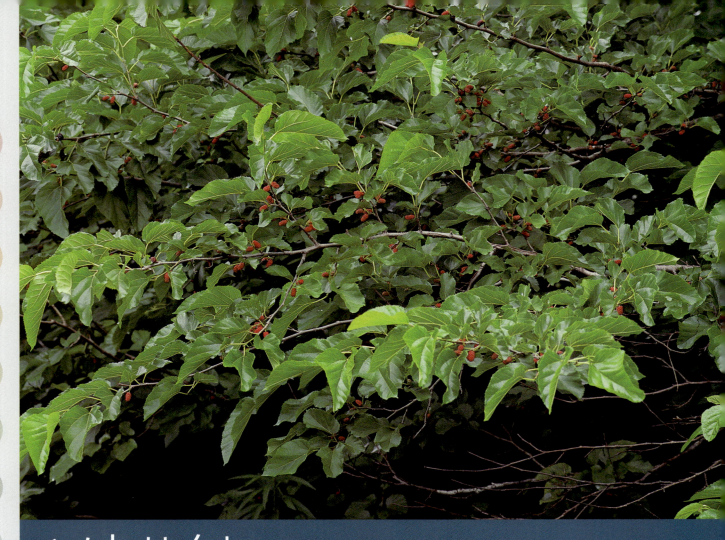

ソウハクヒ 桑白皮
Mulberry Bark ; MORI CORTEX

基原 クワ科（*Moraceae*）のマグワ *Morus alba* Linné の根皮．

桑白皮とは マグワは中国北部から朝鮮半島が原産とされる落葉高木で，カラグワ・トウグワとも呼ばれる．日本には蚕とともに伝来し，その飼料として利用されてきた．高さ約5m，稀に15mほどにも達するが，養蚕用の桑畑では葉を摘みやすいように低く仕立てられる．4〜6月に淡黄緑色の小型の花が集まった1〜2cmの円柱状の花序をつける．果実は，はじめは赤色，熟すと黒紫色となる．関東地方の方言で熟した桑の実のことを「どどめ」と称し，熟した桑の実の黒紫色のことを「どどめ色」という．桑の実は養蚕業が盛んな時代には子供たちの格好のおやつとなった．根を掘り起こし，根皮を乾燥させ，コルク層を除き白色の繊維性の皮部だけにしたものが生薬「桑白皮」である．根皮以外に実（桑椹），葉（桑葉），枝（桑枝）が薬用や食用として利用されるほか，木部は古くから工芸にも利用され，その堅さ・粘り・美しい木目などの特徴から琵琶などの弦楽器の素材として珍重される．

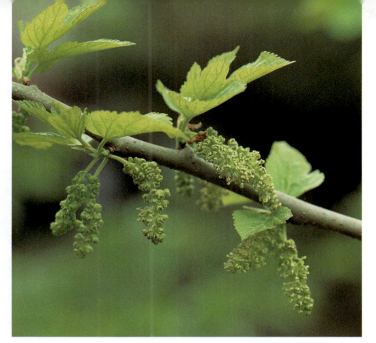
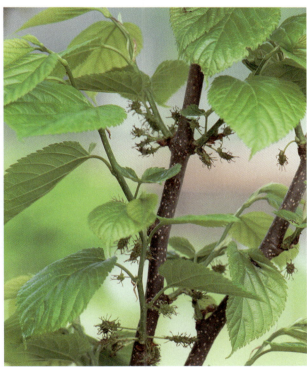
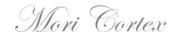

Mori Cortex

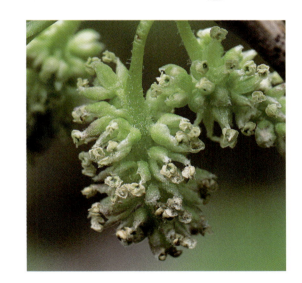

●主な成分		フラボノイド（kuwanon A～J, morusin）, スチルベノイド（mulberroside A）, トリテルペノイドなど
●主な薬理		鎮咳作用（モルモット）[1], 抗炎症作用（マウス, *in vitro*）[2]～[5], 血糖降下作用（ラット, マウス, *in vitro*）[6]～[10]
●性　　味		甘, 寒
●帰　　経		肺経
●薬　　能		瀉肺平喘・利水消腫
●主　　治		肺熱による喘咳・水腫脹満・尿少・顔面浮腫

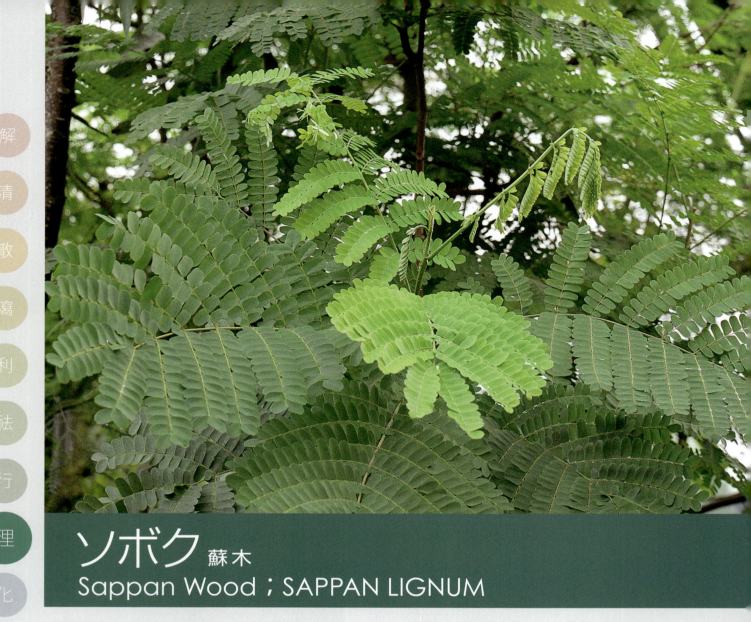

ソボク 蘇木
Sappan Wood ; SAPPAN LIGNUM

| 基原 | マメ科（*Leguminosae*）の *Caesalpinia sappan* Linné の心材. |

| 蘇木とは | *Caesalpinia sappan* はインドからマレー半島原産の常緑小高木である．樹高は 5m, 時に 10m 以上に達する．羽状複葉で光沢のある小葉をつけ，枝と葉軸に鋭い棘を疎生する．春に円錐花序に黄色の花を咲かせ，豆果は熟すと黒紫色となる．樹皮と辺材を取り除き，赤色の心材を乾燥したものが生薬「蘇木」である．別名「蘇芳木（スホウボク）」とも呼ばれる．蘇木に含有する黄色色素 brazilin は酸化されると紅色になる．古くから赤色の染料として利用され，日本には飛鳥時代に中国から伝来したといわれている．日本では栽培できず，当時は官位の上位のもののみに許された高級染料であった．染料を繊維に定着させる媒染剤の種類により，鮮赤色や黒紫色と色味を変えることができる． |

— 138

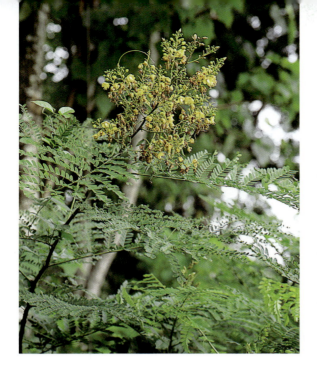
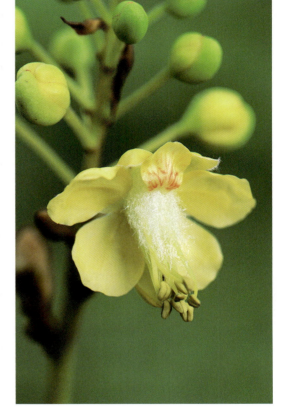
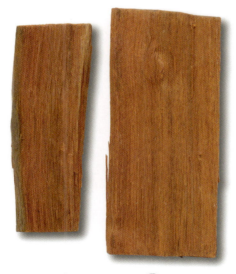

Sappan Lignum

- ● 主な成分　色素 (brazilein, brazilin)，フラボノイドなど
- ● 主な薬理　抗炎症作用 (*in vitro*)[1]〜[3]，血管平滑筋弛緩作用 (*in vitro*)[4]
- ● 性　　味　甘・鹹，平
- ● 帰　　経　心・肝・脾経
- ● 薬　　能　活血祛瘀・消腫止痛
- ● 主　　治　打撲損傷・骨節筋傷（骨関節部の損傷）・瘀滞による腫痛・無月経・月経痛・産後瘀阻・胸腹部の刺痛・癰疽による腫痛

139

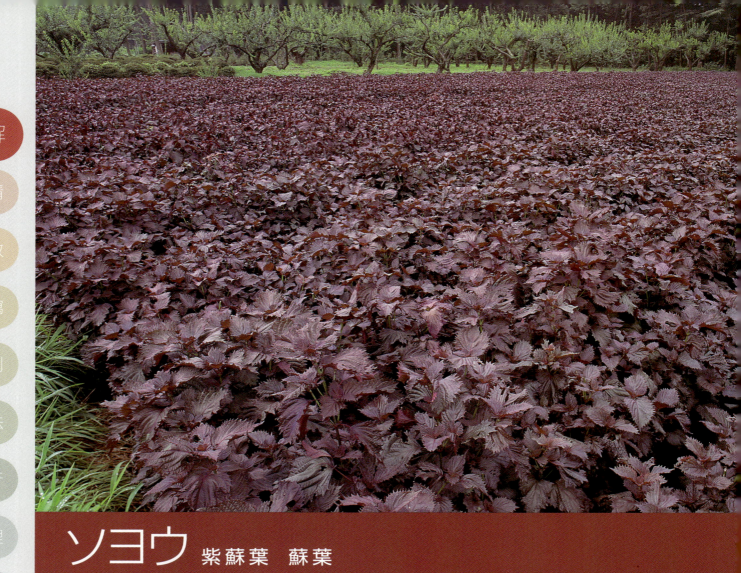

ソヨウ 紫蘇葉 蘇葉
Perilla Herb；PERILLAE HERBA

基原 シソ科（*Labiatae*）のシソ *Perilla frutescens* Britton var. *crispa* W. Deane の葉および枝先．

蘇葉とは シソは中国原産の一年草で，日本には古くから伝わり，現在は食用・薬用として広く栽培されている．東アジアの温帯地域では野生化もみられる．草丈は約50cm，茎は直立しよく分枝する．葉は先の尖った卵円形で，縁には粗い鋸歯がある．7〜9月に白色〜淡紫色の小さな唇形花を多数つけ，茎葉や花に特異的な芳香がある．数多くの品種があり，葉面が平らな平葉，ちぢれた縮緬，葉の両面が紫色のアカジソ，両面が緑色のアオジソ，上面が緑色で下面が紫色のカタメンジソなどがある．日本薬局方は「ソヨウ」の性状として，縮緬のアカジソまたはカタメンジソを記載している．葉および枝先を乾燥したものが生薬「蘇葉」である．特異的な香りは精油由来である．葉のほかに果実も「紫蘇子」の名で薬用とされる．

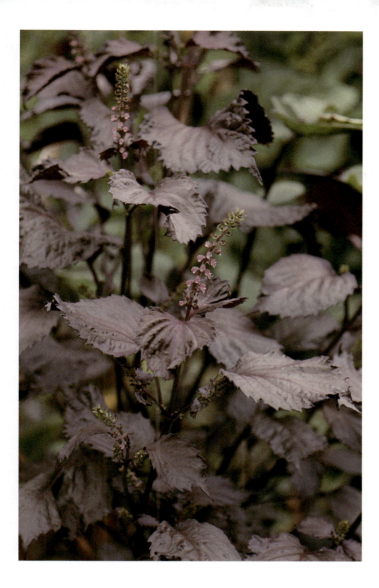
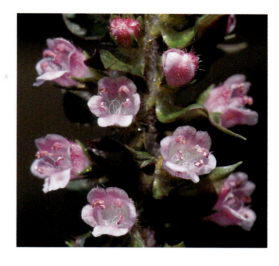
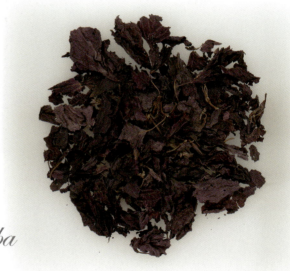

Perillae Herba

- **主な成分**　モノテルペノイド (perillaldehyde), フェニルプロパノイド (rosmarinic acid), 赤紫色素 (shisonin) など
- **主な薬理**　抗うつ作用（マウス）[1], 睡眠時間延長作用（マウス）[2,3], 抗アレルギー作用（マウス）[4], 抗菌作用 (*in vitro*) [5,6]
- **性　　味**　辛, 温
- **帰　　経**　肺・脾経
- **薬　　能**　解表散寒・行気和胃
- **主　　治**　風寒による感冒・咳嗽・悪心嘔吐・妊娠嘔吐・魚介やカニによる食中毒
- **古　　典**　［古方薬議］気を下し, 寒を除き, 中を寛め, 上気咳逆を主り, 胃を開き, 食を下し, 魚蟹の毒を解す.

141

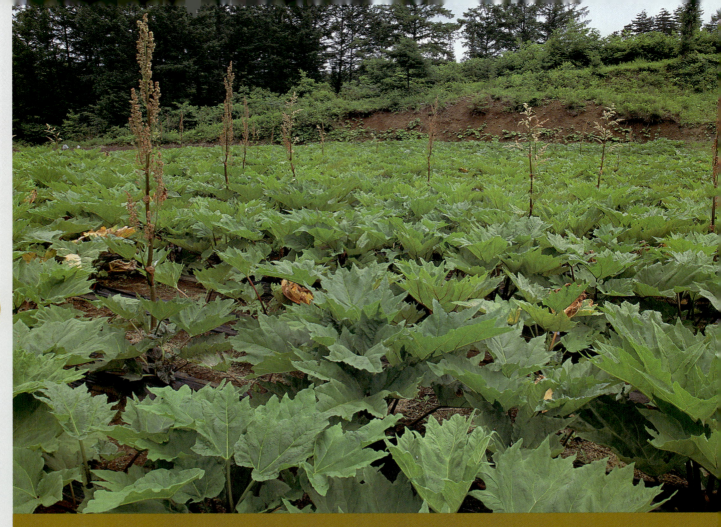

ダイオウ 大黄
Rhubarb；RHEI RHIZOMA

基原 タデ科（*Polygonaceae*）の*Rheum palmatum* Linné，*Rheum tanguticum* Maximowicz〔*Rheum palmatum* L. var. *tanguticum* Maxim. ex Regel〕，*Rheum officinale* Baillon，*Rheum coreanum* Nakaiまたはそれらの種間雑種の，通例，根茎．

大黄とは *Rheum palmatum*は標高1,500〜4,400mの高原地帯に生育する多年草で，中国西北部，主として青海省・甘粛省・四川省およびチベット自治区などに分布する．高さ約2mの大型植物であり，6〜7月頃に大型の円錐花序に小さな花を多数つける．地下部に円柱形の肥大した根茎と太い根をもつ．通例，根茎を乾燥したものが生薬「大黄」である．非常に古くから薬用とされ，中国戦国時代の『山海経』やヨーロッパの薬物誌『De Materia Medica』にも記載され，日本でも正倉院薬物として収蔵されている．大黄は，多くの漢方処方に用いられる生薬であるために別名「将軍」とも呼ばれる．陶弘景は「大黄とはその色である．将軍なる号はその薬効が駿烈，快速なのを表示したものだ」と言ったとされ，大黄の1味からなる漢方処方は「将軍湯」と呼ばれる．

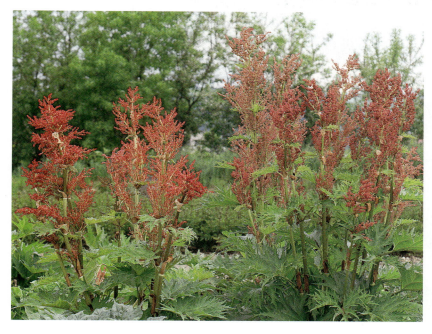
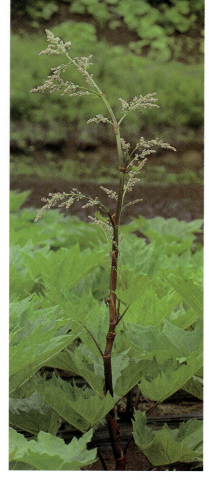
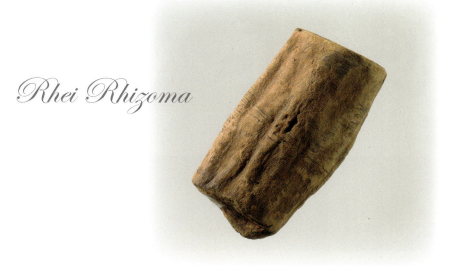

Rhei Rhizoma

- ● **主な成分** アントラキノン類（sennoside A, rhein），スチルベノイド，タンニン類など
- ● **主な薬理** 瀉下作用（マウス, *in vitro*）[1]〜[7]，腎保護作用（ラット）[8]，消炎鎮痛作用（ラット, マウス）[9]，抗菌作用（*in vitro*）[10]
- ● **性　　味** 苦，寒
- ● **帰　　経** 脾・胃・大腸・肝・心包経
- ● **薬　　能** 瀉下攻積・清熱瀉火・涼血解毒・逐瘀通経・利湿退黄
- ● **主　　治** 実熱積滞による便秘・血熱による吐衄・目の充血・のどの腫れ・癰腫・疔瘡・腸癰による腹痛・瘀血による無月経・産後の瘀阻・打撲損傷・湿熱による痢疾・黄疸・尿赤・淋証・浮腫
  ［外用］熱傷
- ● **古　　典**　□**重校薬徴** 結毒を通利するを主る．故に能く胸満，腹満，腹痛，大便不通，宿食，瘀血，腫膿を治し，発黄，譫語，潮熱，小便不利を兼治す．
  □**古方薬議** 腸胃を蕩滌し，陳を推し新を致し，大小便を利し，瘀血を下し，癥瘕を破り実熱を瀉す．

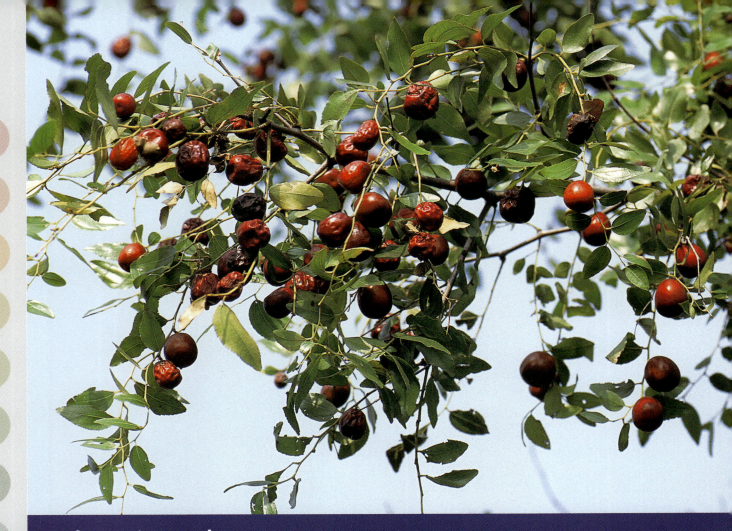

タイソウ 大棗
Jujube；ZIZIPHI FRUCTUS

基原 クロウメモドキ科（*Rhamnaceae*）のナツメ *Ziziphus jujuba* Miller var. *inermis* Rehderの果実．

大棗とは ナツメは中国原産の落葉小高木である．現在は世界で広く栽培され，400種類以上の品種があり，中国では薬用より食用とされることが多い．『万葉集』に登場することから，日本でも8世紀には栽培されていたことがわかる．樹高は10mに達し，5〜7月に短い集散花序を単一あるいは複数密集してつけ，果実は秋に熟して淡緑色から暗紅色となる．果実を乾燥したものが生薬「大棗」である．茶道で薄茶を入れる容器を「棗」と呼ぶのは，形がナツメの実に似るためである．漢字表記の「棗」はトゲを意味する朿を縦に重ねたもので，「棘」と同じ意味である．原種の*Z. jujuba*には棘があるが，ナツメは栽培品種であり枝に棘がないため，「とげがない」という意味のvar. *inermis*という変種名をもつ．

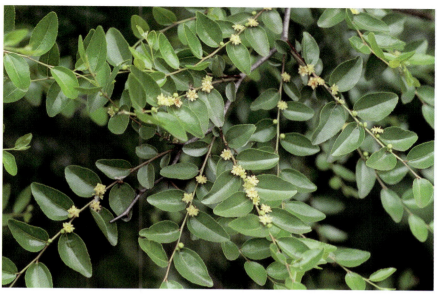
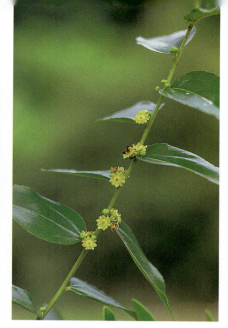
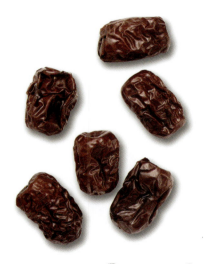
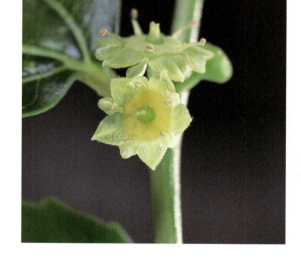

Ziziphi Fructus

- ●主な成分　トリテルペノイド，サポニン (zizyphussaponin I, II, III)，少糖類，その他 (cyclic AMP)
- ●主な薬理　睡眠延長作用（マウス）[1]，抗アレルギー作用（ラット，*in vitro*）[2)3)]，抗潰瘍作用（ラット）[4]
- ●性　味　甘，温
- ●帰　経　脾・胃・心経
- ●薬　能　補中益気・養血安神
- ●主　治　脾虚による食欲不振・体がだるい・便溏・臓躁
- ●古　典　　重校薬徴　攣引強急するを主治す．故に能く胸脇引痛，咳逆，上気，裏急，腹痛を治し，奔豚，煩躁，身疼，頸項強，涎沫するを兼治す．
  　　　　　古方薬議　中を安んじ脾を養ひ，胃気を平にし，百薬を和し，心下懸を療し，嗽を止む．

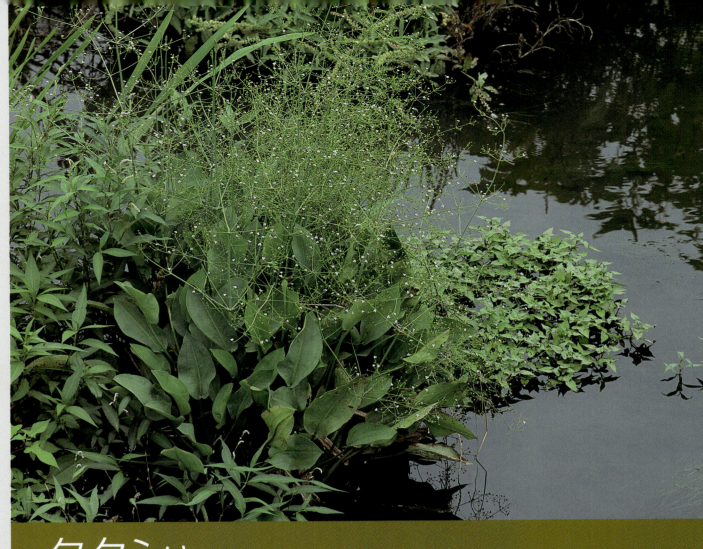

タクシャ 沢瀉
Alisma Tuber ; ALISMATIS TUBER

基原 オモダカ科（Alismataceae）のサジオモダカ *Alisma orientale* Juzepczuk〔*Alisma plantago-aquatica* L. var. *orientale* Sam.〕の塊茎で，通例，周皮を除いたもの．

沢瀉とは サジオモダカは沼や沢などの湿地帯に生育する多年草で，北海道・本州北部および東アジア北部に分布する．中国ではイネの後作として水田で栽培されている．葉は根元から叢生し，葉柄は50cmに達する．葉身は長さ5〜18cm，幅2〜10cmの卵状楕円形で先端はとがる．8〜10月に葉の間から生じ50〜70cmと高く伸びた花茎の複総状花序に多数の白色から淡い紅紫色の花をつける．肥大した塊茎を，通例，周皮を除去した後に乾燥したものが生薬「沢瀉」である．塊茎を球形に仕上げるために，花茎を除去する作業が行われる．市場には主に四川省などに産する球形の「川沢瀉」と福建省などに産する長球形の「建沢瀉」の2種類が流通する．川沢瀉は建沢瀉よりもalisol類など成分含量が高い傾向がある．『本草綱目』に，沢瀉の名は「沢（沼）の水を瀉ぐ」に由来し，除湿と利尿の薬効を示すと記載されている．

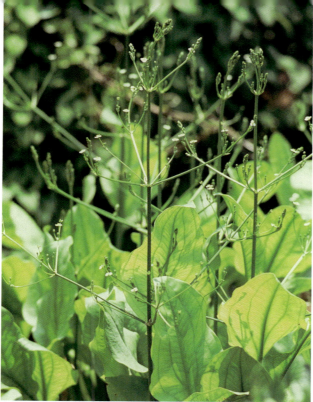
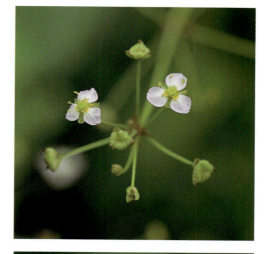
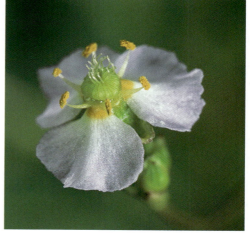

Alismatis Tuber

- ●主な成分　トリテルペノイド（alisol B 23-acetate, alisol B, alisol A），セスキテルペノイド（alismol），でんぷんなど
- ●主な薬理　利尿作用（ラット，マウス）[1]，抗腎炎作用（ラット）[2]，降圧・血管拡張作用（*in vitro*）[3,4]，抗アレルギー作用（ウサギ，モルモット，ラット，マウス）[5,6]，血中・肝臓コレステロール上昇抑制作用（ラット）[7]〜[9]
- ●性　　味　甘・淡，寒
- ●帰　　経　腎・膀胱経
- ●薬　　能　利水滲湿・泄熱・化濁降脂
- ●主　　治　小便不利・水腫脹満・下痢・尿少・痰飲による眩暈・熱淋による渋痛・高脂血症
- ●古　　典　　□重校薬徴　小便不利を主治す．故に支飲，冒眩を治し，吐，渇，涎沫を兼治す．
　　　　　　　□古方薬議　痞満，消渇，淋瀝，頭旋を除き，膀胱の熱を利し，尤も行水に長ず．

147

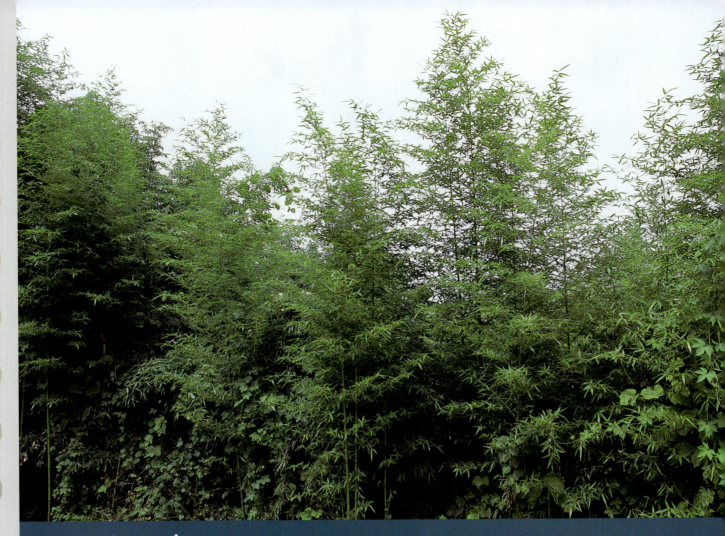

チクジョ 竹筎 竹茹
Bamboo Culm；BAMBUSAE CAULIS

基 原 イネ科（Gramineae）の Bambusa textilis McClure, Bambusa pervariabilis McClure, Bambusa beecheyana Munro, Bambusa tuldoides Munro, ハチク Phyllostachys nigra Munro var. henonis Stapf ex Rendle またはマダケ Phyllostachys bambusoides Siebold et Zuccarini の稈（かん）の内層．

竹筎とは タケ類はイネ科の木本性のグループで，世界に約80属980種が知られている．日本や中国中部では地下茎が横走し，稈が単独で立ち上がるマダケ・モウソウチクといったタケ類が多いが，中国南部・東南アジアでは稈が束生するBambusa属・Dendrocalamus属などのバンブー類と呼ばれる種類が普通である．稈の内層を薄い帯状に削ったものが生薬「竹筎」であり，しばしば球状または束状に整形されたものが流通する．タケ類は昔から人びととともに移動したと考えられ，マダケ・ハチクはともに日本自生種か中国原産か明確ではない．マダケは弾力性に富み，加工しやすいことから工芸品などに広く利用される．ハチクは細く割ることができることから，茶道で用いる茶筅（ちゃせん）の材料とする．タケ類はさまざまな部位が薬用にされ，『神農本草経』には「竹葉」「竹根」「竹汁」および「竹実」が収載されているが，「竹筎」は『名医別録』に初めて収載された．

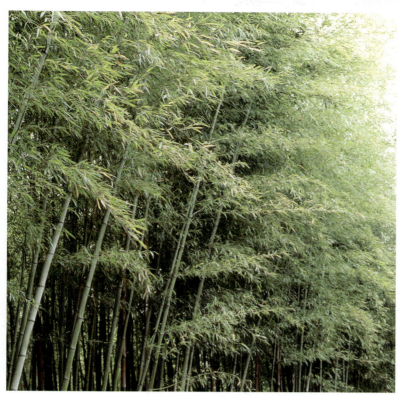
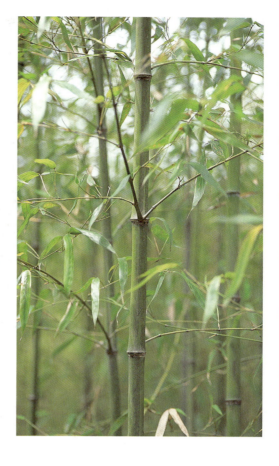
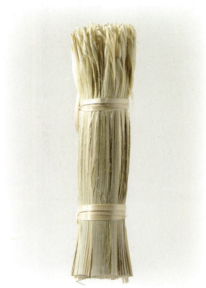

Bambusae Caulis

- ●主な成分　トリテルペノイドなど
- ●主な薬理　気道炎症抑制作用（マウス）[1]，抗酸化作用（*in vitro*）[2]，抗不安・抗うつ・抗ストレス作用（ラット）[3]，海馬神経保護作用（*in vitro*）[4]，抗疲労作用（マウス）[5]
- ●性　　味　甘，微寒
- ●帰　　経　肺・胃・心・胆経
- ●薬　　能　清熱化痰・除煩・止嘔
- ●主　　治　痰熱による咳嗽・胆火挟痰・驚悸不寧・心煩による不眠・中風痰迷・舌のこわばり・胃熱による嘔吐・妊娠悪阻・胎動不安
- ●古　　典　　🔖 **古方薬議**　嘔啘, 寒熱, 肺痿, 唾血, 傷寒労復を主る．

149

解 清 散 瀉 利 祛 行 理 化 消 補 安 収 平

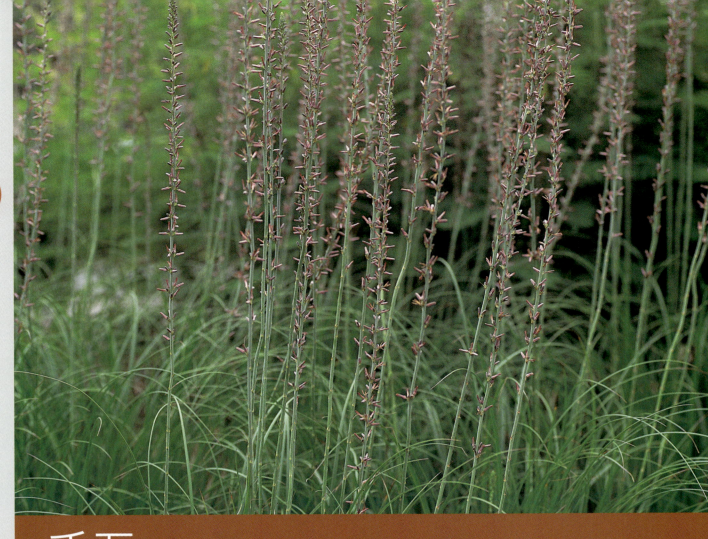

チモ 知母
Anemarrhena Rhizome；ANEMARRHENAE RHIZOMA

基原 ユリ科（*Liliaceae*）*のハナスゲ *Anemarrhena asphodeloides* Bunge の根茎．
＊APG：キジカクシ科（*Asparagaceae*）

知母とは ハナスゲは乾燥した丘陵地に生育する多年草である．中国北部が原産で，日本には江戸時代（享保年間）に渡来したとされる．6月に高さ1mほどの花茎を直立し，淡紫色の小さな花を穂状につける．花は夜に開花し，翌朝にはしぼむ一日花である．ハナスゲの名は，葉はスゲ（カヤツリグサ科）によく似るが，花が美しいことに由来するとされる．根茎は細長い円柱状で，二又状に分枝しながら地表近くを横走する．秋に地下部を掘り上げ，茎と根を除いた根茎を乾燥したものが生薬「知母」である．日本に流通する知母は，以前は韓国産が主であったが，現在は中国産が主流である．

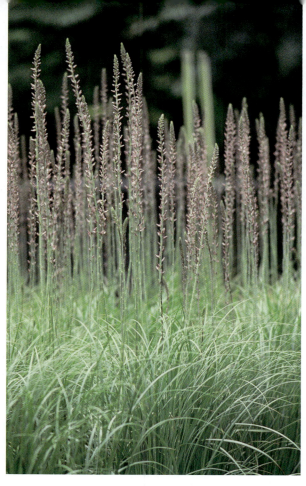
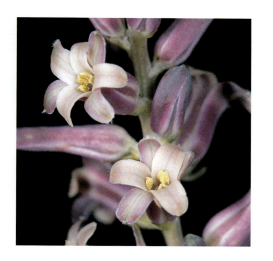

Anemarrhenae Rhizoma

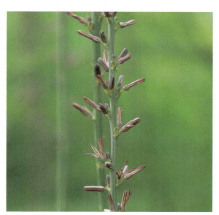
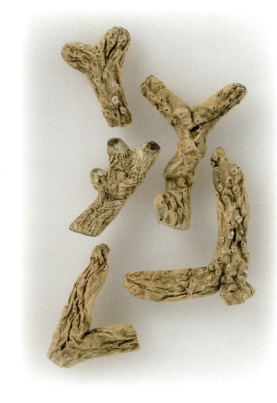

- ●**主な成分**　サポニン（timosaponins），キサントン類（mangiferin）など
- ●**主な薬理**　口渇改善作用（マウス）[1]，血糖降下作用（マウス）[2]，体温降下作用（ラット）[3]
- ●**性　　味**　苦・甘，寒
- ●**帰　　経**　肺・胃・腎経
- ●**薬　　能**　清熱瀉火・滋陰潤燥
- ●**主　　治**　外感による熱病・高熱・煩渇・肺熱による燥咳・骨蒸潮熱・内熱による消渇・腸燥による便秘
- ●**古　　典**　🗁 **古方薬議**　消渇熱中を主り，邪気を除き，熱結を療す．亦た瘧熱煩患を主る．人虚して而して口乾くには加へて而して之を用ふ．

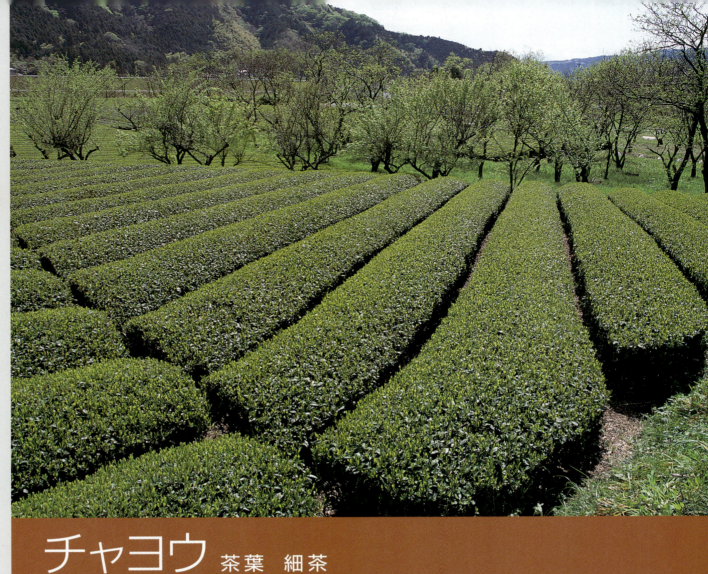

チャヨウ 茶葉 細茶
Green Tea Leaf；CAMELLIAE SINENSIS FOLIUM

基原 ツバキ科（*Theaceae*）のチャノキ *Camellia sinensis* Kuntze の葉で，しばしば枝先を伴う．

茶葉とは チャノキは中国原産の常緑小低木である．温暖な気候を好み，国内では本州以南で栽培されるほか，九州の一部では野生化している．自生するものは樹高2m以上になるが，栽培地では収穫作業を効率化するために樹高1m程度に剪定される．「茶の花」が初冬の季語とされるように，日本では10〜11月に，径2cmほどの白色の花を下向きにつける．葉を乾燥したものが生薬「茶葉」である．チャノキは世界的な飲料原料であり，主に紅茶・緑茶・烏龍茶として消費される．ヨーロッパへの伝来は17世紀で，オランダ東インド会社が平戸から緑茶を輸入したのが始まりとの説がある．国内では約1,000億円の産業規模をもち，静岡・鹿児島・三重・京都が主要な栽培地である．主要成分である catechin は，その他のポリフェノール類との組み合わせにより，がんの発現を抑制することが報告されている．

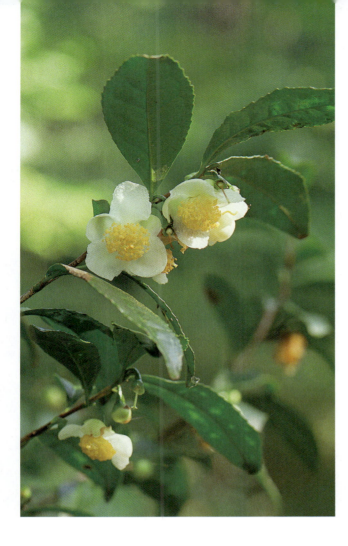
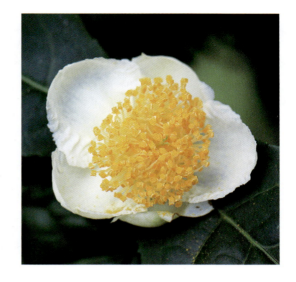
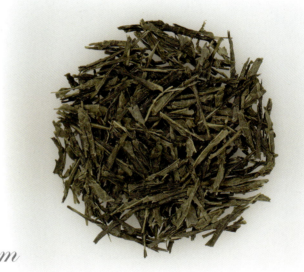

Camelliae Sinensis Folium

- ●**主な成分**　カテキン類，タンニン類，アミノ酸（L-theanine），その他（caffeine）など
- ●**主な薬理**　抗酸化作用（ラット）[1)～3)]，血圧上昇抑制作用（ラット）[4) 5)]，抗アレルギー作用（*in vitro*）[6)]，肝機能保護作用（ラット）[7) 8)]
- ●**性　　味**[*]　苦・甘，涼　　＊『中薬大辞典』
- ●**帰　　経**[*]　心・肺・胃・腎経
- ●**薬　　能**[*]　清頭目・除煩渇・消食・化痰・利尿・解毒
- ●**主　　治**[*]　頭痛・目昏・目の充血・多睡善寐・感冒・心煩・口渇・食積・口臭・痰喘・癲癇・小便不利・下痢・喉の腫れ・瘡瘍・癰腫・やけど

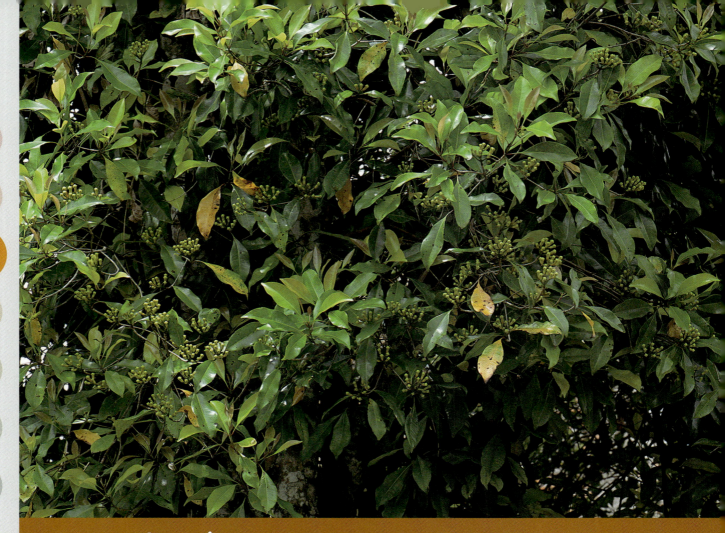

チョウジ 丁香 丁子
Clove；CARYOPHYLLI FLOS

基原　フトモモ科（*Myrtaceae*）のチョウジ *Syzygium aromaticum* Merrill et Perry（*Eugenia caryophyllata* Thunberg）のつぼみ．

丁子とは　チョウジはモルッカ諸島原産の常緑小高木で，インドネシアや東アフリカなどの熱帯各地で栽培される．滑らかな灰色の樹皮をもち，葉の表面は光沢のある暗緑色である．若葉は紅色を帯び，芳香がある．春と秋の2回，枝の先に花序をつける．開花直前のつぼみを採取し，乾燥したものが生薬「丁子」である．クローブという名のスパイスとしても有名である．精油には麻酔・防虫効果があり，主成分のeugenolは殺菌作用をもつ．正倉院薬物として「丁香」の名で丁子が残されていることから，日本でも古くから香料あるいは防虫・防カビなどの目的で利用されていたことがうかがえる．

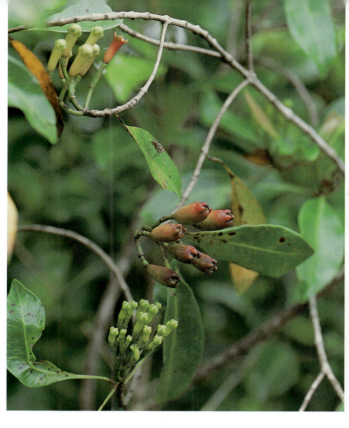
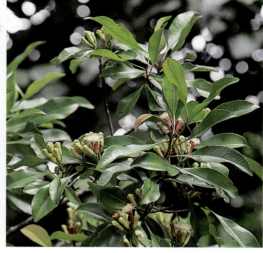
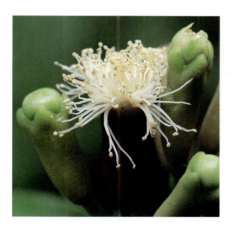
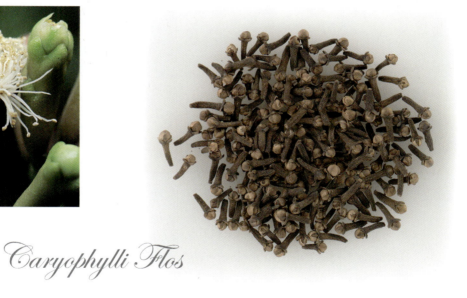

Caryophylli Flos

- ● **主な成分** フェニルプロパノイド（eugenol），フラボノイド，トリテルペノイドなど
- ● **主な薬理** 鎮静・鎮痙作用（マウス, *in vitro*）[1) 2)]，抗炎症作用（ラット）[3)]，プロスタグランジン産生阻害作用（*in vitro*）[4)〜6)]，血小板凝集阻害作用・トロンボキサン産生阻害作用（*in vitro*）[7)]，肝薬物解毒酵素活性増強作用（ラット）[8)]
- ● **性　味** 辛，温
- ● **帰　経** 脾・胃・肺・腎経
- ● **薬　能** 温中降逆・補腎助陽
- ● **主　治** 脾胃の虚寒・呃逆・嘔吐・食が細い・嘔吐下痢・心腹部の冷痛・腎虚による陽痿

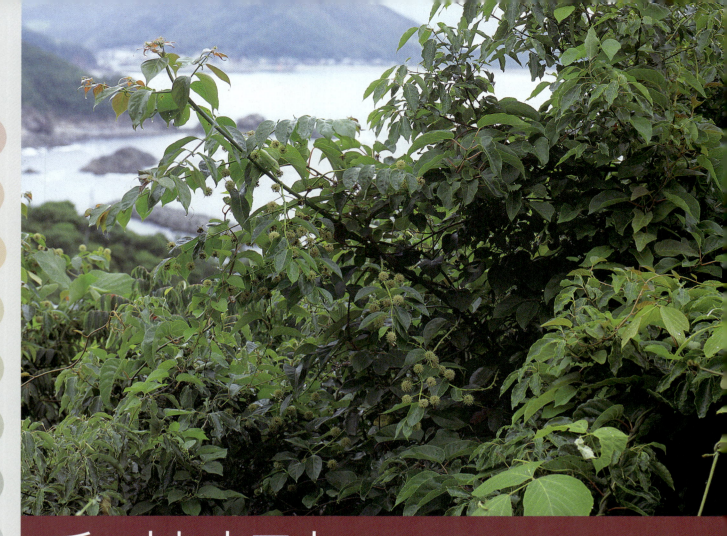

チョウトウコウ　釣藤鉤　釣藤鉤
Uncaria Hook；UNCARIAE UNCIS CUM RAMULUS

基原　アカネ科（*Rubiaceae*）のカギカズラ *Uncaria rhynchophylla* Miquel, *Uncaria sinensis* Havilandまたは*Uncaria macrophylla* Wallichの通例，棘で，時には湯通しまたは蒸したもの．

釣藤鉤とは　カギカズラは山地の谷川沿いや林内の湿気のある場所に生育するつる性木本で，日本の房総半島以西から屋久島・中国南部に分布する．7月に直径約2cmの球状の頭状花序に淡い黄色の小花をつける．茎は方柱形で，枝は水平に伸びる．葉腋の茎が変化してできた鉤状の棘をもち，対生と単生を交互に繰り返す．他の植物に棘を絡ませながら伸長し，高さ30mの林冠にも葉を茂らせる．また，棘は他の植物の枝などに絡みつくと太くなり，簡単には外れなくなる．通例，この棘を乾燥したものが生薬「釣藤鉤」である．日本薬局方では，カギカズラのほかに中国貴州省・四川省・湖北省などに分布する *Uncaria sinensis*，広東省・広西省・雲南省などに分布する *U. macrophylla* の計3種が規定されている．これらは茎表面の毛の有無などの形態学的特徴で区別できる．

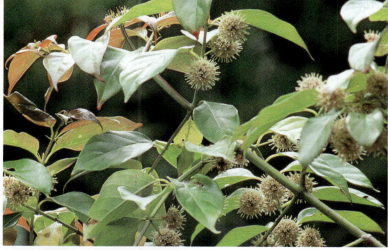
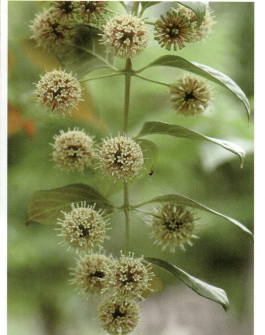
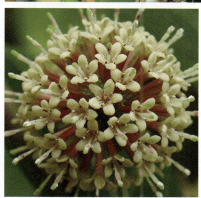

Uncariae Uncis Cum Ramulus

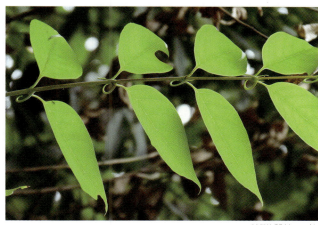
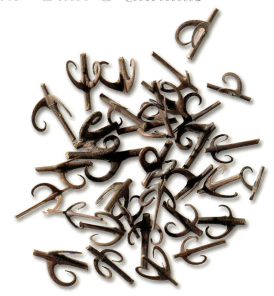

©MIKAGE Masayuki

- **主な成分** アルカロイド（rhynchophylline, hirsutine），フェニルプロパノイド（chlorogenic acid），カテキン類，タンニン類など

- **主な薬理** セロトニン調節作用（*in vitro*）[1]，血管拡張作用（*in vitro*）[2]，降圧作用（ラット）[3,4]，睡眠鎮静作用（マウス）[5,6]，精神安定作用（マウス, *in vitro*）[7〜9]，鎮痙作用（マウス）[10]，脳細胞保護作用（*in vitro*）[11,12]

- **性　　味** 甘，涼

- **帰　　経** 肝・心包経

- **薬　　能** 熄風定驚・清熱平肝

- **主　　治** 肝風内動・驚癇・抽搐・高熱を伴うひきつけ・感冒挟驚・小児の夜泣き・子癇・頭痛・眩暈

解・清・散・瀉・利・祛・行・理・化・消・補・安・収・平

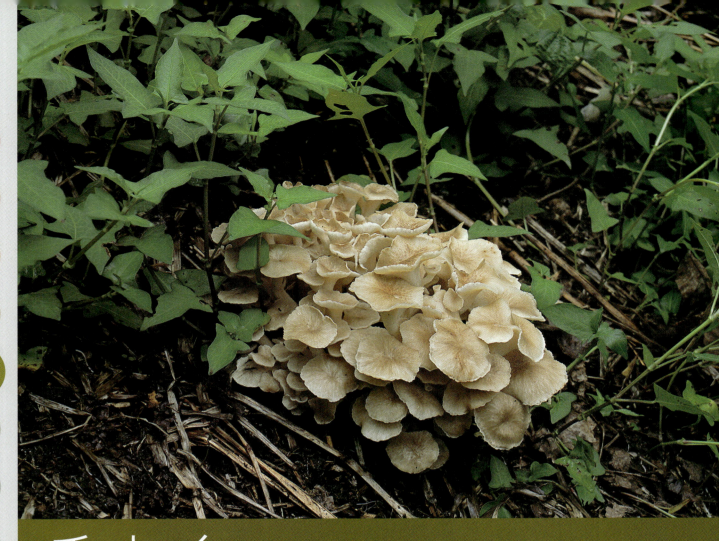

チョレイ 猪苓
Polyporus Sclerotium ; POLYPORUS

基原 サルノコシカケ科（*Polyporaceae*）のチョレイマイタケ*Polyporus umbellatus* Friesの菌核.

猪苓とは チョレイマイタケは中国・朝鮮半島に産し，日本でも東北地方などに稀に見られる担子菌類である．子実体を見ることは珍しいが，食用のマイタケと似た形をしている．ブナ・ミズナラなど広葉樹の根に寄生するナラタケと共生し，ナラタケ菌糸より栄養を得て成長する．黒褐色〜灰褐色の不整の塊状となる菌核を乾燥したものが生薬「猪苓」である．色・形が猪の糞に似ていることから「猪苓」の名がついた．日本産はくびれが多く，やや軽質で「真猪苓」と称され，中国産は凹凸が少なく，硬質で「唐猪苓」と称されることがある．菌核は土壌中にあるため，野生品を見つけるのは非常に困難であるが，一片の菌核を発見すると，その周辺から50kgもの菌核が得られることもある．現在は栽培方法が確立され，主に中国の陝西省や甘粛省などで栽培されている．

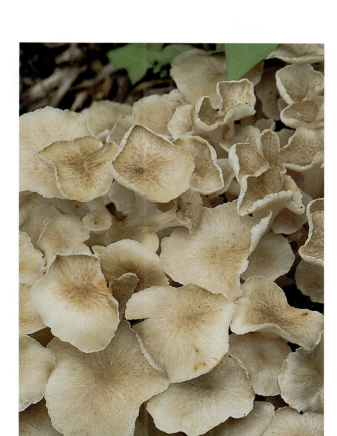
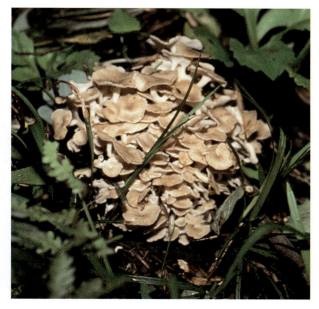
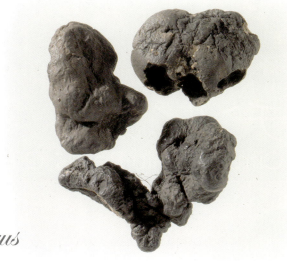

Polyporus

- ● 主な成分　ステロイド（polyporusterones, ergosterol），多糖類（glucan）など
- ● 主な薬理　利尿作用（ラット）[1〜3]，腎障害抑制作用（ラット）[4,5]
- ● 性　　味　甘・淡，平
- ● 帰　　経　腎・膀胱経
- ● 薬　　能　利水滲湿
- ● 主　　治　小便不利・浮腫・下痢・淋濁・帯下
- ● 古　　典　　重校薬徴　渇して小便不利を主治す．
　　　　　　　　古方薬議　水道を利し，傷寒温疫の大熱を解し，腫脹満を主り，渇を治し，湿を除く．

159

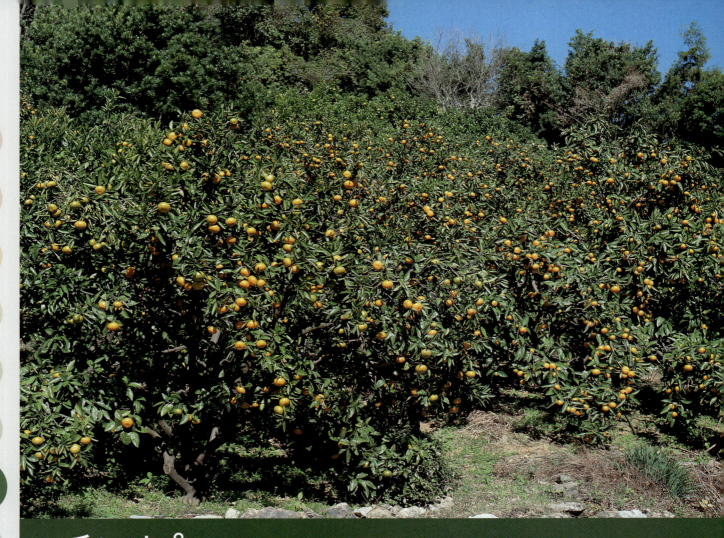

チンピ 陳皮
Citrus Unshiu Peel；CITRI UNSHIU PERICARPIUM

基 原 ミカン科（*Rutaceae*）のウンシュウミカン *Citrus unshiu* Marcowiczまたは *Citrus reticulata* Blancoの成熟した果皮．

陳皮とは ウンシュウミカンは日本や中国の暖地で広く栽培される常緑低木である．ウンシュウミカンの名は中国浙江省のミカン産地である温州を思い起こさせるが，鹿児島県出水郡長島（天草諸島の南東）で発生したとされる．初夏に枝先に多数の白色の小さな花をつける．一般的に雄性不稔であるが，単為結実性であるため受粉しなくても果実をつける．また，雌しべが退化しているため，他品種の受粉をしてもほとんど種子を形成しない．そのため，育種は成長点の突然変異によって生じる「枝変わり」を用いた品種選抜が行われている．成熟した果皮を乾燥したものが生薬「陳皮」である．一方，未成熟な果皮を用いた生薬は「青皮」と呼ばれ，陳皮とは区別される．

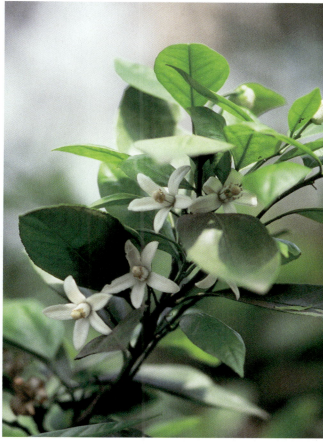
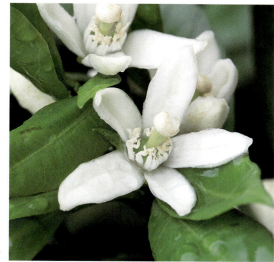
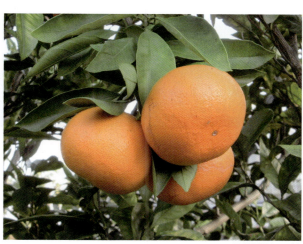

Citri Unshiu Pericarpium

- ● **主な成分** モノテルペノイド（(＋)-limonene），フラボノイド (hesperidin)，アルカロイド (synephrine) など
- ● **主な薬理** 胃排出能低下改善作用（ラット）[1]，血管収縮作用 (*in vitro*)[2]，気管支筋弛緩作用 (*in vitro*)[3,4]，中枢抑制作用（ラット，マウス）[5]
- ● **性　　味** 苦・辛，温
- ● **帰　　経** 肺・脾経
- ● **薬　　能** 理気健脾・燥湿化痰
- ● **主　　治** 脘腹部の脹満・食欲不振・嘔吐下痢・咳嗽・痰が多い

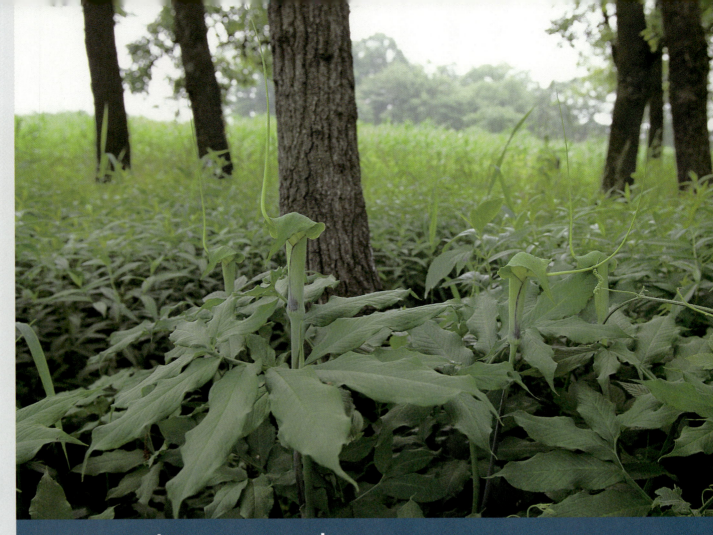

テンナンショウ 天南星
Arisaema Tuber；ARISAEMATIS TUBER

基原 サトイモ科（*Araceae*）のマイヅルテンナンショウ *Arisaema heterophyllum* Blume, *Arisaema erubescens* Schott, *Arisaema amurense* Maximowiczまたはその他同属の近縁植物のコルク層を除いた塊茎．

天南星とは テンナンショウ属植物は東アジアからヒマラヤにかけての暖帯から温帯を中心に分布する多年草であり，150種ほどが知られている．花は太い花径の上部に集合してつき，その周囲を仏炎苞と呼ばれる葉が変形した苞片が取り囲む．雌雄異株とされることがあるが，いくつかの種では栄養状態により雌雄が決定することが知られており，本来は雌雄同株と考えられる．中国では四川省・河南省・貴州省など，韓国・日本（主に九州）がその産地として知られる．マイヅルテンナンショウなどの塊茎のコルク層を除いて乾燥したものが生薬「天南星」である．『神農本草経』の下品に「虎掌」の名で収載され，宋代の『開宝本草』に初めて天南星の名で収載された．『本草綱目』を著した李時珍は「南星とは根が丸く白く，形が老人星（カノープス：りゅうこつ座の恒星）のような形状だから名づけた」と記している．

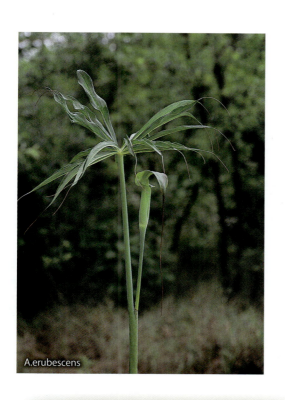

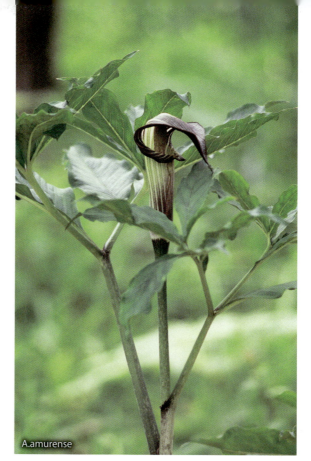

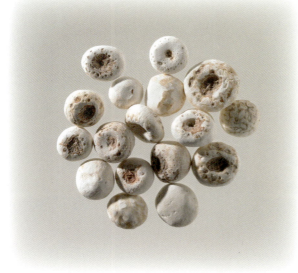

Arisaematis Tuber

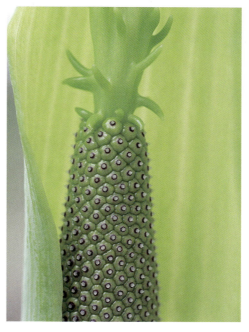

- ●主な成分　でんぷん，シュウ酸カルシウムなど
- ●主な薬理　関節リウマチ改善作用（ラット）[1]
- ●性　　味　［製天南星］苦・辛, 温, 有毒
- ●帰　　経　［製天南星］肺・肝・脾経
- ●薬　　能　［製天南星］燥湿化痰・祛風止痙・散結消腫
- ●主　　治　［製天南星］頑痰による咳嗽・風痰による眩暈・中風痰壅・口眼喎斜・半身不遂・癲癇・驚風・破傷風
　　　　　　　［外用］癰腫・蛇や虫の咬傷

163

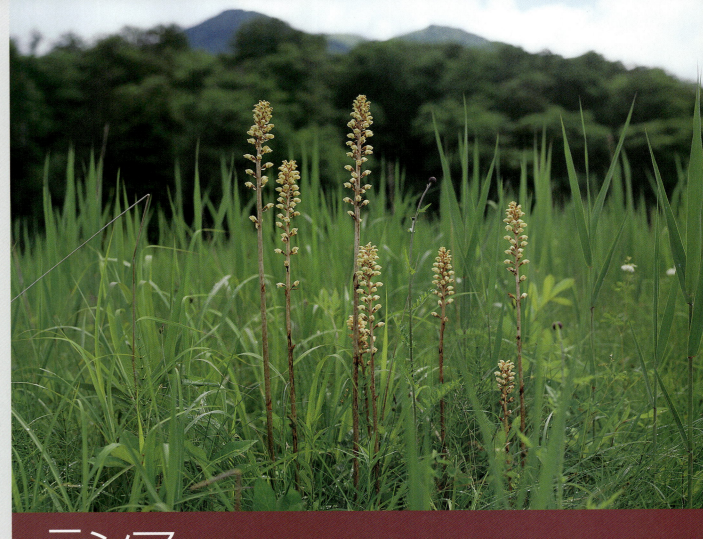

テンマ 天麻
Gastrodia Tuber；GASTRODIAE TUBER

基原 ラン科（Orchidaceae）のオニノヤガラ *Gastrodia elata* Blume の塊茎を蒸したもの．

天麻とは オニノヤガラは山野の林中に生育する多年草で，東アジアからヒマラヤに分布し，日本では北海道から九州に自生する．菌類のナラタケと共生する腐生ランの一種である．5月頃に葉が鱗片状に退化した太くてまっすぐな花茎を伸ばし，6〜7月頃に淡黄褐色の小さい花を多数咲かせる．オニノヤガラの名は，まっすぐな花茎を鬼の使用する矢に例えたことに由来する．塊茎がつま先立ちした泥棒の足に似ることから，「ヌスビトノアシ」と呼ばれることもある．花茎の地下にある長さ10〜15cmの楕円形状の塊茎を蒸して乾燥したものが生薬「天麻」である．中国の主な産地は雲南省・四川省・貴州省などであり，栽培品が多く流通する．その作用は単味で用いるより，他生薬とともに配合するほうが顕著とされている．比較的高価な生薬で贈答品などに用いられる．

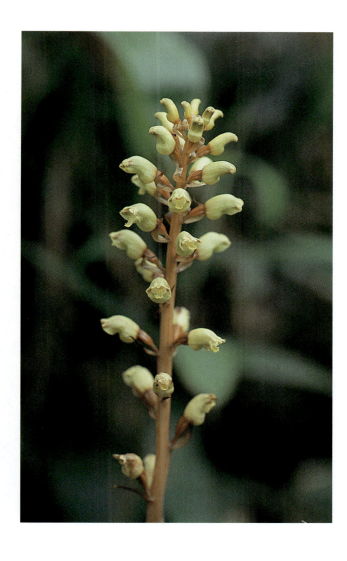
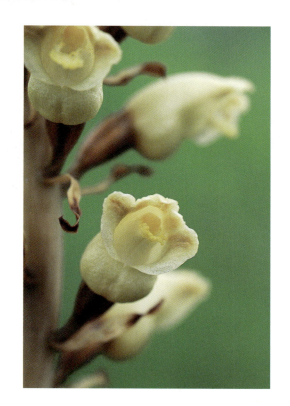
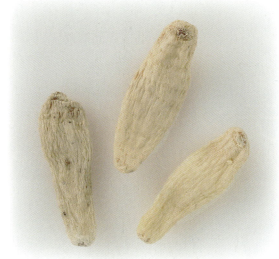

Gastrodiae Tuber

- ●主な成分　フェノール類（gastrodin, vanillin）など
- ●主な薬理　抗痙攣作用（ラット, *in vitro*）[1)2)]，記憶学習能改善作用（ラット）[3)]，抗うつ作用（ラット）[4)]，睡眠状態改善作用（ヒト（患者））[5)]，痴呆改善作用（ヒト（患者））[6)]，外傷性脳損傷における運動障害改善作用（ラット）[7)]，血小板凝集阻害作用（*in vitro*）[8)]，平滑筋収縮抑制作用（*in vitro*）[9)10)]
- ●性　　味　甘，平
- ●帰　　経　肝経
- ●薬　　能　熄風止痙・平抑肝陽・祛風通絡
- ●主　　治　小児のひきつけ・癲癇・抽搐・破傷風・頭痛・眩暈・手足の不随・四肢や体幹の麻痺・風湿による痹痛

解 清 散 瀉 利 祛 行 理 化 消 補 安 収 平

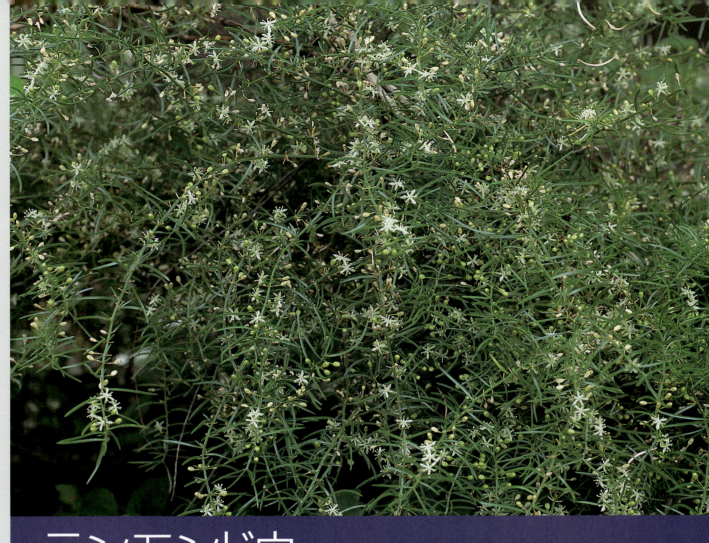

テンモンドウ 天門冬
Asparagus Root ; ASPARAGI RADIX

基原 ユリ科（Liliaceae）*のクサスギカズラ *Asparagus cochinchinensis* Merrillのコルク化した外層の大部分を除いた根を，湯通しまたは蒸したもの．
＊APG：キジカクシ科（Asparagaceae）

天門冬とは クサスギカズラは日本ではおもに海岸近くに生育するつる性の多年草で，関東南部から沖縄および台湾・中国に分布する．クサスギカズラ属植物は，本来の葉が鱗片状に退化し，その葉腋から出る小枝が扁平もしくは針状になり，葉のように見える．6月頃に淡黄白色の花が水平に咲き，秋には球形で白色の果実がつく．この属の植物は200種以上あるとされ，食用のアスパラガスもこの仲間である．クサスギカズラは，地下部に長さ10cmほどの紡錘形の塊根を多数つける．この塊根を9月頃掘り取り，水洗いしてから湯通しまたは蒸したのち，コルク皮を剥いで乾燥したものが生薬「天門冬」である．天門冬は麦門冬と一緒に用いられることが多い．

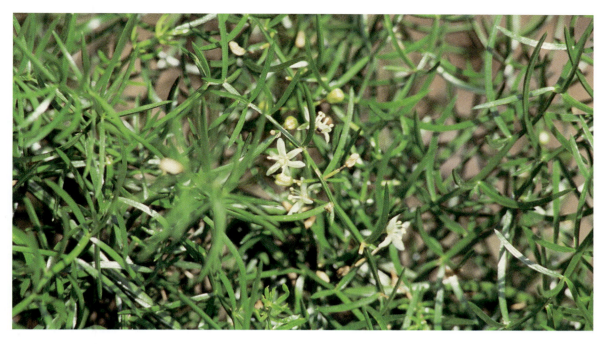
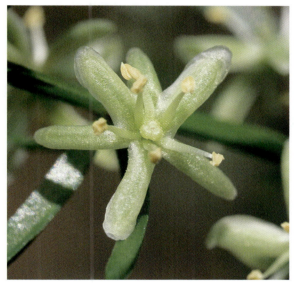
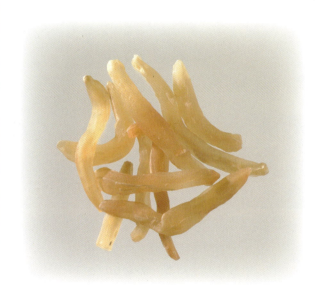

Asparagi Radix

- ●主な成分　サポニン (asparasaponin I, protodioscin)，オリゴ糖など
- ●主な薬理　抗炎症作用 (*in vitro*)[1)2)]，酸化ストレス抑制作用 (マウス)[3)]，抗酸化作用・抗炎症作用 (*in vitro*)[4)]
- ●性　　味　甘・苦, 寒
- ●帰　　経　肺・腎経
- ●薬　　能　養陰潤燥・清肺生津
- ●主　　治　肺燥による乾咳・頓咳・痰粘・腰膝酸痛・骨蒸潮熱・内熱による消渇・熱病による津液損傷・咽乾・口渇・腸燥による便秘

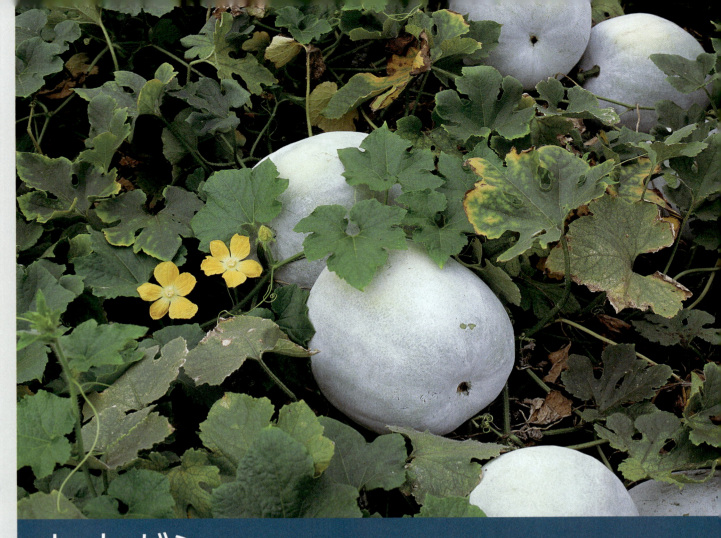

トウガシ 冬瓜子
Benincasa Seed；BENINCASAE SEMEN

基原 ウリ科（*Cucurbitaceae*）のトウガン *Benincasa cerifera* Savi〔*Benincasa hispida* (Thunb.) Cogn.〕または *Benincasa cerifera* Savi forma *emarginata* K. Kimura et Sugiyama の種子．

冬瓜子とは トウガン（トウガ）は東南アジア原産のつる性の一年草で，現在はアジア・アメリカ・アフリカなどで広く栽培されている．茎は匍匐し，長さ6〜7mにもなる．成熟に伴い果実の表面が白色の蝋質（ブルーム）にて覆われる．完熟した果実を切り開くと中心部は白い綿状組織からなる．貯蔵性に優れ，完熟したものは半年以上の保存に耐える．果実を食用とし，そのほとんどは水分からなり煮物などに調理される．古来，日本では「カモウリ」と呼ばれていたが，漢名である冬瓜を音読みしトウガと呼ばれるようになった．日本で最も収穫量が多いのは沖縄県である．種子を取り出し，水洗後，乾燥したものが生薬「冬瓜子」である．冬瓜子は中国からの輸入に頼っている．

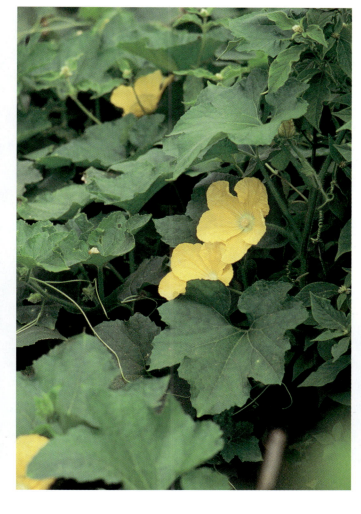

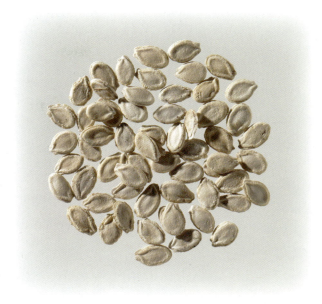

Benincasae Semen

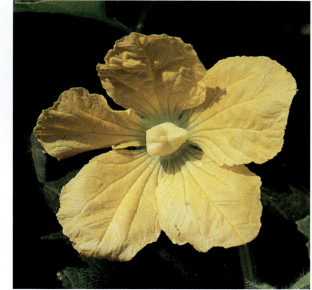

- ●主な成分　脂質類など
- ●主な薬理　抗酸化作用（*in vitro*）[1)〜4)]，抗炎症作用（ラット）[5)]，鎮痛作用（マウス）[6)]
- ●性　　味* 　甘，微寒　＊『中薬大事典』
- ●帰　　経* 　肝・大腸経
- ●薬　　能* 　清肺化痰・消癰排膿・利湿
- ●主　　治* 　痰熱による咳嗽・肺癰・腸癰・帯下・浮腫・淋証

―169―

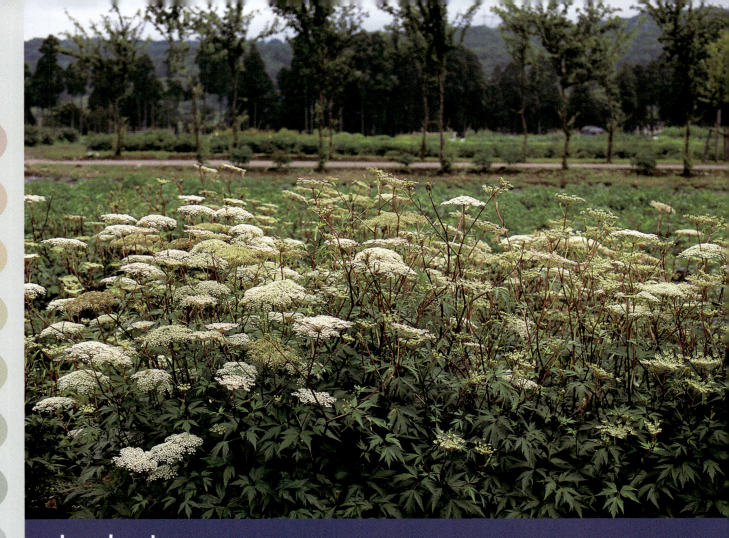

トウキ 当帰
Japanese Angelica Root；ANGELICAE ACUTILOBAE RADIX

基原 セリ科（*Umbelliferae*）のトウキ *Angelica acutiloba* Kitagawa またはホッカイトウキ *Angelica acutiloba* Kitagawa var. *sugiyamae* Hikino の根を，通例，湯通ししたもの．

当帰とは トウキは日本特産の多年草で，日本各地で栽培されている．かつて北海道では変種のホッカイトウキが多く栽培されていたこともある．トウキは茎や葉柄が赤色を帯びるのに対し，ホッカイトウキはより大型で，茎や葉柄が緑色である．根を乾燥したものが生薬「当帰」である．日本を代表する生薬の１つで，奈良・和歌山で栽培が続けられてきた．これらは大深当帰（大和当帰）と呼ばれ良品とされた．中国で使用される当帰は *Angelica sinensis* に由来し，同じ生薬名でありながら日本と中国で別の植物を使用している．当帰の名の由来は諸説あるが，嫁が当帰を服用して元気になり，夫（婚家）に「まさ（当）に帰る」ことができたことが語源といわれる．おもに婦人病薬として知られる．

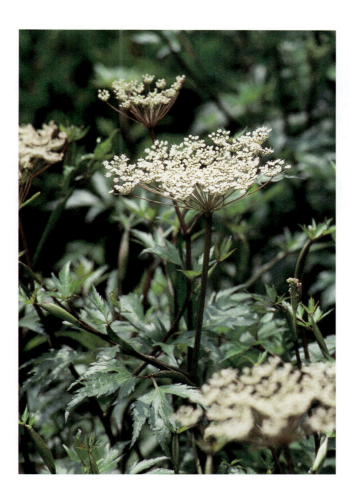
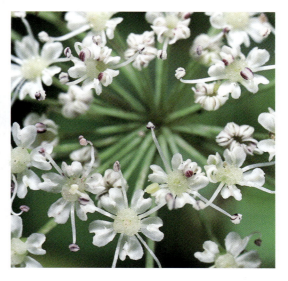
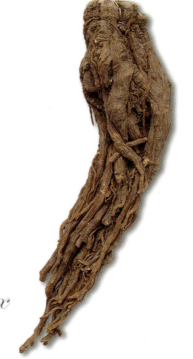

Angelicae Acutilobae Radix

- ●**主な成分** フタリド類 (ligustilide), クマリン類, ポリアセチレン類など
- ●**主な薬理** 免疫賦活作用（マウス）[1)2)], 血小板凝集阻害作用 (*in vitro*)[3)4)], 抗アレルギー作用（ラット）[5)], 抗炎症作用（ラット, マウス）[6)7)], 鎮痛作用（マウス）[8)], 向精神作用（マウス）[9)]
- ●**性　　味** 甘・辛, 温
- ●**帰　　経** 肝・心・脾経
- ●**薬　　能** 補血活血・調経止痛・潤腸通便
- ●**主　　治** 血虚萎黄・眩暈・心悸・月経不順・無月経・月経痛・虚寒による腹痛・風湿による痺痛・打撲による損傷・癰疽・瘡瘍・腸燥による便秘
- ●**古　　典** 📖**古方薬議** 咳逆上気, 婦人漏下, 心腹諸痛を主り, 腸胃筋骨皮膚を潤し, 中を温め, 痛を止む.

171

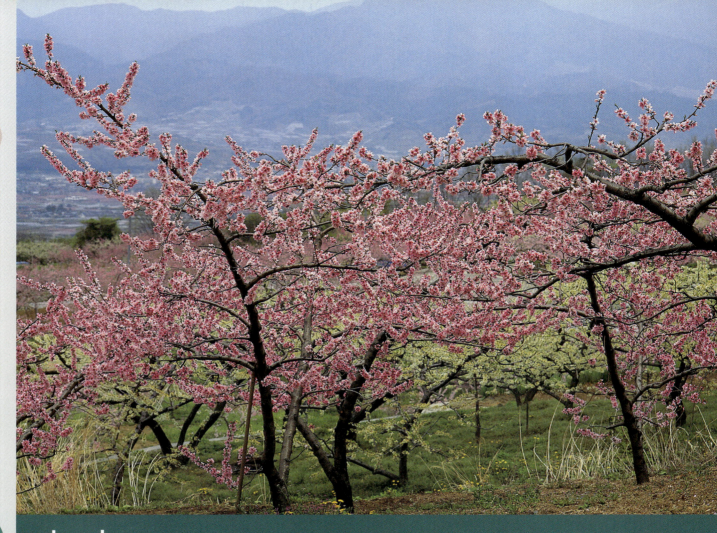

トウニン 桃仁
Peach Kernel；PERSICAE SEMEN

基原 バラ科（Rosaceae）のモモ *Prunus persica* Batsch〔*Amygdalus persica* L.〕または *Prunus persica* Batsch var. *davidiana* Maximowicz の種子.

桃仁とは モモは中国北西部・黄河上流地帯が原産の落葉小高木である．樹高は約3m，葉は細長く，葉の縁に鈍い鋸歯がある．葉が出る前の4月初旬に白色から淡紅色の花をつけ，果実は夏に熟する．モモの種子を適度に乾燥したものが生薬「桃仁」である．成熟した果実を採集し，果肉と硬い殻（内果皮）を取り去り，中の種子を乾燥する．種子は押しつぶしたような左右不均等な卵円形である．日本への伝来は古く，弥生時代の遺跡からモモの内果皮が出土した例がある．漢字の「桃」には語源として「妊娠の兆しを示す果実」という説がある．古来より懐妊の呪物であり，また悪霊を追い払う霊力があると信じられてきた．『桃太郎』の昔話もこの中国の信仰がもとになっているという．現在は果樹として広く植栽されるが，食用の品種は種子が成熟しないので薬用には適さない．

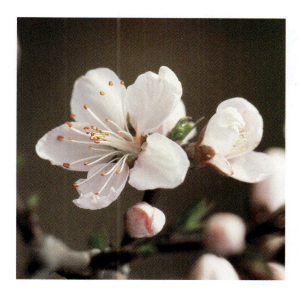
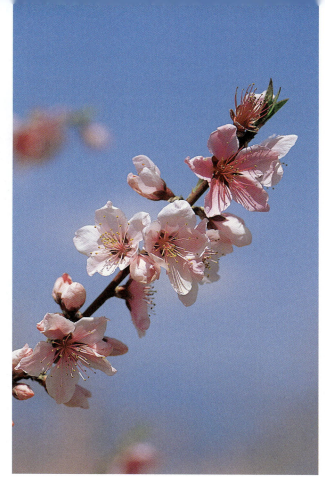

Persicae Semen

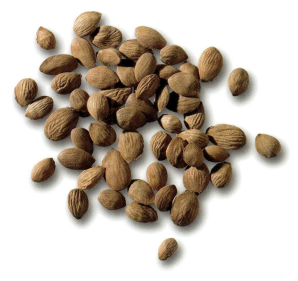
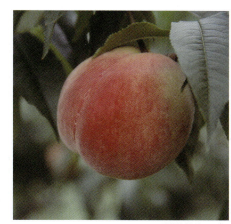

©MIKAGE Masayuki

- ●主な成分　青酸配糖体（amygdalin），酵素（emulsin），タンパク質，脂質類など
- ●主な薬理　血液凝固抑制作用（ラット）[1]，線溶活性亢進作用（*in vitro*）[2]，抗炎症作用（ラット，マウス）[3,4]，鎮痛作用（マウス）[5,6]
- ●性　　味　苦・甘，平
- ●帰　　経　心・肝・大腸経
- ●薬　　能　活血祛瘀・潤腸通便・止咳平喘
- ●主　　治　無月経・月経痛・癥瘕痞塊・肺癰・腸癰・打撲による損傷・腸燥による便秘・咳嗽・気喘
- ●古　　典　**古方薬議**　瘀血，血閉瘕を主り，咳逆上気，疼痛を止め，大便を通潤す．

解 清 散 瀉 利 祛 行 理 化 消 補 安 收 平

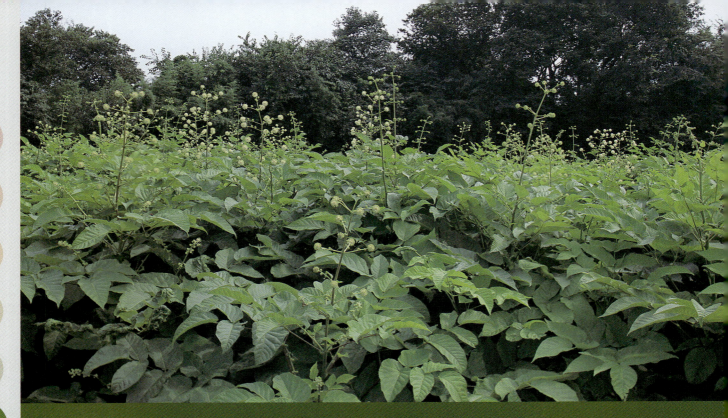

ドクカツ 独活 ドッカツ
Aralia Rhizome；ARALIAE CORDATAE RHIZOMA

ワキョウカツ 和羌活 和羌活
Aralia Root；ARALIAE CORDATAE RADIX

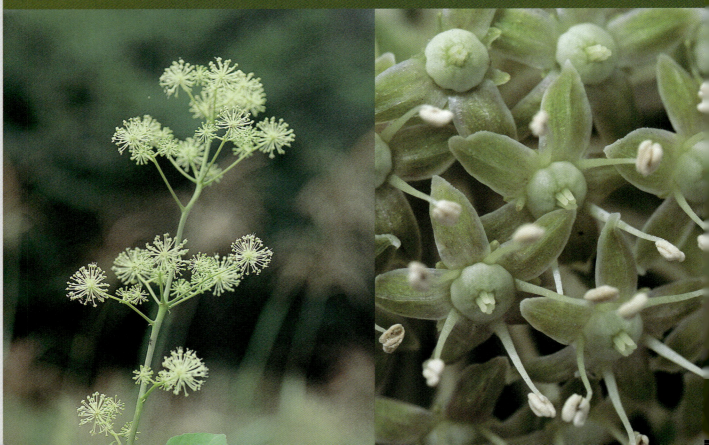

ドクカツ 独活 ドッカツ

Aralia Rhizome
ARALIAE CORDATAE RHIZOMA

基原 ウコギ科（*Araliaceae*）のウド*Aralia cordata* Thunbergの，通例，根茎．

独活とは ウドは山野に生える大型の多年草で，北海道から九州およびサハリン・朝鮮半島・中国に分布する．食用に栽培もされている．茎は太く，高さ1.5mにも達する．夏〜秋に茎の先端の大型散形花序に淡緑色の小花を多数つける．果実は黒熟する．伸び始めた若い柔らかな茎や新芽を食用とし，強い香りとほろ苦さのある春先の山菜として親しまれてきた．近年では栽培化が進み，品種と栽培方法を組み合わせて周年収穫されるようになっている．秋に塊状の根茎を掘り取り，水洗した後，乾燥したものが生薬「独活」である．一方，中国薬典は生薬の独活としてセリ科の*Angelica pubescens*の乾燥した根を規定している．また，中国で植物名の独活はセリ科の*Heracleum hemsleyanum*のことを指す．単に「独活」とある場合には，それが何を指しているか注意が必要である．

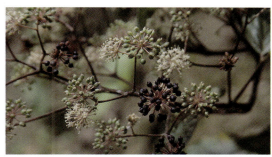
©MIKAGE Masayuki

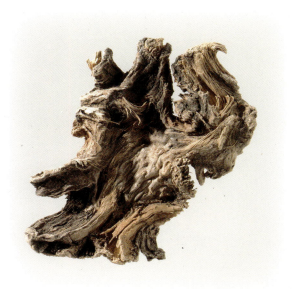

Araliae Cordatae Rhizoma

- ●主な成分　クマリン類（osthol, angelicone），ジテルペノイドなど
- ●主な薬理　抗アレルギー作用（マウス）[1]
- ●性　味　辛・苦，微温　＊セリ科（*Apiaceae*）のシシウド（*Angelica pubescens*）
- ●帰　経　腎・膀胱経
- ●薬　能　祛風除湿・通痺止痛
- ●主　治　風寒湿痺・腰膝の痛み・少陰伏風の頭痛・風寒挾湿の頭痛
- ●古　典　　古方薬議　諸中風湿，手足攣痛，遍身痺痛酸疼，頭旋，目赤，頭項伸び難きを治す．

ワキョウカツ 和羌活 和羌活　Aralia Root　ARALIAE CORDATAE RADIX

| 基　原 | ウコギ科（*Araliaceae*）のウド*Aralia cordata* Thunbergの根. |

| 和羌活とは | ウドの根を乾燥したものが生薬「和羌活」である．中国産の「羌活」とは異なる生薬である．かつてウドの根を羌活の代用としたことから羌活の名が残る．「独活」とは同じ植物を使用するが，薬用部位が異なり，別の生薬として規定される． |

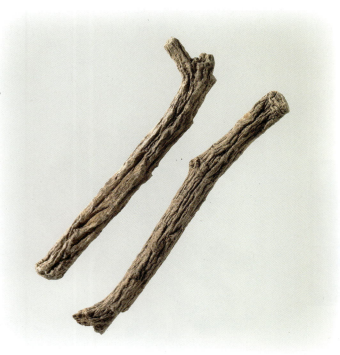

Araliae Cordatae Radix

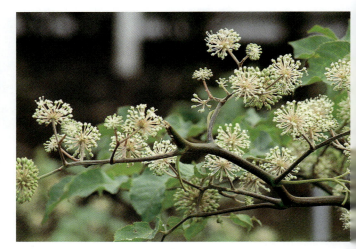

- ●主な成分　ジテルペノイドなど
- ●主な薬理　鎮痛作用（マウス）[1]，鎮静作用（マウス）[2]，睡眠時間延長作用（マウス）[3]，体温降下作用（マウス）[4]，シクロオキシゲナーゼ（COX）阻害作用（*in vitro*）[5]，関節軟骨組織保護作用（*in vitro*）[6]
- ●性　味*　辛・苦，温　　*『中薬大辞典』（九眼独活*Aralia cordata*）
- ●帰　経*　肝・腎経
- ●薬　能*　祛風除湿・舒筋活絡・和血止痛
- ●主　治*　風湿による痺痛・腰筋の労損・鶴膝風・浮腫・癰腫・捻挫による腫痛・骨折・頭痛・歯痛

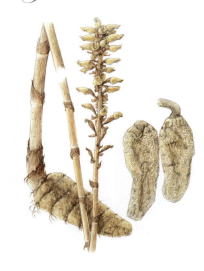
Gastrodiae Tuber

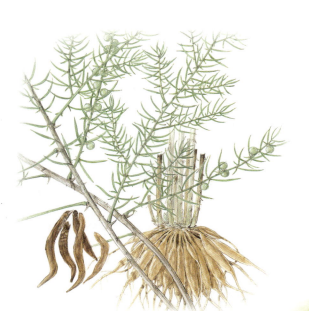
Asparagi Radix

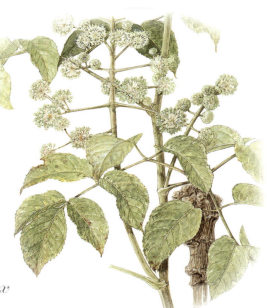
Araliae Cordatae Rhizoma
Araliae Cordatae Radix

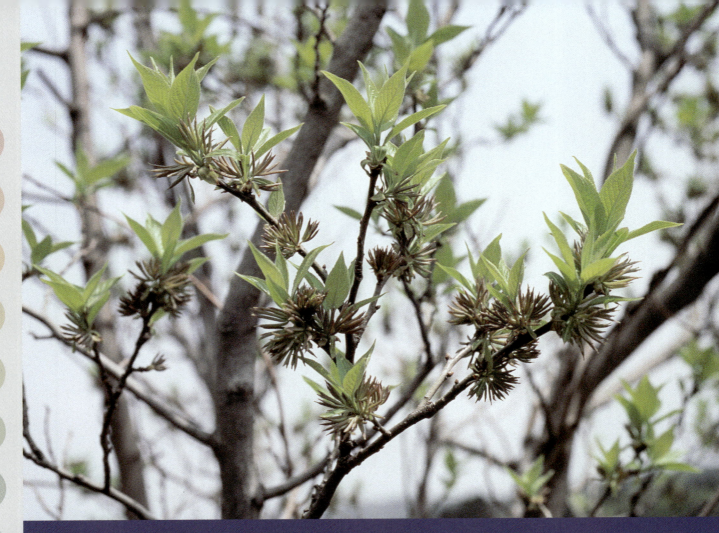

トチュウ 杜仲
Eucommia Bark ; EUCOMMIAE CORTEX

基原 トチュウ科（*Eucommiaceae*）のトチュウ *Eucommia ulmoides* Oliver の樹皮．

杜仲とは トチュウは中国中部原産の落葉高木で，中国で広く栽培されている．日本には大正時代に渡来した．トチュウの種小名「*ulmoides*」は，トチュウの葉や果実がニレ属 *Ulmus* のものに似ることによる．樹皮を乾燥したものが生薬「杜仲」であり，『神農本草経』の上品に収載されている．樹皮を折ると「グッタペルカ（gutta-percha）」と呼ばれる白糸を引く．グッタペルカはマレー語でゴムの木を意味し，歯科の充填剤，カメラのグリップ部などに用いられていた硬質ゴムで，空気に触れると固まる性質がある．杜仲の別名には「思仙」「思仲」があり，杜仲を含めたいずれの名も，杜仲という人が服して悟りを開いたことにちなむとされている．また，トチュウの若芽は食用や薬用とされ，花や実も苦くて渋いが薬用となる．かつて日本では和杜仲としてニシキギ科のマサキ *Euonymus japonicus* が流通したことがある．台湾産の杜仲は *E. trichocarpus* に由来し，日本薬局方で規定されている杜仲とは使用する植物が異なる．

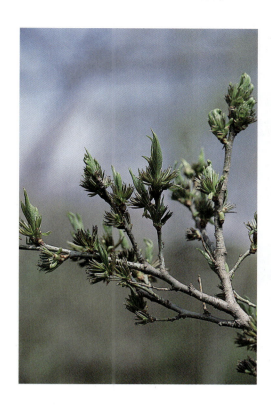
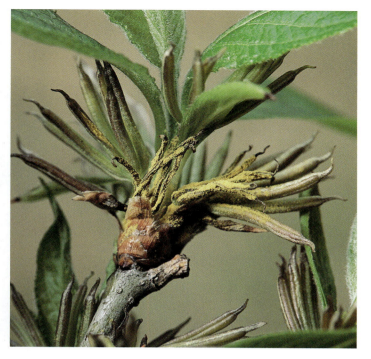
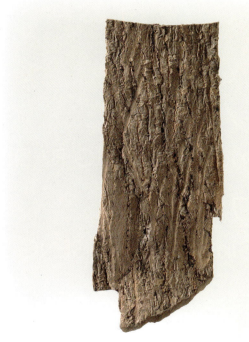

Eucommiae Cortex

- **主な成分** リグナン類（pinoresinol），ゴム様物質（gutta percha），その他（eucommiol）など
- **主な薬理** 降圧作用（ヒト（健常人），ラット）[1)2)]，神経細胞保護作用（*in vitro*）[3)]，抗アルツハイマー作用（マウス）[4)]，男性ホルモン増強作用（ラット, *in vitro*）[5)]
- **性　　味** 甘，温
- **帰　　経** 肝・腎経
- **薬　　能** 補肝腎・強筋骨・安胎
- **主　　治** 肝腎不足・腰膝酸痛・筋骨無力・頭暈・目弦・妊娠漏血・胎動不安

解 清 散 瀉 利 祛 行 理 化 消 補 安 収 平

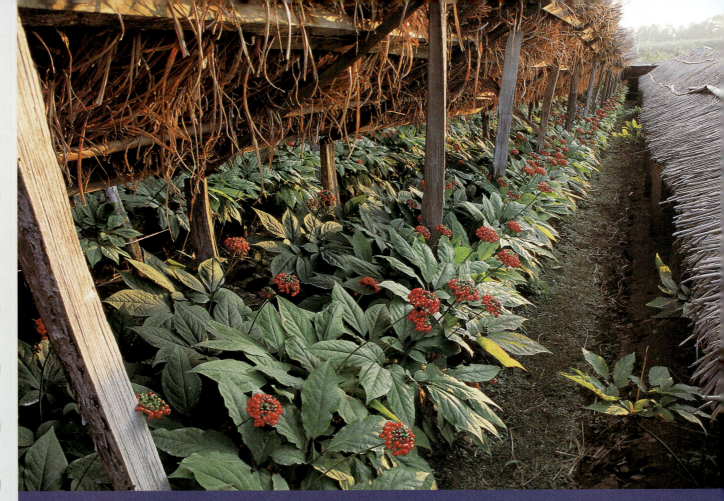

ニンジン 人参
Ginseng；GINSENG RADIX

コウジン 紅参
Red Ginseng；GINSENG RADIX RUBRA

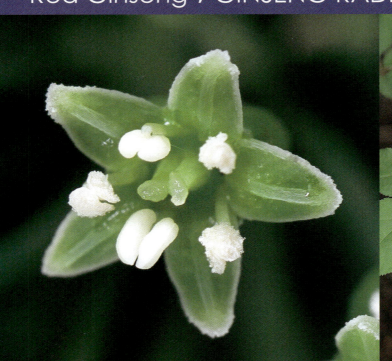
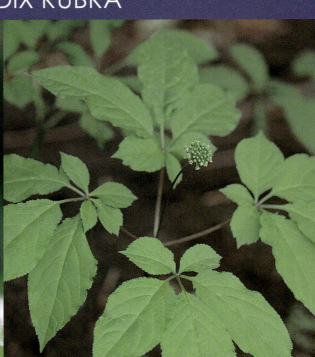

ニンジン 人参

Ginseng
GINSENG RADIX

基　原　ウコギ科（*Araliaceae*）のオタネニンジン *Panax ginseng* C. A. Meyer（*Panax schinseng* Nees）の細根を除いた根またはこれを軽く湯通ししたもの．

人参とは　オタネニンジンは朝鮮半島北部・中国東北部・ロシア沿海州地域原産の多年草である．5枚の小葉からなる掌状複葉は年ごとに1枚ずつ数を増し輪生するといわれる．6月上旬に多数の淡緑色の小花をつけ，果実は7月下旬から8月上旬にかけて紅熟し，採種される．陰生植物で，直射日光と風雨を防ぐために小屋掛けをして，4〜6年間，栽培される．国内では長野・福島・島根で古くから栽培が行われてきたが，生産者の減少により伝統的な栽培技術が失われつつある．また，連作障害を起こすことから栽培適地の確保が喫緊の課題となっている．属名の *Panax* は「万能薬」を意味する．細根を除いた根を乾燥したもの，またはこれを軽く湯通しして乾燥したものが生薬「人参」である．根が人の形になるものが最上とされ，「人参」と呼ばれるようになった．朝鮮人参・薬用人参・高麗人参とも称される．江戸時代に8代将軍徳川吉宗が各地の大名に栽培を命じ，種子を配り，栽培を啓蒙したことから「御種人参」とも呼ばれる．サポニン類を主成分とする代表的な補気薬である．

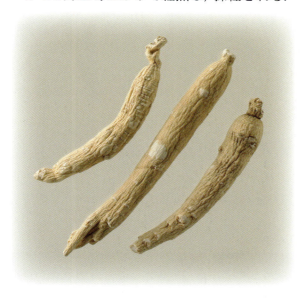

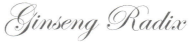

- **主な成分**　サポニン（ginsenosides Rg1, Rb1），ポリアセチレン類（panaxynol），多糖類など
- **主な薬理**　副腎皮質ホルモン様作用（ラット）[1]，コルチコステロン分泌亢進作用（ラット）[2]，抗疲労作用（マウス）[3]，抗潰瘍作用（ラット）[4]，小腸輸送能調整作用（マウス）[5]
- **性　味**　甘・微苦，微温
- **帰　経**　脾・肺・心・腎経
- **薬　能**　大補元気・復脈固脱・補脾益肺・生津養血・安神益智
- **主　治**　体虚欲脱・四肢の冷え・脈微・脾虚による食欲不振・肺虚による喘咳・津液損傷による口渇・内熱による消渇・気血虧虚・久病虚羸・驚悸による不眠・陽痿宮冷
- **古　典**
  - 重校薬徴　心下痞鞕支結を主治し，心胸停飲，嘔吐，不食，唾沫，心痛，腹痛，煩悸を兼治す．
  - 古方薬議　驚悸を止め，消渇を止め，血脈を通じ，中を調へ，気を治し，食を消し，胃を開く．之を食して忌む無し．

コウジン 紅参

Red Ginseng
GINSENG RADIX RUBRA

- **基原** ウコギ科（*Araliaceae*）のオタネニンジン *Panax ginseng* C. A. Meyer（*Panax schinseng* Nees）の根を蒸したもの．

- **紅参とは** オタネニンジンの根を蒸して乾燥したものが生薬「紅参」である．本来は保存性を高めるために紅参に加工したが，加工の際にサポニン類の変性が生じることが報告されている．単独使用は人参よりも紅参が用いられることが多く，韓国では全体の約60%が紅参として加工され，美容・健康食品として消費される．

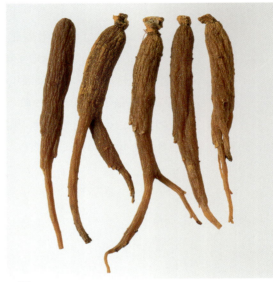

Ginseng Radix Rubra

- ●性　味　甘・微苦, 温
- ●帰　経　脾・肺・心・腎経
- ●薬　能　大補元気・復脈固脱・益気摂血
- ●主　治　体虚欲脱・四肢の冷え・脈微・気不摂血・崩漏下血

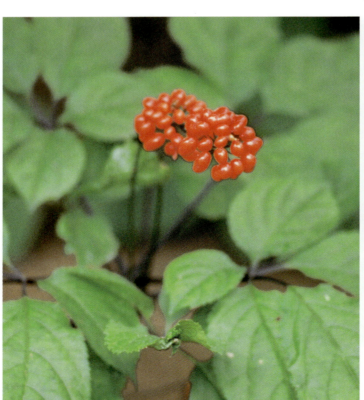

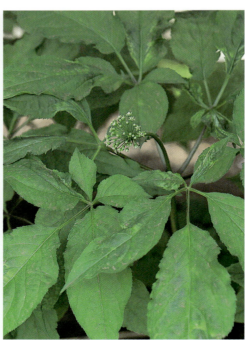

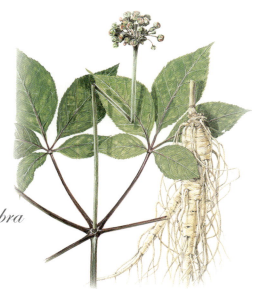

Ginseng Radix

Ginseng Radix Rubra

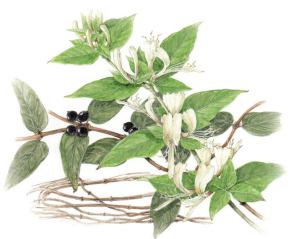

Lonicerae Folium Cum Caulis

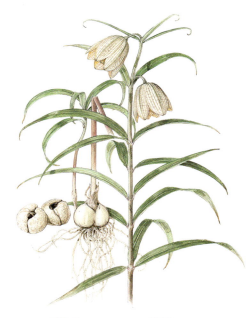

Fritillariae Bulbus

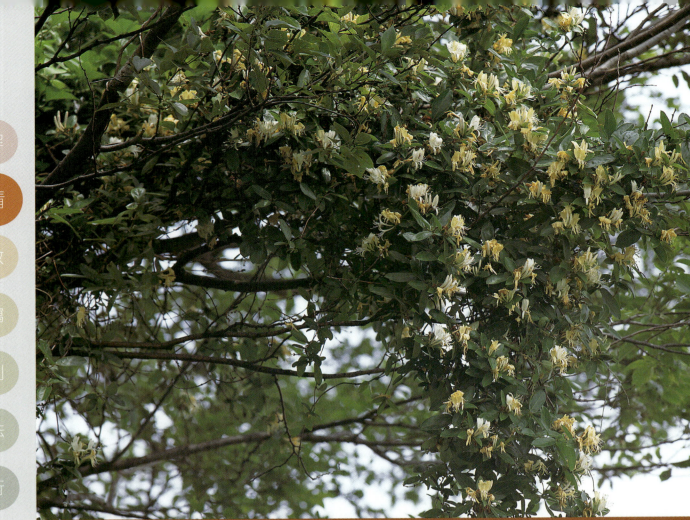

ニンドウ 忍冬
Lonicera Leaf and Stem ; LONICERAE FOLIUM CUM CAULIS

基原 スイカズラ科（Caprifoliaceae）のスイカズラ *Lonicera japonica* Thunbergの葉および茎.

忍冬とは スイカズラは山地などに普通に生育するつる性の常緑低木で，北海道から九州・朝鮮半島・中国に分布する．茎は長く伸びて周囲の枝などに巻き付く．5～6月に葉腋に芳香のある花を2つ並べてつける．スイカズラの名は細長い花筒の基部に蜜がたまり，その蜜を吸うことに由来するという説がある．スイカズラの英語名は「Japanese Honeysuckle」といい，蜜（Honey）を吸う（suckle）ことに由来する同属植物の英名に，日本原産であることを加えたものである．近年，北米に広く帰化しており，クズと並び日本原産の強害雑草として知られている．葉や茎を乾燥したものが生薬「忍冬」である．スイカズラの葉が冬にも落ちずに寒さに耐え忍ぶことからその名がついたといわれる．また，スイカズラのつぼみも「金銀花」の名で生薬として用いる．金銀花の名は花が開花してから萎むまで，その色が白色から黄色に変化することに由来する．

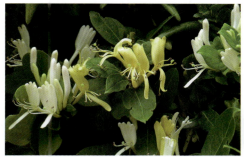
©MIKAGE Masayuki

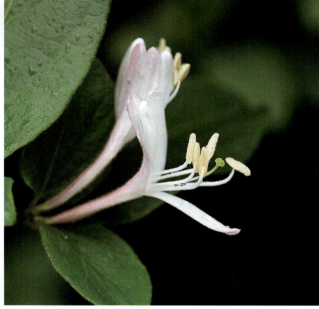

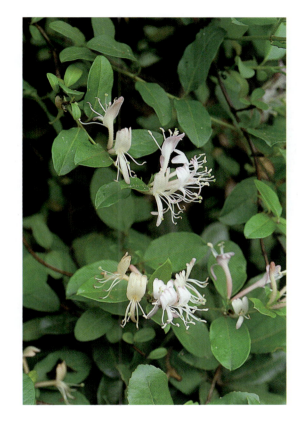

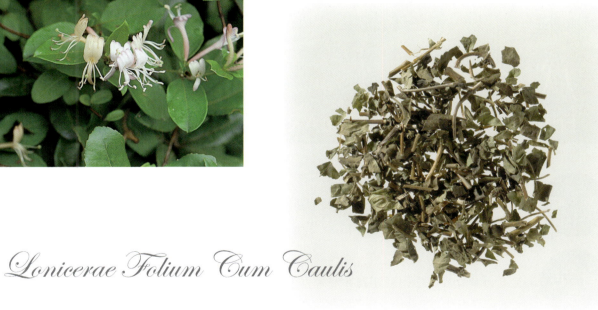

Lonicerae Folium Cum Caulis

- ●主な成分　イリドイド（loganin），フラボノイド（lonicerin）など
- ●主な薬理　抗菌作用（*in vitro*）[1) 2)]，抗炎症作用（ラット，マウス）[3)]，抗酸化作用（*in vitro*）[4)]
- ●性　　味　甘，寒
- ●帰　　経　肺・胃経
- ●薬　　能　清熱解毒・疏風通絡
- ●主　　治　温病による発熱・熱毒血痢・癰腫瘡瘍・風湿による熱痺・関節の紅腫熱痛

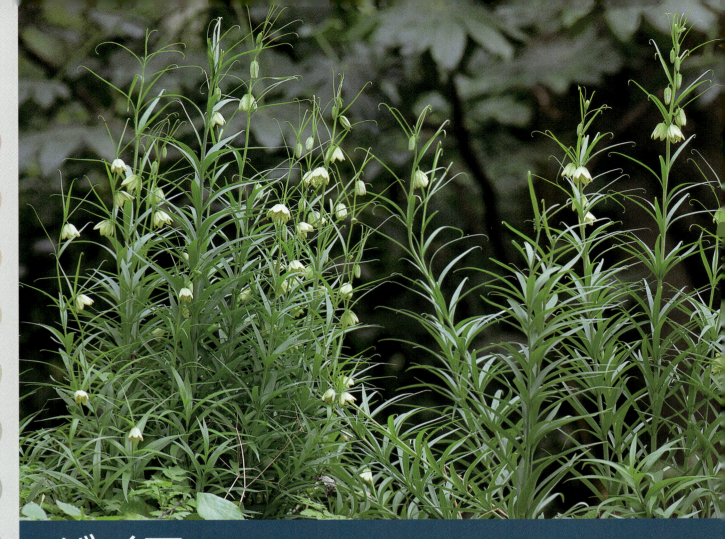

バイモ 貝母
Fritillaria Bulb ; FRITILLARIAE BULBUS

基　原　ユリ科（*Liliaceae*）のアミガサユリ *Fritillaria verticillata* Willdenow var. *thunbergii* Baker〔*Fritillaria thunbergii* Miq.〕のりん茎．

貝母とは　アミガサユリは中国浙江省・安徽省・江蘇省・湖南省などで栽培される多年草で，早春に可憐な花を咲かせることから日本でも観賞用として栽培される．草丈は30〜80cmで，上部の葉は先が長く伸びて巻きひげ状になる．3〜5月に釣鐘状の花が下向きにつく．花被片内側の網目模様が編み笠に似ることがアミガサユリの由来である．10月頃にりん茎を植えつけ，翌年の立夏の前にりん茎を掘り取る．これを水洗後，乾燥したものが生薬「貝母」である．貝が寄り集まったようなりん茎の形状から貝母と名づけられたといわれる．中国ではアミガサユリ由来の貝母を「浙貝母」と称する．「川貝母」「平貝母」「伊貝母」と呼ばれる生薬はアミガサユリとは別の植物に由来し，用途により使い分けられる．

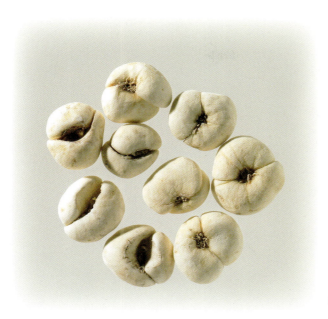
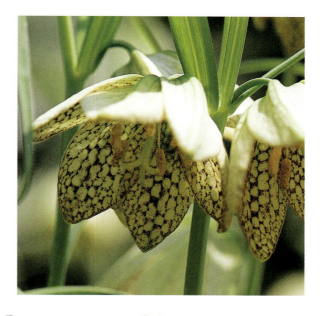

Fritillariae Bulbus

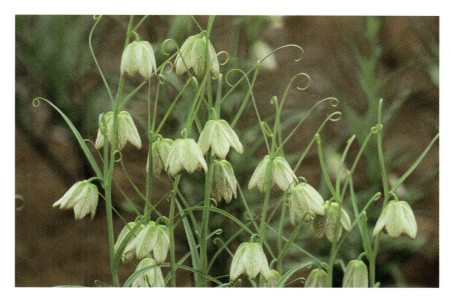

- **主な成分** アルカロイド (peimine), ジテルペノイドなど
- **主な薬理** 鎮咳・鎮静作用 (ネコ, モルモット, マウス)[1], 降圧作用 (*in vitro*)[2]
- **性　　味** 苦, 寒
- **帰　　経** 肺・心経
- **薬　　能** 清熱化痰止咳・解毒散結消癰
- **主　　治** 風熱による咳嗽・痰火による咳嗽・肺癰・乳癰・瘰癧・瘡毒
- **古　　典** 　重校薬徴　胸膈の鬱結, 痰飲を主治す.
  　古方薬議　傷寒煩熱, 淋瀝喉痺, 咳嗽, 上気, 吐血, 咯血, 肺痿, 肺癰を主り, 腹中の結実, 心下満, 胸脇の逆気を療す.

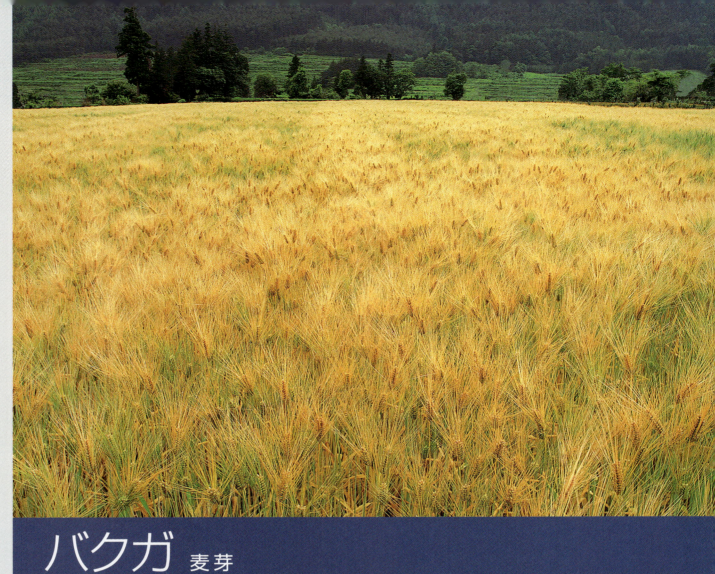

バクガ 麦芽
Malt；FRUCTUS HORDEI GERMINATUS

基原 イネ科（*Gramineae*）のオオムギ *Hordeum vulgare* Linné の成熟したえい果を発芽させて乾燥したもの．

麦芽とは オオムギは西アジア原産の二年草で，コムギと同じく古くから栽培されてきた重要な作物である．オオムギには穂の結実列数の違いにより二条種・四条種・六条種などの品種がある．六条種は穂に穀粒が6列でつくように見えるもので，その種子は小粒でタンパク質が多い．二条種は6列のうち2列のみが成熟するもので，その種子は六条種と比べ大粒で，タンパク質が少なく，ビールやウイスキーの原料として利用される．また，オオムギはコムギと違いグルテンを含まないのでパンには不向きであるが，米と混炊して麦飯として食べられている．オオムギの籾殻にあたる部分は植物学的には「えい（穎）」と呼ばれる．えいの中の穀粒は果皮が種子に密着した「えい果」である．えい果を発芽させて乾燥したものが生薬「麦芽」であり，発芽に伴う低分子化した糖類を多く含む．

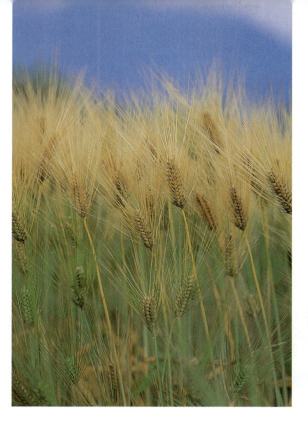
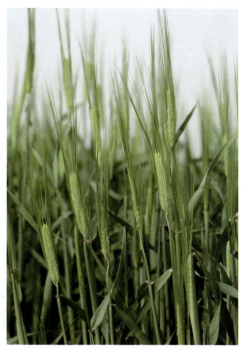
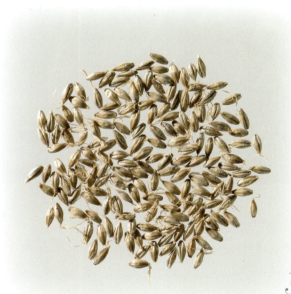
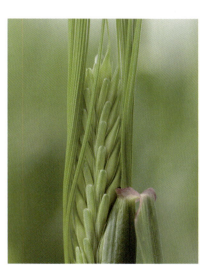

Fructus Hordei Germinatus

- **主な成分** でんぷん，蛋白質，酵素 (amylase)，アミノ酸 (gamma-aminobutyric acid)，その他 (hordenine) など
- **主な薬理** 血糖降下作用（ラット）[1]，高プロラクチン血症改善作用（ラット）[2,3]
- **性　　味** 甘，平
- **帰　　経** 脾・胃経
- **薬　　能** 行気消食・健脾開胃・回乳消脹
- **主　　治** 食積・脘腹部の脹痛・脾虚による食欲不振・乳汁鬱積・乳房の脹痛・断乳・肝鬱による脇痛・肝胃気痛

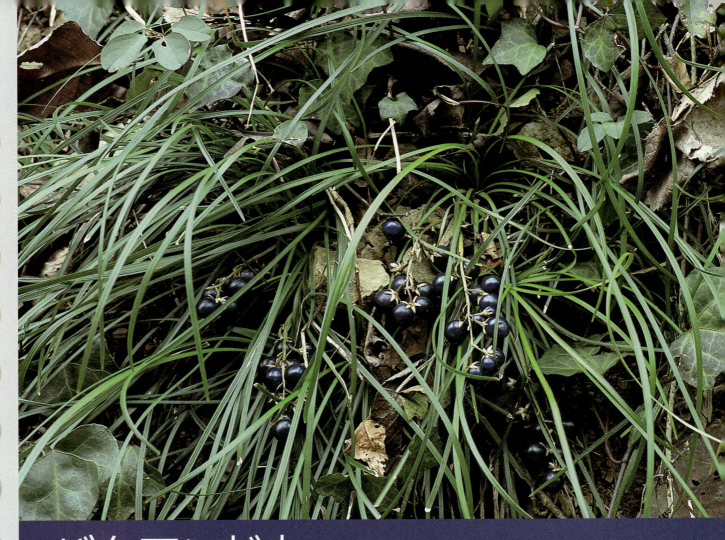

バクモンドウ 麦門冬
Ophiopogon Root ; OPHIOPOGONIS RADIX

基原 ユリ科（*Liliaceae*）*のジャノヒゲ *Ophiopogon japonicus* Ker-Gawler の根の膨大部．
＊APG：キジカクシ科（*Asparagaceae*）

麦門冬とは ジャノヒゲは林床などの肥沃で水はけの良い土壌に生育する常緑性の多年草で，中国・韓国および日本に分布する．中国の浙江省杭州・四川省を中心に広く栽培が行われている．日本でもかつて大阪などで栽培されていたが，現在，国内における生産はない．初夏に葉の間から5cmほどの花茎を出し，淡紫色または白色の小花を下向きに咲かせる．秋には球形で光沢のある濃青色の一見果実に見える種子をつける．多数のひげ根をもち，ひげ根の一部が冬から初夏にかけて紡錘状に膨大する．この根の膨大部を乾燥したものが生薬「麦門冬」である．乾燥後，半日浸水し，木部を抜いて再び乾燥した「丸麦」と呼ばれるものが良品とされるが，近年は労力の観点から，そのまま乾燥した「長麦」と呼ばれるものが主流である．韓国で麦門冬として流通する生薬はヤブランやコヤブランに由来するもので，これは中国では「土麦冬」と称する．これらは花茎の長さ，花のつき方および種子の色が黒いことなどでジャノヒゲと区別できる．

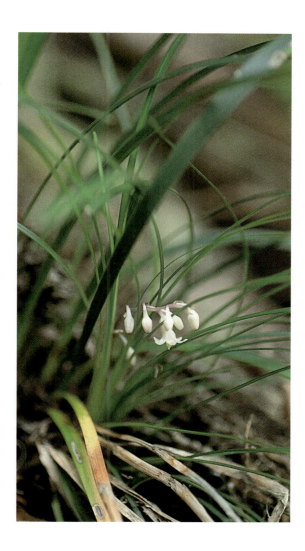
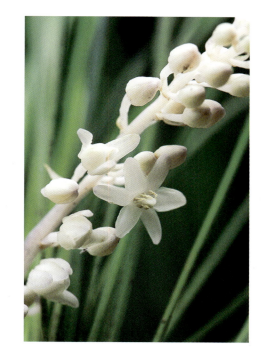
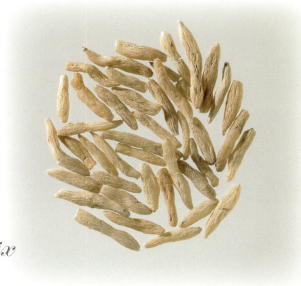

Ophiopogonis Radix

- ●**主な成分** サポニン（ophiopogonins A~D），フラボノイド（methylophiopogonanone A）など
- ●**主な薬理** 鎮咳作用（モルモット，マウス，*in vitro*）[1)~3)]，去痰作用（ウズラ，*in vitro*）[4)~6)]，抗酸化・抗炎症作用（マウス，*in vitro*）[7)8)]
- ●**性　　味** 甘・微苦，微寒
- ●**帰　　経** 心・肺・胃経
- ●**薬　　能** 養陰生津・潤肺清心
- ●**主　　治** 肺燥による乾咳・陰虚による労嗽・喉痺咽痛・津液損傷による口渇・内熱による消渇・心煩による不眠・腸燥による便秘
- ●**古　　典** 〖**古方薬議**〗心腹の結気，胃の絡脈絶つ，羸痩，短気，客熱，口乾燥渇を主り，嘔吐を止め，痰飲を下し，肺痿吐膿を治す．

191

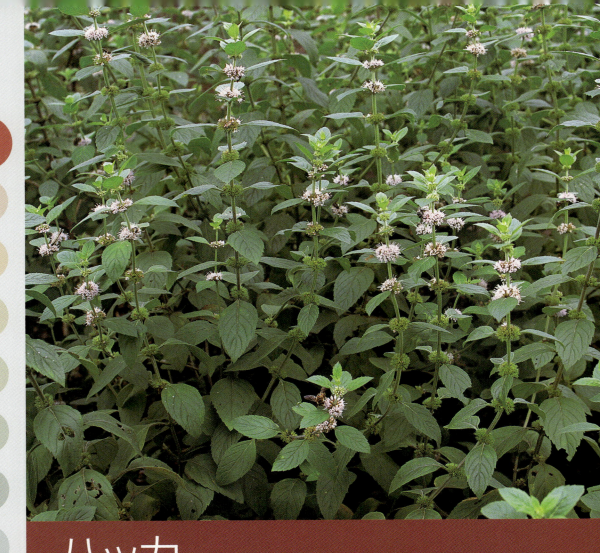

ハッカ 薄荷
Mentha Herb ; MENTHAE HERBA

基原　シソ科（*Labiatae*）のハッカ *Mentha arvensis* Linné var. *piperascens* Malinvaudの地上部.

薄荷とは　ハッカはやや湿った環境に生育する東アジア原産の多年草である．日本では北海道での栽培が最も多く，岡山・広島などでも栽培される．口に含むと清涼感があるが，この独特の芳香は主にmentholによるものである．日本産のハッカは，世界中のハッカ属のなかでmentholを最も多く含有するとされ，合成メントールができるまでは日本のハッカから抽出した天然メントールが世界中に輸出されていた．地上部を乾燥したものが生薬「薄荷」である．ヨーロッパ原産のセイヨウハッカ *Mentha piperita* は古くから人間と深い関わりをもち，香辛料や薬物として，古代メソポタミアや古代エジプト・ローマでも使用されていた．日本でも『大和本草』に栽植の記録がみられることから，18世紀初頭にはすでに日本に伝来していたことがわかる．

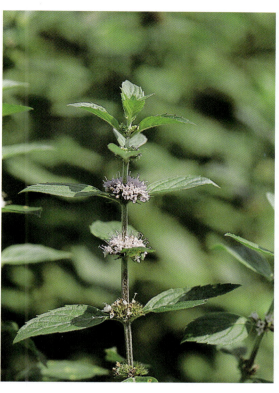
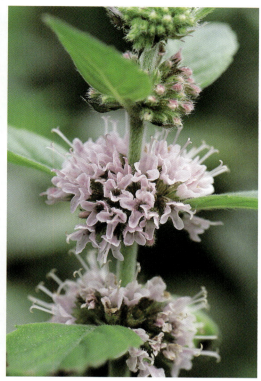
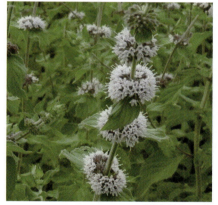
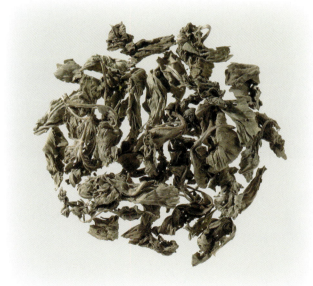

Menthae Herba

- **主な成分** モノテルペノイド（(−)-(menthol)），フェニルプロパノイド（rosmarinic acid）
- **主な薬理** 鎮痙作用（*in vitro*）[1)〜3)]，鎮痛作用（マウス）[4)]，抗アレルギー作用（*in vitro*）[5)]，鎮痒作用（マウス）[6)]，抗炎症作用（*in vitro*）[7)]
- **性　　味** 辛，涼
- **帰　　経** 肺・肝経
- **薬　　能** 疏散風熱・清利頭目・利咽・透疹・疏肝行気
- **主　　治** 風熱による感冒・風温初起・頭痛・目の充血・喉痺・口瘡・風疹・麻疹・胸脇部の脹悶

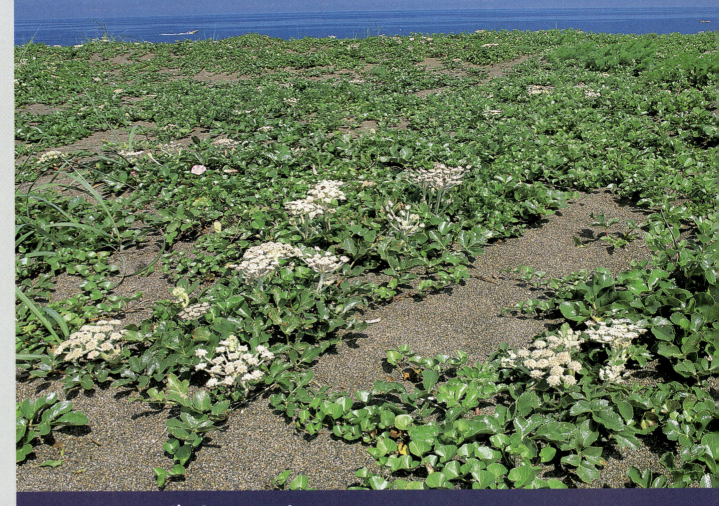

ハマボウフウ 浜防風
Glehnia Root and Rhizome；GLEHNIAE RADIX CUM RHIZOMA

基 原 セリ科（*Umbelliferae*）のハマボウフウ *Glehnia littoralis* Fr. Schmidt ex Miquelの根および根茎．

浜防風とは ハマボウフウは海岸の砂地に生育する多年草で，日本・中国・オホーツク海沿岸および北アメリカ西部に分布する．草丈5〜30cmで茎は直立し，砂中に深く直根を伸ばす．6〜7月に散形花序に小さな白い花を密生する．新芽や茎葉は刺身のツマや山菜として食用とする．8〜9月に根および根茎を掘り上げて乾燥したものが生薬「浜防風」である．かつてハマボウフウは生薬「防風」の代用品として使用されていたが，日本薬局方では第九改正以降，「防風」とは別に「浜防風」として収載されている．また，中国薬典に浜防風の記載はないが，同一植物の根が「北沙参」の名で収載されている．

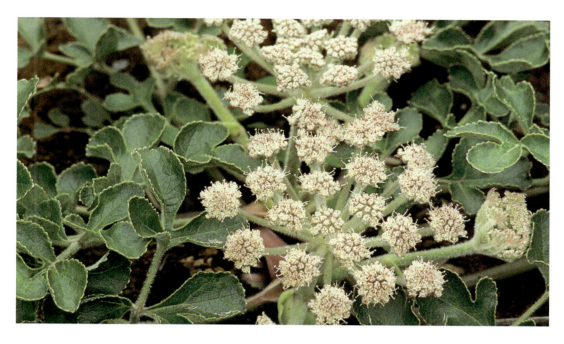

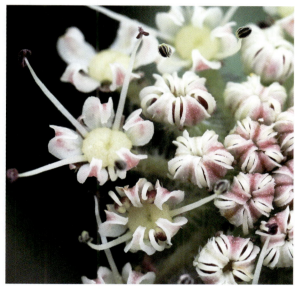

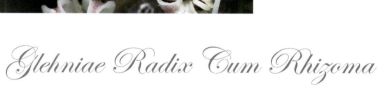

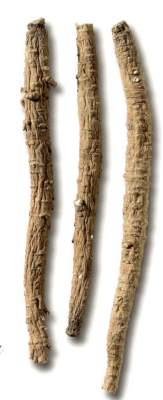

- ●**主な成分**　フロクマリン類（imperatorin），クマリン類，モノテルペノイドなど
- ●**主な薬理**　抗炎症作用（マウス, *in vitro*）[1)～4)]，抗酸化作用（ラット）[5)]，鎮痛作用（マウス）[6)]，睡眠時間延長作用（マウス）[7)]
- ●**性　　味**＊　甘・微苦，微寒　　＊北沙参
- ●**帰　　経**＊　肺・胃経
- ●**薬　　能**＊　養陰清肺・益胃生津
- ●**主　　治**＊　肺熱による燥咳・労嗽による痰血・胃陰不足・熱病による津液損傷・咽乾口渇

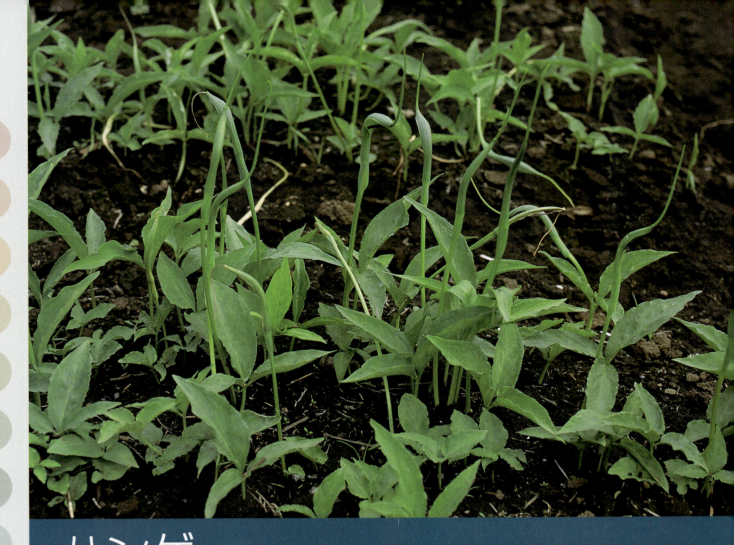

ハンゲ 半夏
Pinellia Tuber ; PINELLIAE TUBER

基原 サトイモ科（*Araceae*）のカラスビシャク *Pinellia ternata* Breitenbach のコルク層を除いた塊茎．

半夏とは カラスビシャクは中国原産の多年草で，朝鮮半島や中国，日本では九州から北海道にかけて分布する．草丈は15cm程度で，3枚の小葉に分かれた複葉を地下の塊茎から直接立ち上げる．夏に花茎の先端に仏炎苞をつける．塊茎の分球やムカゴのほか，頻度は低いが種子でも増殖し，繁殖力旺盛な植物である．コルク層を除いた塊茎を乾燥したものが生薬「半夏」である．現在，日本での「半夏」の生産はほぼなく，中国からの供給に依存している．半夏を口に含むと粘膜を刺すような刺激やえぐ味を感じ，痛みはしばらく持続する．刺激はシュウ酸カルシウムの束針晶，えぐ味は 3,4-diglycosylic benzaldehyde によるとされ，痛みの緩和には慣例的に生姜が有効といわれている．中国では生姜やミョウバンを用いて修治してから使用されることも多く，中国薬典にはそれぞれ別生薬の「姜半夏」「清半夏」として収載される．名前が似ているドクダミ科のハンゲショウ（半夏生）と混同されがちだが別の植物である．

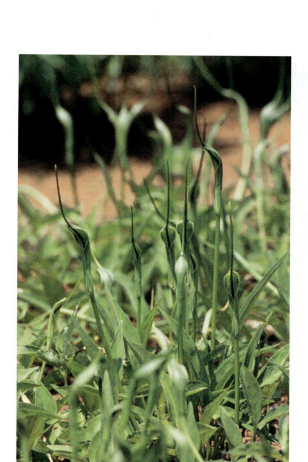
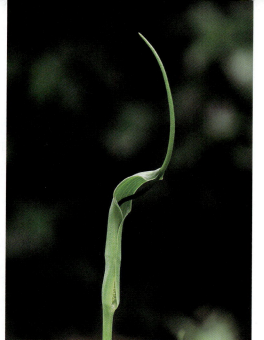
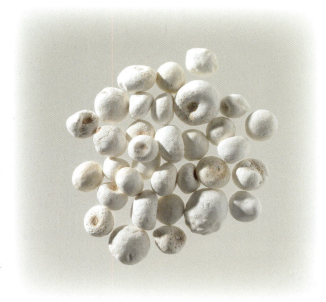

Pinelliae Tuber

- ●**主な成分**　フラボノイド，フェノール類，糖脂質，セレブロシド，脂肪酸，多糖類，シュウ酸カルシウムなど
- ●**主な薬理**　鎮吐作用（ミンク，ラット，ヒヨコ，カエル）[1)〜4)]，鎮咳・去痰作用（マウス）[5) 6)]，鎮静・抗痙攣作用（マウス）[7)]
- ●**性　　味**　辛，温，有毒
- ●**帰　　経**　脾・胃・肺経
- ●**薬　　能**　燥湿化痰・降逆止嘔・消痞散結
- ●**主　　治**　湿痰寒痰・咳喘・痰が多い・痰飲による眩悸・風痰による眩暈・痰厥頭痛・嘔吐反胃・胸脘部の痞悶・梅核気　［外用］癰腫痰核
- ●**古　　典**　
  - 📖**重校薬徴**　痰飲，嘔吐を主治す，兼ねて心痛，逆満，腹中雷鳴，咽痛，咳悸を治す．
  - 📖**古方薬議**　気を下し，胃を開き，痰涎を消し，嘔吐を止め，咳逆，喉咽腫痛を主る．

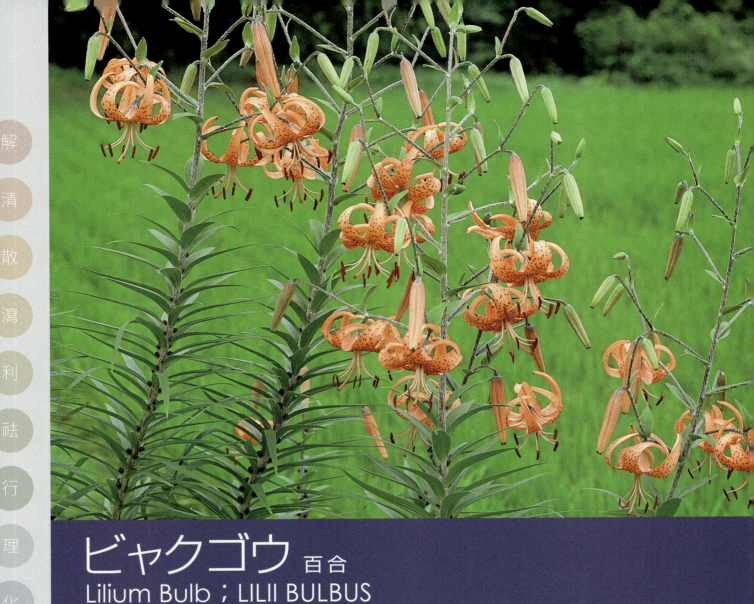

ビャクゴウ 百合
Lilium Bulb；LILII BULBUS

基原 ユリ科（*Liliaceae*）のオニユリ *Lilium lancifolium* Thunberg，ハカタユリ *Lilium brownii* F. E. Brown var. *colchesteri* Wilson〔*Lilium brownii* N.E.Br. ex Miellez var. *viridulum* Baker〕，*Lilium brownii* F. E. Brown または *Lilium pumilum* De Candolle のりん片葉を，通例，蒸したもの．

百合とは オニユリは田の畔など人里近くに生育する多年草で，日本・朝鮮半島・中国に分布する．草丈は1mを超え，茎は直立する．7〜8月に茎上部の葉腋から長い花柄を出し，2〜20個ほどの花を総状花序につける．花は下向きに咲き，橙赤色で赤褐色の斑点があり，6枚の花被片は先端が強く反り返る．果実は実らず，ムカゴにより増殖する．ユリ属植物は北半球の温帯を中心に80〜115種が知られ，観賞用・食用・薬用として世界各地で栽培される．地下部に養分を蓄えた厚いりん片葉を多数作り，全体が球形となるりん茎を形成する．りん茎は一般的には球根と呼ばれるが，ユリにおいては「百合根」とも呼ばれ，さまざまな料理に利用される．日本で食用とする百合根はコオニユリの食用品種が多く栽培されている．10月頃から翌年の1月中旬にかけて収穫される．りん片葉を，通例，蒸して乾燥したものが生薬「百合」である．

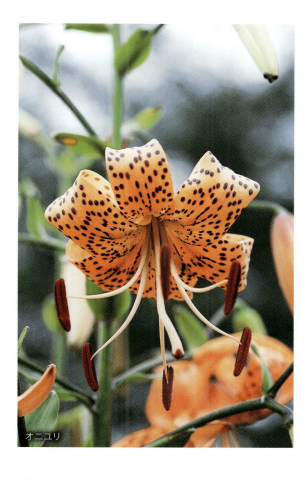
オニユリ

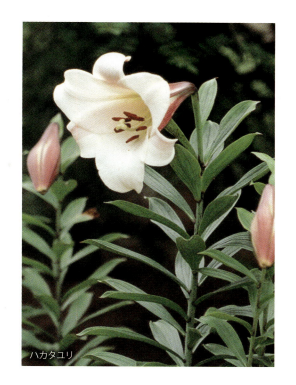
ハカタユリ

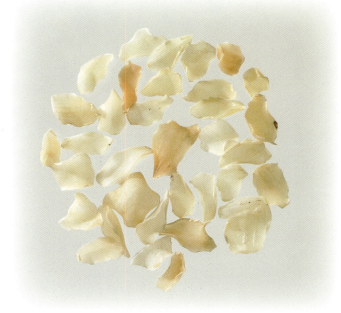

Lilii Bulbus

- ●主な成分　フェニルプロパノイド (regalosides A and B), トリテルペノイドなど
- ●主な薬理　肺炎症抑制作用（マウス）[1], 抗炎症作用（マウス, *in vitro*）[2,3], 抗酸化作用（マウス）[4], 鎮静作用・睡眠時間延長作用（マウス）[5]
- ●性　　味　甘, 寒
- ●帰　　経　心・肺経
- ●薬　　能　養陰潤肺・清心安神
- ●主　　治　陰虚による燥咳・労嗽による咳血・虚煩驚悸・不眠多夢・精神恍惚

解 清 散 瀉 利 祛 行 理 化 消 補 安 収 平

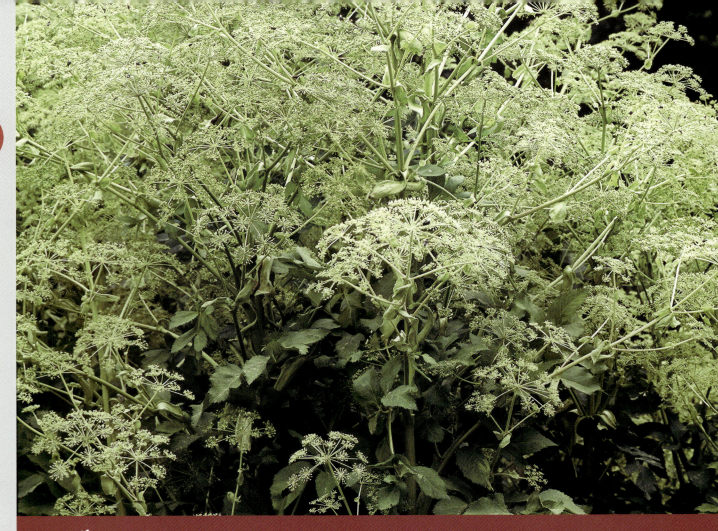

ビャクシ 白芷
Angelica Dahurica Root；ANGELICAE DAHURICAE RADIX

基原 セリ科（*Umbelliferae*）のヨロイグサ *Angelica dahurica* Bentham et Hooker filius ex Franchet et Savatier の根．

白芷とは ヨロイグサは山地に生育する多年草で，本州近畿・中国地方・九州・朝鮮半島・中国東北部やシベリア東部に分布する．属名の *Angelica* は「天使のような」を意味し，種小名 *dahurica* はロシアのバイカル湖東方地域の旧名 dahuria から命名された．ヨロイグサの語源は重鋸歯が鎧のように見えるためといわれている．種子から栽培する場合，2年目には草丈が2mほどになり，夏に主茎の先端並びに側枝の先に複散形花序を形成し，白色の花をつける．花期を終えると枯れるため，花が咲く前に根を掘り上げて水洗し，乾燥したものが生薬「白芷」である．『神農本草経』で白芷の薬能は「婦人の漏下赤白，血閉，陰腫，寒熱，頭風が目を侵して涙の出るものを主治し，皮膚を長じ，顔色を潤沢にする」とされ，中国の宮廷で美容に用いられていたこともある．

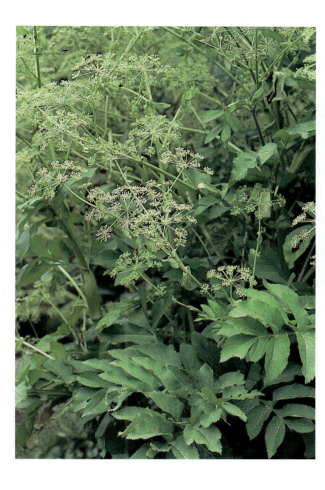
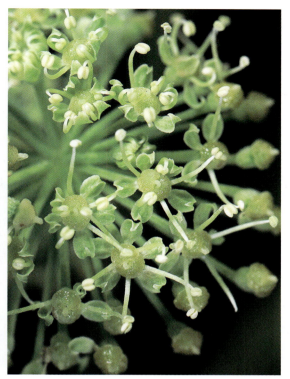
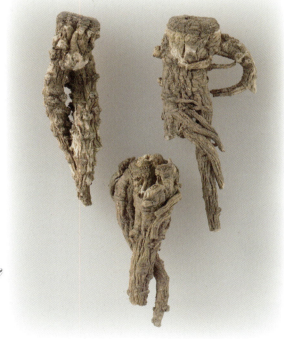

Angelicae Dahuricae Radix

- ●**主な成分** フロクマリン類（byakangelicin）など
- ●**主な薬理** ヒスタミン分泌抑制作用（マウス）[1]，シクロオキシゲナーゼ（COX）阻害作用（*in vitro*）[2]
- ●**性　　味** 辛，温
- ●**帰　　経** 胃・大腸・肺経
- ●**薬　　能** 解表散寒・祛風止痛・宣通鼻竅・燥湿止帯・消腫排膿
- ●**主　　治** 感冒頭痛・眉稜骨痛・鼻塞流涕・鼻衄・鼻淵・歯痛・帯下・瘡瘍腫痛

解 清 散 瀉 利 祛 行 理 化 消 補 安 収 平

201

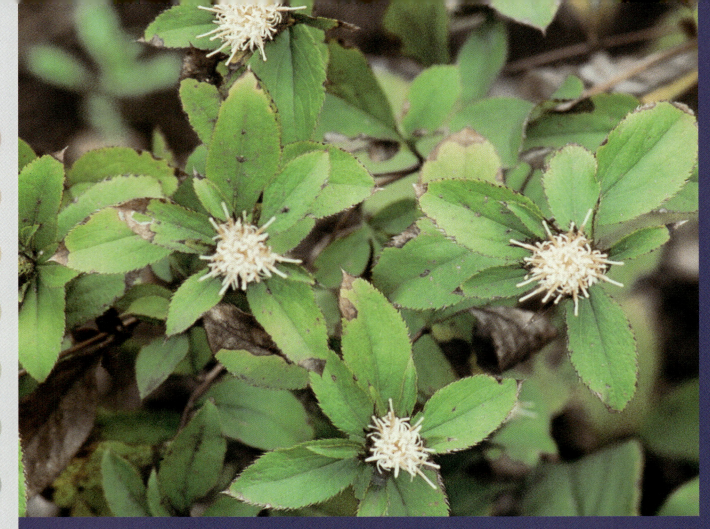

ビャクジュツ 白朮
Atractylodes Rhizome ; ATRACTYLODIS RHIZOMA

基原 キク科（Compositae）のオケラ Atractylodes japonica Koidzumi ex Kitamura の根茎（和ビャクジュツ），またはオオバナオケラ Atractylodes macrocephala Koidzumi（Atractylodes ovata De Candolle）*の根茎（唐ビャクジュツ）．

＊Atractylodes ovata は，YList ではオケラとされており，意見が一致していない．

白朮とは オケラおよびオオバナオケラはともに山地や林内に生育する多年草である．オケラは日本や朝鮮半島・中国東北部に分布する．花序は魚骨状の苞葉に包まれ，9〜10月に白色〜淡紅色の花をつける．新芽は山菜としておひたしや天ぷらにして食べられることもある．オオバナオケラは中国中部を中心に栽培され，日本には自生しない．オケラと比較するとその名の通り花が大型で紅紫色という特徴がある．根茎を乾燥したものが生薬「白朮」である．オケラに由来するものを「和白朮」，オオバナオケラに由来するものを「唐白朮」と呼ぶ．類縁生薬である「蒼朮」とは精油の組成が異なり，白朮の主要な精油成分は atractylone である．また β-eudesmol，hinesol を含有しないため，蒼朮に特徴的な綿状結晶を析出しない．中国薬典ではオオバナオケラのみが「白朮」として収載されている．

Atractylodis Rhizoma

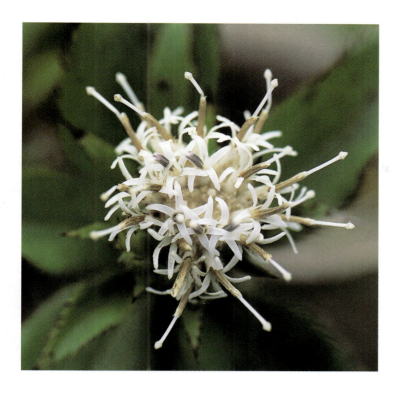

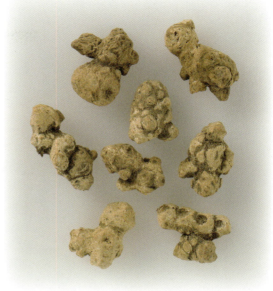

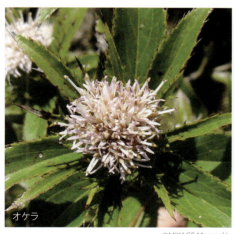
オケラ
©MIKAGE Masayuki

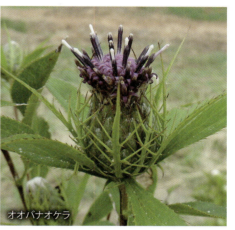
オオバナオケラ
©MIKAGE Masayuki

- ●主な成分　セスキテルペノイド（atractylone），ポリアセチレン類など
- ●主な薬理　抗ストレス潰瘍作用（ラット）[1]，胃粘膜保護作用（ラット, in vitro）[2]，血糖降下作用（マウス）[3]，抗炎症作用（ラット, マウス, in vitro）[4]～[6]
- ●性　　味　苦・甘，温
- ●帰　　経　脾・胃経
- ●薬　　能　健脾益気・燥湿利水・止汗・安胎
- ●主　　治　脾虚食少・腹脹下痢・痰飲による眩悸・浮腫・自汗・胎動不安
- ●古　　典　　重校薬徴　（朮）利水を主る，故に小便不利，自利，浮腫，支飲冒眩，失精下利を治し，沈重疼痛，骨節疼痛，嘔渇，喜唾を兼治す．

　　　　　　　古方薬議　風寒湿痺を主り，胃を開き，痰涎を去り，下泄を止め，小便を利し，心下急満を除き，腰腹冷痛を治す．

203

解 清 散 瀉 利 祛 行 理 化 消 補 安 收 平

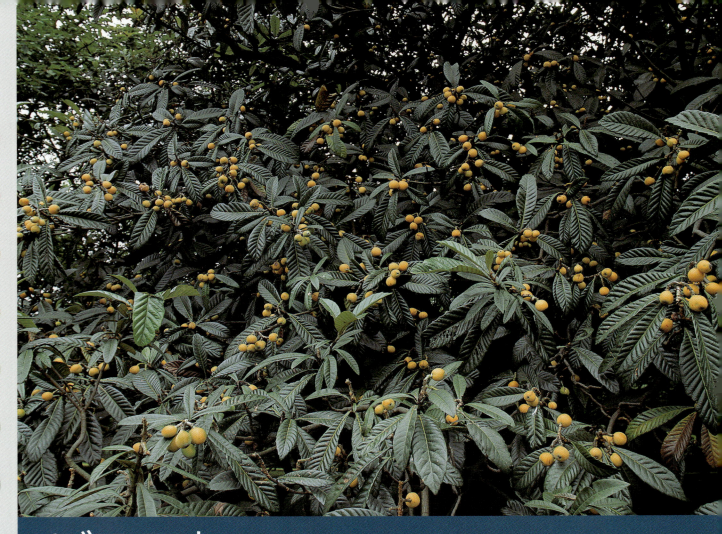

ビワヨウ 枇杷葉
Loquat Leaf；ERIOBOTRYAE FOLIUM

基原 バラ科（*Rosaceae*）のビワ *Eriobotrya japonica* Lindleyの葉．

枇杷葉とは ビワは中国中南部原産の常緑小高木である．日本で広く栽培されるが，これは奈良時代以降に伝来したものに由来する．明治時代以降には品種の導入や品種改良が進められ，現在では数十種の栽培品種がある．初冬の11〜12月に花をつけ，翌年の初夏に果実が熟す．ビワという名は，葉の形が楽器の「琵琶」に似ていることが由来とされる．葉を乾燥したものが生薬「枇杷葉」である．枇杷葉の主産地は中国の広東省・江蘇省・浙江省などである．葉以外にも，種子や果実が別の生薬となる．枇杷葉は江戸時代から民間療法で盛んに用いられており，主なものに湿疹などへの浴剤，神経痛や関節痛などへの枇杷灸がある．暑気あたりに用いられた枇杷葉湯は枇杷葉を主剤とした薬用茶で，各地で特色を出した処方が生み出され，江戸時代後期から戦前にかけて夏の清涼飲料として用いられた．

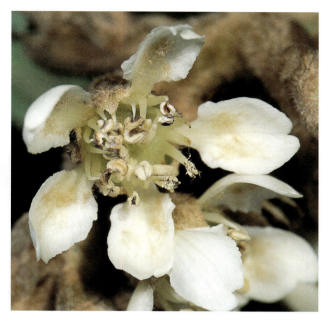
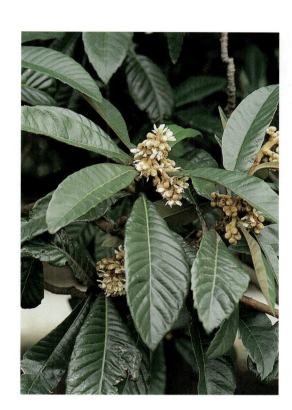
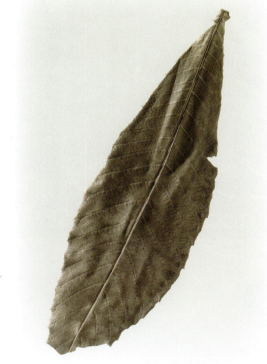

Eriobotryae Folium

- ●主な成分　トリテルペノイド (corosolic acid)，セスキテルペノイド，青酸配糖体 (amygdalin)，タンニン類など
- ●主な薬理　抗炎症作用 (ラット，マウス, *in vitro*) [1]〜[4]，肺線維化抑制作用 (ラット) [5]，
  抗侵害受容作用 (マウス) [6]
- ●性　　味　苦，微寒
- ●帰　　経　肺・胃経
- ●薬　　能　清肺止咳・降逆止嘔
- ●主　　治　肺熱による咳嗽・気逆喘急・胃熱による嘔逆・煩熱・口渇

解　清　散　瀉　利　祛　行　理　化　消　補　安　収　平

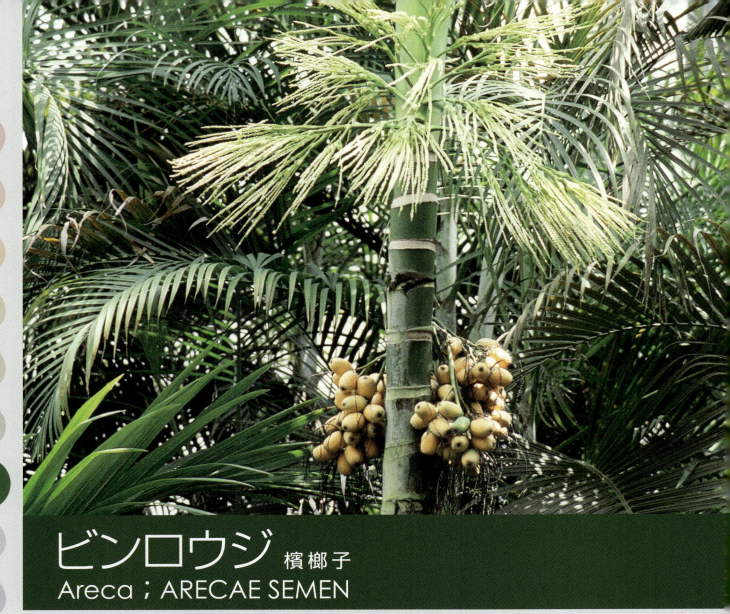

ビンロウジ 檳榔子
Areca；ARECAE SEMEN

基原 ヤシ科（*Palmae*）のビンロウ *Areca catechu* Linné の種子．

檳榔子とは ビンロウは中国南部から東南アジア・太平洋諸島など広範囲で栽培される常緑高木である．樹高は4〜10mに達する．雌雄異花同株で多数分枝した花序の基部に雌花，先の方に雄花がつく．果実は卵形で熟すと橙色となる．果実中に1個の灰赤褐色〜灰黄褐色の種子がある．種子を乾燥したものが生薬「檳榔子」である．生薬の断面において褐色の外胚乳が白色の内胚乳中に不規則に入り込み，大理石状の紋様を呈することが特徴である．条虫などの駆虫および健胃，便秘改善などが知られている．一方，中国薬典にはビンロウの果皮を乾燥したものも「大腹皮」として収載されている．

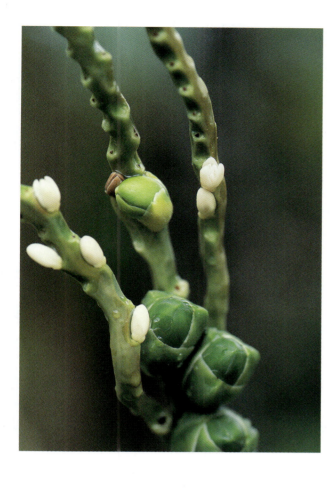
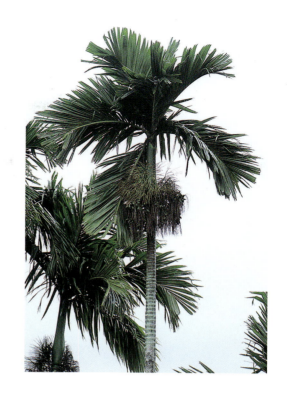
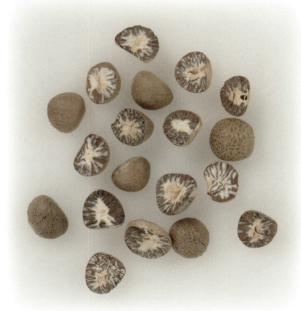

Arecae Semen

- ●主な成分　アルカロイド（arecoline, guvacine），カテキン類，タンニン類など
- ●主な薬理　運動機能抑制作用（マウス）[1]，抗うつ作用（ラット，マウス）[2]，降圧作用（ラット，*in vitro*）[3]～[5]
- ●性　　味　苦・辛，温
- ●帰　　経　胃・大腸経
- ●薬　　能　殺虫・消積・行気・利水・截瘧
- ●主　　治　条虫病・蛔虫病・肥大吸虫症・虫積による腹痛・積滞による下痢・裏急後重・浮腫・脚気・瘧疾

207

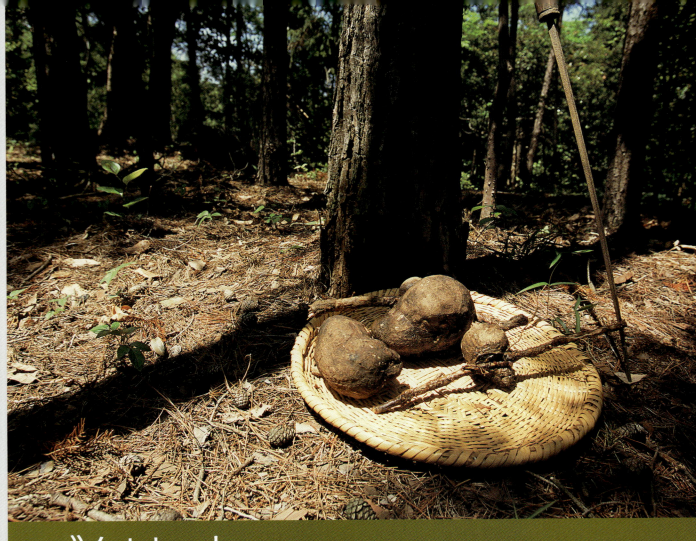

ブクリョウ 茯苓
Poria Sclerotium ; PORIA

| 基 原 | サルノコシカケ科（*Polyporaceae*）のマツホド*Wolfiporia cocos* Ryvarden et Gilbertson（*Poria cocos* Wolf）の菌核で，通例，外層をほとんど除いたもの． |

| 茯苓とは | マツホドはマツ属植物の根に付着して菌核を形成する菌類である．日本ではアカマツ・クロマツ，中国では雲南松・馬尾松などの根に付着する．菌核とは，外界の厳しい条件に耐えられるように菌糸が分化し硬い組織となったものである．菌核の外層を剥ぎ，板状か小方形状に切断して乾燥したものが生薬「茯苓」である．剝いだ外層は「茯苓皮」という名で別の生薬として使用されることもある．以前は，秋から春にかけて「茯苓突き」という先端の尖った専用の鉄製器具で，マツの根元の地面を刺してマツホドを探して採取したが，現在は栽培品が流通するようになり，野生品の採取は珍しくなった．『神農本草経』の上品に茯苓・伏菟の名で収載される． |

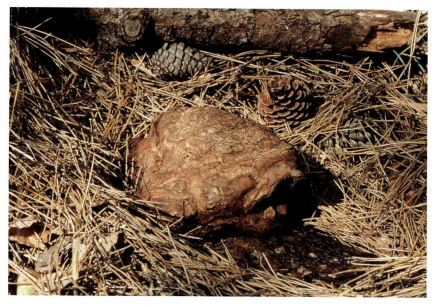
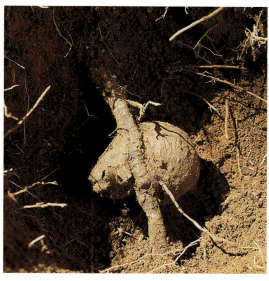

Poria

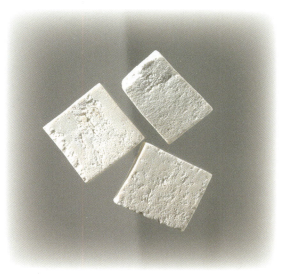

- ● **主な成分** トリテルペノイド (pachymic acid, tumulosic acid), 少糖類 (arabitol), 多糖類 (beta-glucan) など
- ● **主な薬理** 利尿作用 (マウス)[1], 鎮吐作用 (カエル)[2], 胃運動促進作用 (ラット)[3], 海馬神経伝達増強作用 (ラット)[4], β-アミロイド誘発神経細胞死抑制作用 (*in vitro*)[5], 腎障害改善作用 (ラット)[6]
- ● **性　味** 甘・淡, 平
- ● **帰　経** 心・肺・脾・腎経
- ● **薬　能** 利水滲湿・健脾・寧心
- ● **主　治** 浮腫・尿少・痰飲による眩暈と動悸・脾虚による食欲不振・便溏・下痢・心神不安・驚悸による不眠
- ● **古　典**
  - 📖 **重校薬徴** 利水を主る. 故に能く停飲, 宿水, 小便不利, 眩, 悸, 瞤動を治し, 煩躁, 嘔渇, 不利, 咳, 短気を兼治す.
  - 📖 **古方薬議** 胸脇の逆気, 恐悸, 心下結痛を主り, 小便を利し, 消渇を止め, 胃を開き瀉を止む.

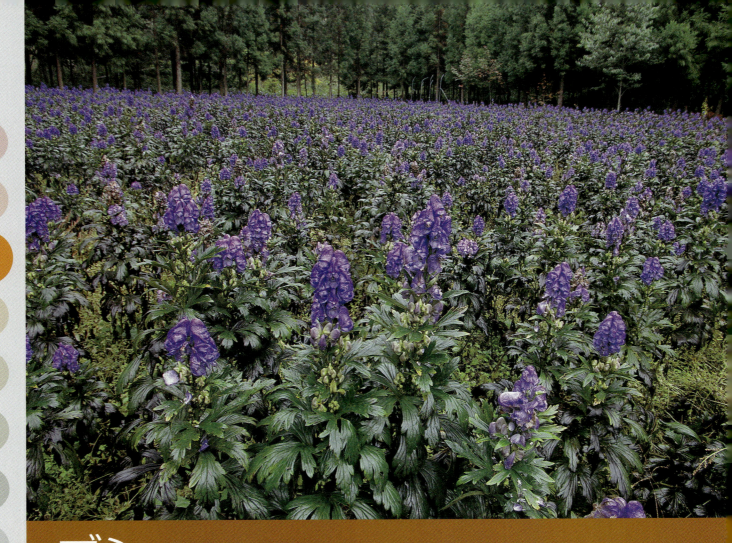

ブシ 加工ブシ
Processed Aconite Root ; ACONITI RADIX PROCESSA

基原 キンポウゲ科（*Ranunculaceae*）のハナトリカブト *Aconitum carmichaeli* Debeaux またはオクトリカブト *Aconitum japonicum* Thunberg の塊根を加工したもの．

附子とは オクトリカブトは本州北部や北海道南西部に分布する多年草で，北海道など冷涼な地域で栽培される．かつてはアイヌ民族に矢毒として利用されていた．ハナトリカブトは中国に広く分布する多年草で，薬用のほか，切花用としても栽培される．なお，トリカブトという名称は，花の形状が舞楽のときに使用する帽子（鳥兜）の形に似ていることから名づけられたとされる．英名のmonkshood（修道士のフード）も同様に花の形状に由来する．

両種とも塊根の株分けにより増殖する．塊根は茎を立ち上げる母根と，母根の横に新しく形成される子根からなる．子根を乾燥したものが生薬「附子」である．毒性が強いため，減毒加工（修治）を行う．修治には高圧蒸気処理や塩処理などがあり，これにより毒性の強いaconitineなどのアルカロイド類が毒性の低い成分に変化する．

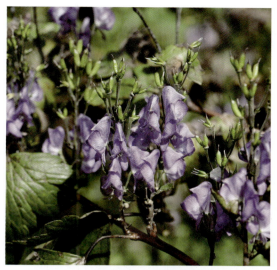
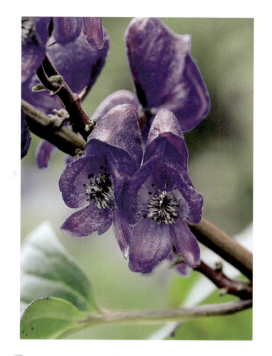
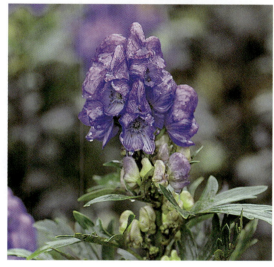

Aconiti Radix Processa

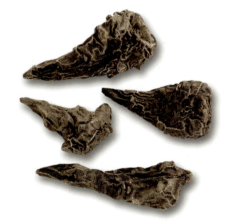

- ● 主な成分　アルカロイド (benzoylaconine, 14-anisoylaconine, benzoyhypaconine, benzoylmesaconine), 多糖類など
- ● 主な薬理　強心作用 (*in vitro*)[1], 鎮痛作用 (ラット, マウス)[2)3)], 血管拡張作用 (ウサギ, カエル)[4)5)], 体温上昇作用 (イヌ)[6], 腎機能改善作用 (ラット)[7]
- ● 性　　味　辛・甘, 大熱, 有毒
- ● 帰　　経　心・腎・脾経
- ● 薬　　能　回陽救逆・補火助陽・散寒止痛
- ● 主　　治　亡陽虚脱・四肢の冷え・脈微・心陽不足・胸痺心痛・虚寒による嘔吐下痢・脘腹部の冷痛・腎陽虚衰・陽痿宮冷・陰寒による浮腫・陽虚外感・寒湿による痺痛
- ● 古　　典　　重校薬徴　水を逐うことを主る. 故に悪寒, 腹痛, 厥冷, 失精, 不仁, 身体骨節疼痛, 四肢沈重疼痛を治し, 下利, 小便不利, 胸痺, 癰膿を兼治す.
　　　　　　　古方薬議　中を温め, 寒を逐ひ, 虚を補ひ, 壅を散じ, 肌骨を堅くし, 厥逆を治し, 百薬の長と為す.

211

解 清 散 瀉 利 祛 行 理 化 消 補 安 収 平

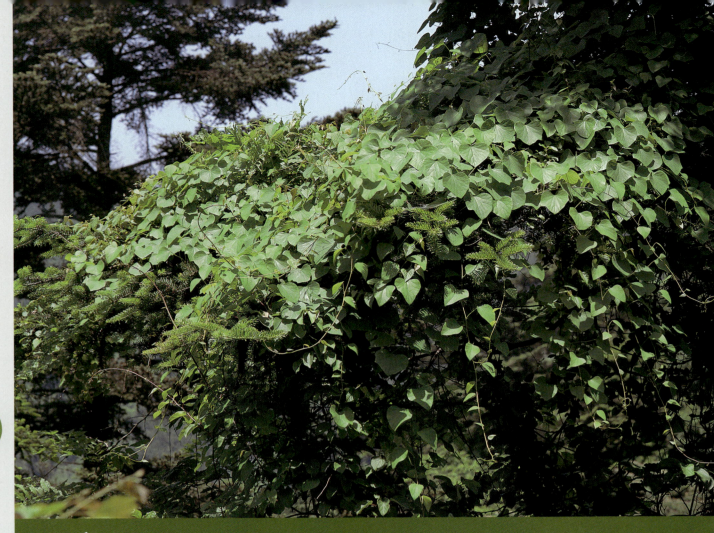

ボウイ 防已
Sinomenium Stem and Rhizome ; SINOMENI CAULIS ET RHIZOMA

基原 ツヅラフジ科（*Menispermaceae*）のオオツヅラフジ *Sinomenium acutum* Rehder et Wilson のつる性の茎および根茎を，通例，横切したもの．

防已とは オオツヅラフジは林内や林縁に生育するつる性木本で，日本では関東以西・四国・九州に分布する．茎は伸長して長さ10mを超す．6〜7月に淡緑色の細かな花を多数つける．オオツヅラフジの茎は丈夫で加工しやすく，古くから山仕事や農作業に用いる葛篭（つづら）や籠の材料として利用されたことからこの名称がある．薬用部位は，上に伸び木に巻き付くつる性の茎（とはん茎）と，地表を這う根茎（ほふく茎）であり，これらを輪切りにして乾燥したものが生薬「防已」である．防已の横切面は灰褐色の道管部と暗褐色の放射組織が交互に放射状に配列し，菊花模様を呈する．この横切断面が淡色のものを「白防已」，暗色のものを「黒防已」と呼ぶことがある．白防已のほうが sinomenine などの主要アルカロイドが高含量であると報告されている．中国薬典の「防已」は粉防已 *Stephania tetrandra* の乾燥した根のことであり，オオツヅラフジのつる性の茎は「青風藤」として収載される．

212

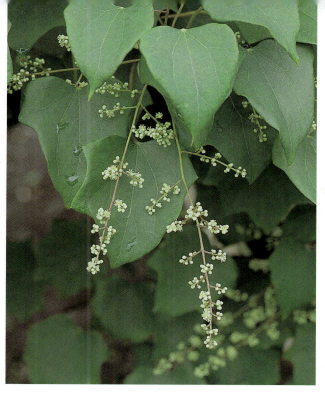
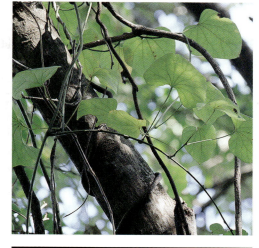
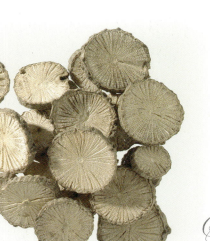
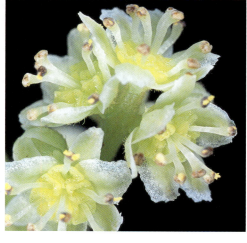

Sinomeni Caulis et Rhizoma

- ●**主な成分** アルカロイド (sinomenine, magnoflorine), その他 (menisdaurin) など
- ●**主な薬理** 抗炎症作用 (ウサギ, ラット)[1)2)], 鎮痛作用 (ネコ, マウス)[3)4)], 抗アレルギー作用 (イヌ, ウサギ, ラット, マウス, *in vitro*)[5)～9)]
- ●**性　　味** 苦, 寒
- ●**帰　　経** 膀胱・肺経
- ●**薬　　能** 祛風止痛・利水消腫
- ●**主　　治** 風湿痺痛・浮腫・脚気・小便不利・湿疹瘡毒
- ●**古　　典**
  - 📖 **重校薬徴** 水を主治す.
  - 📖 **古方薬議** 邪を除き, 大小便を利し, 腠理を通じ, 癰腫悪結を散じ, 脚気を洩し, 血中の湿熱を瀉し, 風水気を療するの要薬なり.

213

ボウショウ 芒硝
Sodium Sulfate Hydrate ; SAL MIRABILIS

無水ボウショウ　乾燥ボウショウ　乾燥硫酸ナトリウム
　　　　　　　　無水芒硝　無水硫酸ナトリウム
Anhydrous Sodium Sulfate ; SAL MIRABILIS ANHYDRICUS

基原　［ボウショウ］主として硫酸ナトリウム（Na_2SO_4）の十水和物．
　　　　［無水ボウショウ］主として結晶水を含まない硫酸ナトリウム（Na_2SO_4）．

芒硝とは　日本薬局方には硫酸ナトリウム十水和物からなる「芒硝」と，結晶水を含まない硫酸ナトリウムからなる「無水芒硝」が収載されている．17世紀のドイツの化学工業家グラウバーがこれを「奇跡塩」と称してその下剤・利尿剤としての医療効果をうたったことから別名グラウバー塩とも呼ばれる．芒硝のラテン名「SAL MIRABILIS」はラテン語で「奇跡の塩」を意味する．

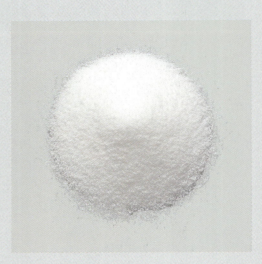

Sal Mirabilis
Sal Mirabilis Anhydricus

- **主な成分**　硫酸ナトリウム
- **主な薬理**　瀉下作用（ウマ，ウサギ，マウス）[1)2)]
- **性　味**　鹹・苦，寒
- **帰　経**　胃・大腸経
- **薬　能**　瀉下通便・潤燥軟堅・清火消腫
- **主　治**　実熱積滞・腹満脹痛・大便燥結・腸癰腫痛　［外用］乳癰・痔瘡腫痛
- **古　典**　📖 **重校薬徴**　軟堅を主る．故に結胸，心下石鞕，鞕満，燥屎，大便鞕，宿食，腹満，小腹急結，堅痛，腫痞等諸般の解し難きの毒を治し，潮熱，譫語，瘀血，黄疸，小便不利を兼治す．
　　　　　📖 **古方薬議**　五蔵積聚，久熱胃閉を主り，邪気を除き，留血を破り，大小便を利す．

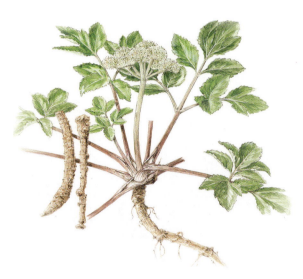
Glehniae Radix Cum Rhizoma

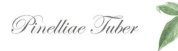
Pinelliae Tuber

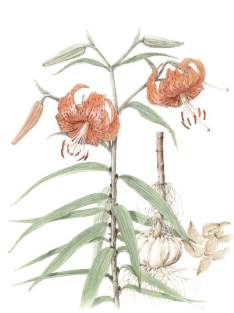
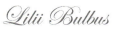
Lilii Bulbus

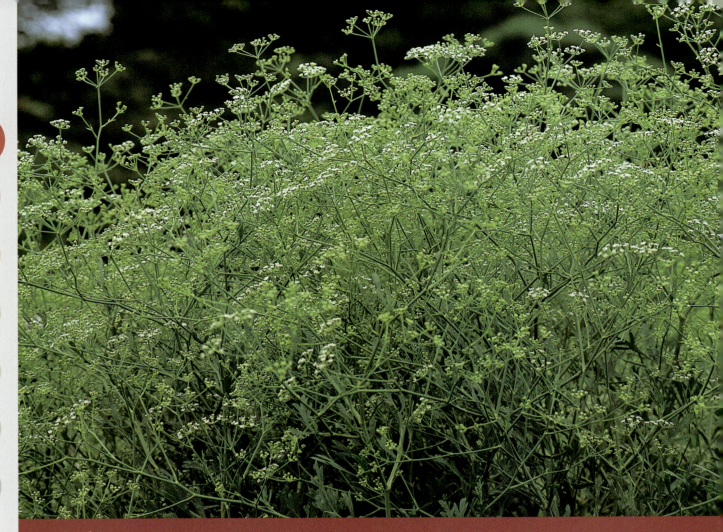

解 清 散 瀉 利 祛 行 理 化 消 補 安 収 平

ボウフウ 防風
Saposhnikovia Root and Rhizome；SAPOSHNIKOVIAE RADIX

基原 セリ科（*Umbelliferae*）の *Saposhnikovia divaricata* Schischkinの根および根茎．

防風とは *Saposhnikovia divaricata* は中国東北部から華北，シベリア南東部原産の多年草で，日本に自生はない．草丈は1m程度．8～9月にかけて茎の先端の複散形花序に白色の花をつける．根は直根性で太く，根茎には褐色繊維状の葉柄残基が密生する．収穫後，地中に残存した根部から植物体を形成するほど再生力の強い植物である．根および根茎を乾燥したものが生薬「防風」である．日本には江戸時代に伝えられ，奈良県の森野旧薬園にて森野藤助氏に栽培されたものが有名で，これは「藤助防風」と呼ばれた．現在も薬草園などで栽培されているが，市場に出ているものはほとんどが中国からの輸入品である．防風は「風邪を防ぐ」ことから名づけられ，感冒の治療薬・予防薬として用いられる．中国にてSARSの予防薬として使われる「玉屏風散」の屏風とは防風のことである．日本では江戸時代に防風の代用として「浜防風」が使用されていたが，現在では日本薬局方にそれぞれが別の生薬として収載されている．

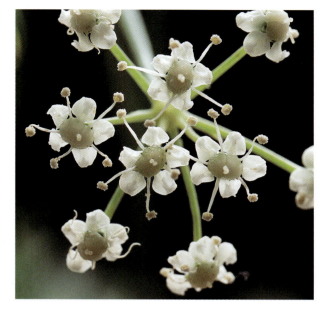
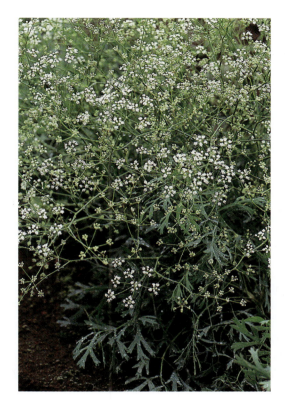
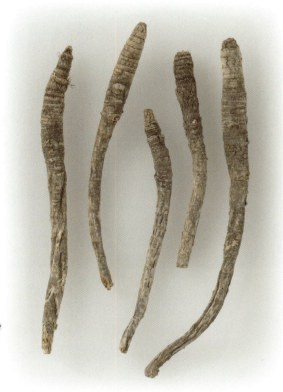

Saposhnikoviae Radix

- ● **主な成分** クロモン類（4'-*O*-Glucosyl-5-*O*-methylvisammino），クマリン類（fraxidin）など
- ● **主な薬理** 抗炎症作用（ラット, マウス, *in vitro*）[1]〜[4]，鎮痛作用（ラット, マウス）[5]
- ● **性　味** 辛・甘，微温
- ● **帰　経** 膀胱・肝・脾経
- ● **薬　能** 祛風解表・勝湿止痛・止痙
- ● **主　治** 感冒頭痛・風湿による痺痛・風疹による瘙痒・破傷風
- ● **古　典** 〔古方薬議〕風周身を行り，骨節疼痺するを主り，頭目中の滞気を散じ，頭眩痛，四肢攣急を治す．

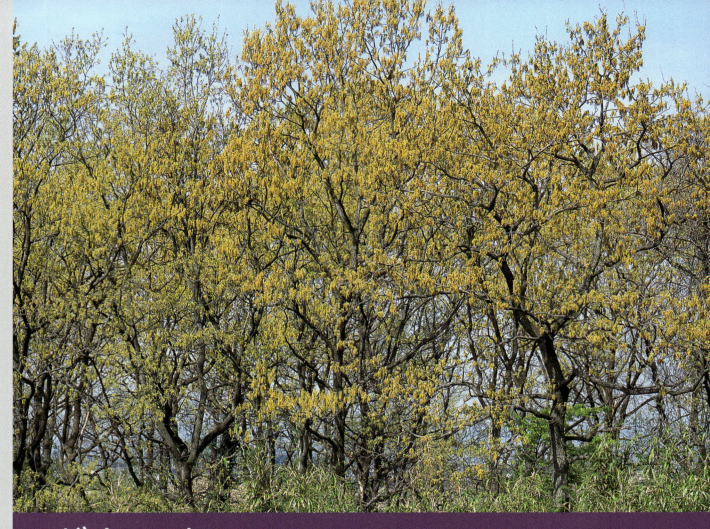

ボクソク 樸樕
Quercus Bark；QUERCUS CORTEX

基原 ブナ科（Fagaceae）のクヌギ *Quercus acutissima* Carruthers, コナラ *Quercus serrata* Murray, ミズナラ *Quercus mongolica* Fischer ex Ledebour var. *crispula* Ohashi〔*Quercus crispula* Blume〕またはアベマキ *Quercus variabilis* Blume の樹皮．

樸樕とは クヌギは山地や里山に生育する落葉高木で，東アジアに広く分布し，日本では岩手以南にみられる．樹高は15m程度．樹皮はやや厚く，不規則に割れる．風媒花で雄花と雌花があり，春に咲く．樹液にカブトムシなどが集まることで有名．シイタケ栽培の榾木（ほだぎ）や炭の原木としても使用される．クヌギ・コナラ・ミズナラ・アベマキの樹皮を乾燥したものが生薬「樸樕」である．厚い樹皮を使用すると，日本薬局方で規定される灰分が高くなる傾向があるので注意が必要である．華岡青洲は十味敗毒湯にヤマザクラの樹皮である「桜皮」を使用したが，浅田宗伯がこれを「樸樕」に変更した経緯がある．

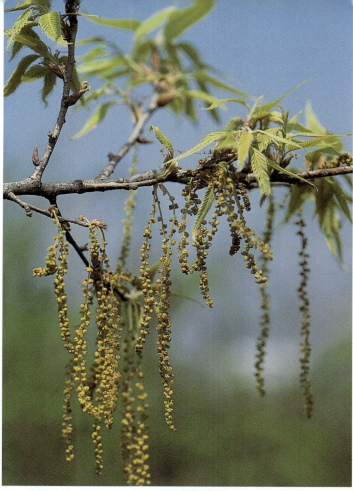
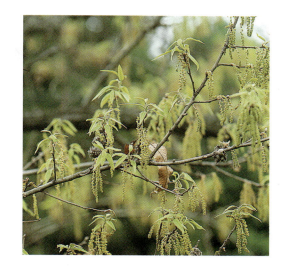
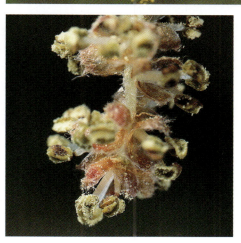
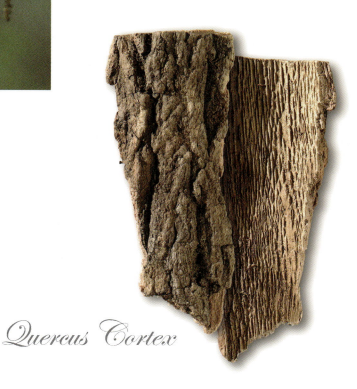

Quercus Cortex

- **主な成分**　タンニン類，クマリン類（scopolin），フラボノイドなど
- **主な薬理**　5α-リダクターゼ阻害作用・皮脂産生抑制作用（*in vitro*）[1]，抗アレルギー作用（*in vitro*）[2]，一酸化窒素（NO）産生抑制作用（*in vitro*）[3]，抗菌作用（*in vitro*）[4]，抗酸化作用（*in vitro*）[5]
- **性　　味**＊　苦・渋，平　　＊『中薬大事典』（橡木皮）
- **薬　　効**＊　解毒利湿・渋腸止瀉
- **主　　治**＊　泄瀉・痢疾・瘡瘍・瘰癧

219

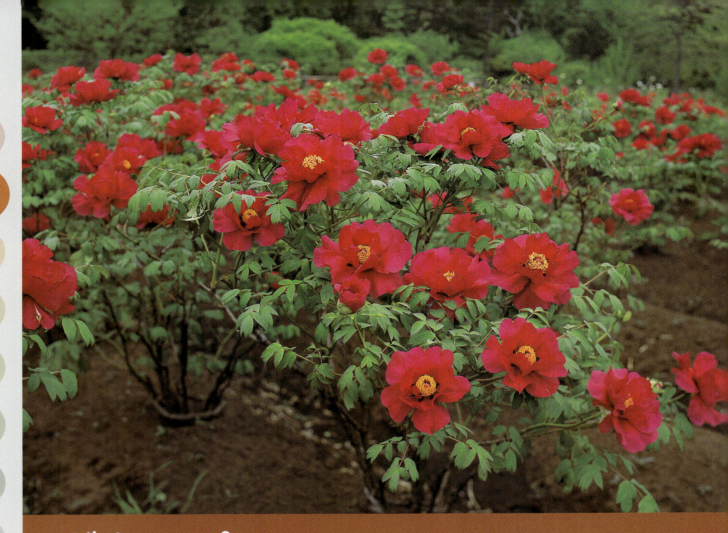

ボタンピ 牡丹皮
Moutan Bark；MOUTAN CORTEX

| 基 原 | ボタン科（*Paeoniaceae*）のボタン *Paeonia suffruticosa* Andrews（*Paeonia moutan* Sims）の根皮． |

| 牡丹皮とは | ボタンは中国北西部原産の落葉低木である．同属のシャクヤクとともに古くから鑑賞用および薬用に栽培，利用されてきた．両者とも花が美しく常に並び称されるが，シャクヤクは毎年地上部が枯れる草本植物なのに対し，ボタンは冬芽が樹上にできる木本植物である．ボタンは観賞用として花弁の枚数や花色の異なる多くの園芸品種が作出されており，花が豪華なことから中国では「花王」とも呼ばれている．なお，観賞用のボタンは活着や初期生育の良さからシャクヤクの根に接ぎ木して栽培することが多い．9月中旬〜下旬に株を掘り取った後に根を水洗し，芯（木部）を抜き取った根皮を乾燥したものが生薬「牡丹皮」である．牡丹皮の内面や折面にしばしば白色の針状または板状の結晶が認められるが，これは含有成分であるpaeonolが析出してできたものである． |

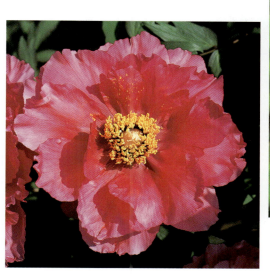
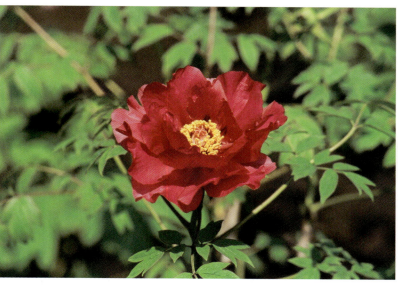
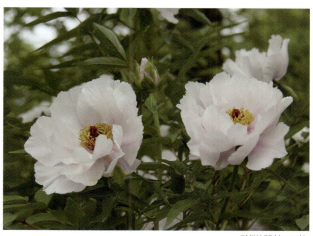

Moutan Cortex

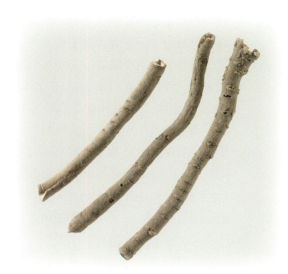

©MIKAGE Masayuki

- ●**主な成分**　フェノール類（paeonol），モノテルペノイド（paeoniflorin）など
- ●**主な薬理**　血小板凝集抑制作用（ヒト（健常人），ラット，*in vitro*）[1)～4)]
- ●**性　　味**　苦・辛，微寒
- ●**帰　　経**　心・肝・腎経
- ●**薬　　能**　清熱涼血・活血化瘀
- ●**主　　治**　熱入営血・温毒による発斑・吐血・鼻出血・夜熱早涼・無汗骨蒸・無月経・月経痛・打撲よる傷痛・癰腫瘡毒
- ●**古　　典**　**古方薬議**　癥堅瘀血を除き，癰瘡を療し，月経を通じ，撲損を消し，腰痛を治し，煩熱を除く．

ボレイ 牡蛎
Oyster Shell；OSTREAE TESTA

基原 イタボガキ科（*Ostreidae*）のカキ *Ostrea gigas* Thunbergの貝殻.

牡蛎とは カキは汽水域・内湾の岩礁に生育する二枚貝で，太平洋アジア沿岸が原産だが，世界各地で養殖されている．カキの養殖の歴史は古く，ヨーロッパでは紀元前1世紀に端を発する．漢字表記は「牡蠣」ですべてが雄と思われていたため「牡」の文字がある．実際は普段は雄性で，産卵期になると性転換して雌が出現する．産卵期は夏で，トロコフォラと呼ばれるプランクトン期を経て，2～3週間ほどで固着生活に入る．成長すると貝殻は20cmを超え，成長脈が重なり板状になる．カキの貝殻を洗浄し乾燥したものが生薬「牡蛎」である．日本薬局方にはカキ*Ostrea gigas*とあるが，これは古い名称であり，最近は一般的にはマガキ *Crassostrea gigas* の名称が使用される．

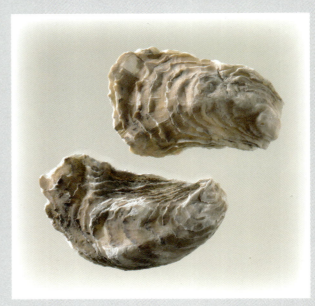
Ostreae Testa

- **主な成分** 炭酸カルシウム，リン酸カルシウムなど
- **主な薬理** 抗痙攣作用（マウス）[1]，鎮痛作用（マウス）[2]，局所麻酔作用（*in vitro*）[3]
- **性　味** 鹹，微寒
- **帰　経** 肝・胆・腎経
- **薬　能** 重鎮安神・潜陽補陰・軟堅散結
- **主　治** 驚悸・不眠・眩暈・耳鳴・瘰癧・痰核・癥瘕・痞塊
- **古　典**
  - 📖 **重校薬徴** 胸腹の動を主治し，驚狂，煩躁，失精を兼治す．
  - 📖 **古方薬議** 傷寒寒熱，温瘧洒洒，驚恚怒気を主り，盗汗を止め，洩精を療し，心脇下の痞熱を治す．

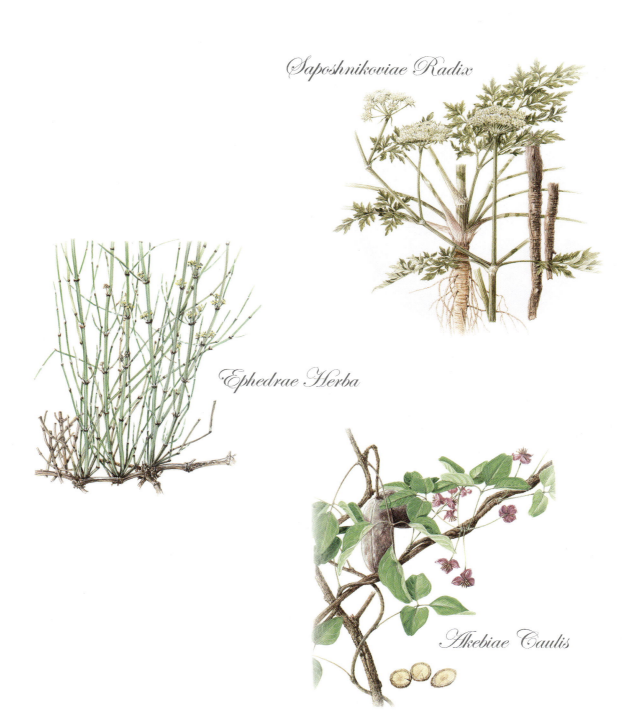

Saposhnikoviae Radix

Ephedrae Herba

Akebiae Caulis

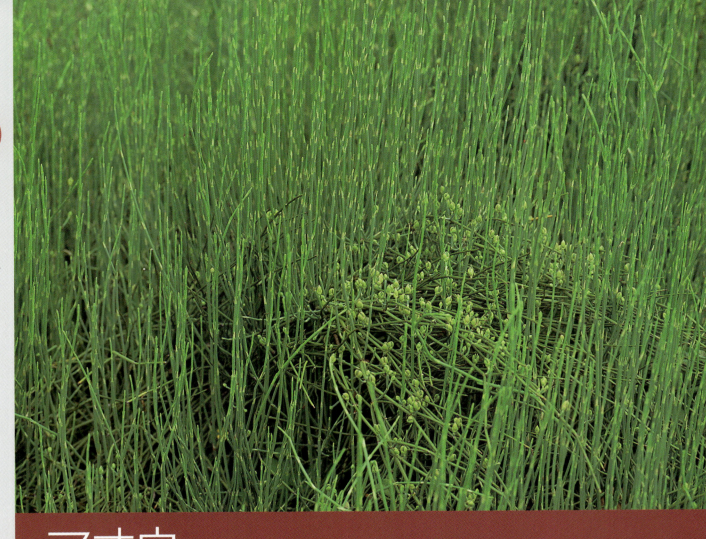

マオウ 麻黄
Ephedra Herb；EPHEDRAE HERBA

基原 マオウ科 (*Ephedraceae*) の *Ephedra sinica* Stapf, *Ephedra intermedia* Schrenk et C.A. Meyer または *Ephedra equisetina* Bunge の地上茎.

麻黄とは *Ephedra sinica* は原野・砂地などの乾燥地に生育する草本状の常緑小低木で，中国東北部からモンゴルに分布する．高さ30〜70cm. 雄株と雌株があり，雄花が先に開花し，続いて雌花が開花する．雌株は赤い果実をつけ，食べると甘い．地上茎を乾燥したものが生薬「麻黄」である．麻黄として *E. sinica*, *E. intermedia*, *E. equisetina* の3種が使用され，同一種でも生育環境により形態が異なるため分類は混乱してきたが，現在は遺伝子解析などにより整理されている．これら3種は種によりephedrineとpseudoephedrineの含有比率が異なるとされてきたが，種内での変異が大きく，必ずしも種の区別点とはなりえないことが報告されている．また，日本の薬学博士第一号である長井長義博士によるephedrineの発見・構造決定・合成は日本の薬学における先駆的業績として有名である．

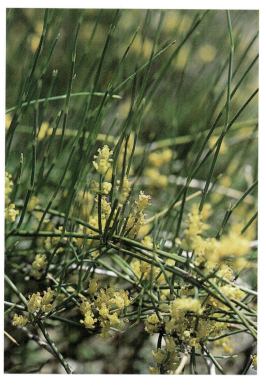
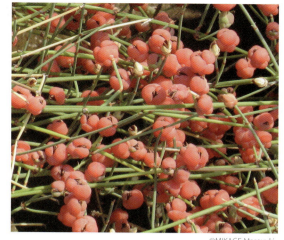
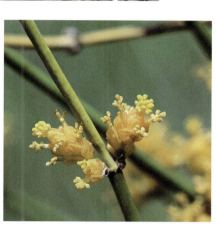
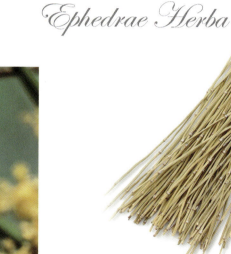

Ephedrae Herba

- ●**主な成分**　アルカロイド（ephedrine, pseudoephedrine），フラボノイドなど
- ●**主な薬理**　交感神経興奮作用（血管収縮・血圧上昇）（イヌ，モルモット）[1]，中枢興奮作用（ラット，マウス）[2,3]，気管支拡張作用（イヌ, *in vitro*）[4,5]，鎮咳作用（イヌ，モルモット，マウス）[6,7]，抗炎症作用（ラット，マウス）[8,9]
- ●**性　味**　辛・微苦，温
- ●**帰　経**　肺・膀胱経
- ●**薬　能**　発汗散寒・宣肺平喘・利水消腫
- ●**主　治**　風寒感冒・胸悶・喘咳・風水による浮腫
- ●**古　典**
  - 📖 **重校薬徴**　喘咳水気を主治す．故に一身黄腫，悪風，悪寒，無汗を治し，頭痛，発熱，身疼，骨節痛を兼治す．
  - 📖 **古方薬議**　表を発し汗を出し，邪熱の気を去り，咳逆上気を止め，寒熱を除く．傷寒を療し肌を解すること第一なり．

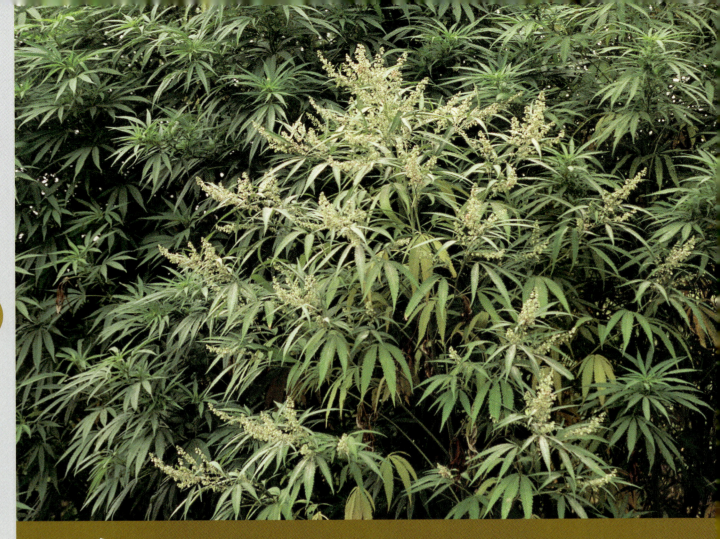

マシニン 火麻仁 麻子仁
Hemp Fruit ; CANNABIS FRUCTUS

基原 クワ科（*Moraceae*）*のアサ*Cannabis sativa* Linnéの果実．
＊APG：アサ科（*Cannabaceae*）

麻子仁とは アサは中央アジア原産の一年草で，古代に日本に渡来し，繊維作物・薬用・食用のため栽培される．草丈1.5〜3mで，緑色で細毛のある鈍四稜形の茎を直立する．雌雄異株で，円錐状に淡黄緑色の雄花穂を，短い穂状に緑白色の雌花穂を夏につける．やや扁平で卵球形の果実をつける．発芽防止処理を施した果実が生薬「麻子仁」である．生薬以外にも，果実は発芽防止処理を施して七味唐辛子の原料やヘンプシード（麻の実），鳥類の飼料などに用いられる．「麻の中の蓬」ということわざがあり，「真っ直ぐに伸びるアサの中では曲がりやすいヨモギも真っ直ぐに伸びる」として「凡人を感化する善人」に例えられる．また，アサの成長が早く丈夫であることから，「すくすく育ってほしい」という願いを込めて，日本では伝統的に赤子に「麻の葉模様」の産着を着せる風習がある．

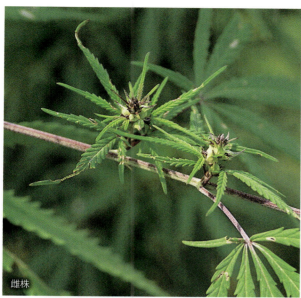
雌株

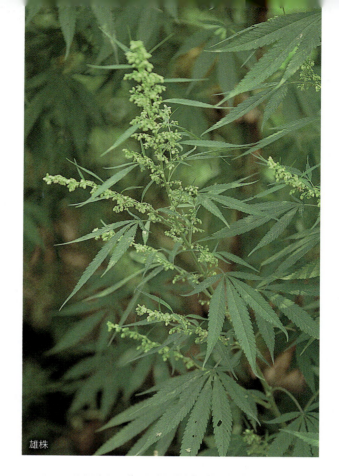
雄株

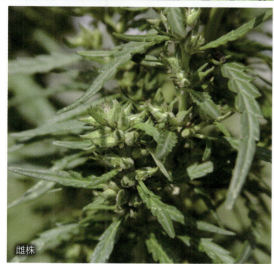
雌株
©MIKAGE Masayuki

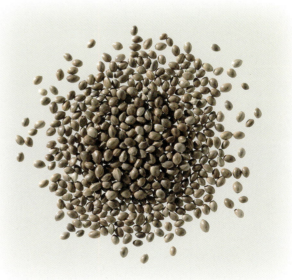

Cannabis Fructus

- **主な成分** 　脂質類，蛋白質，その他（trigonelline, choline）など
- **主な薬理** 　便秘改善作用（マウス）[1]，胆汁分泌促進作用（ラット）[2]
- **性　　味** 　甘，平
- **帰　　経** 　脾・胃・大腸経
- **薬　　能** 　潤腸通便
- **主　　治** 　血虚津虧・腸燥による便秘
- **古　　典** 　📖 **古方薬議** 　血脈を復し，五蔵を潤ほし，大腸の風熱，結渋及び熱淋を治す．

227

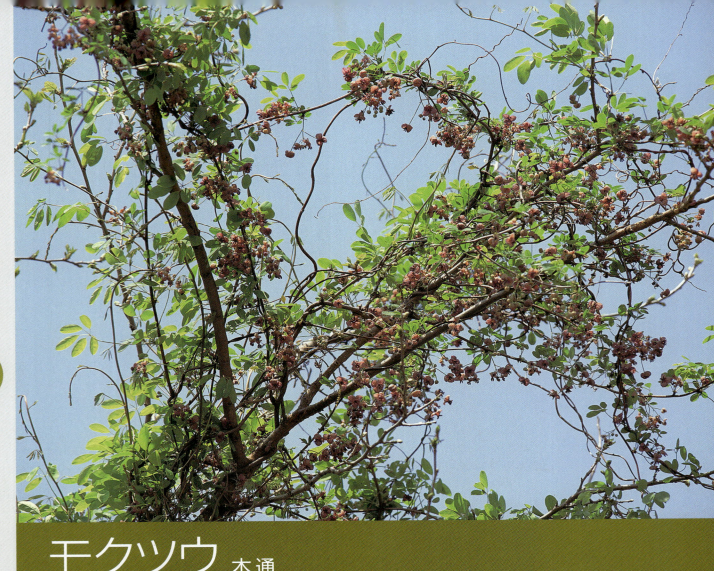

モクツウ 木通
Akebia Stem ; AKEBIAE CAULIS

基原 アケビ科（*Lardizabalaceae*）のアケビ *Akebia quinata* Decaisne またはミツバアケビ *Akebia trifoliata* Koidzumi のつる性の茎を，通例，横切したもの．

木通とは ミツバアケビとアケビは中国や日本の山地に生育するつる性の落葉低木で，他物に巻きついて生長する．つるは丈夫で，椅子・籠・敷物などの細工物が作られる．アケビは全縁の小葉を5枚もち，ミツバアケビは波状鋸歯のある小葉を3枚もつのが特徴である．秋には果柄の先に長楕円形に肥大した暗紫色の果実をつける．この果実は熟すと，鳥などが中の種子を食べやすいように中央がぱっくりと開く．この様子から「開け実」と称し，ここから「アケビ」の名がついたともいわれる．山形などでは食用として主にミツバアケビが栽培されている．つる性の木質茎を，通例，横切して乾燥したものが生薬「木通」である．中国には名称が類似する生薬として「関木通」があり，これはウマノスズクサ科のキダチウマノスズクサに由来するもので，利尿作用が顕著であるが腎毒性のあるアリストロキア酸を含むので注意が必要である．

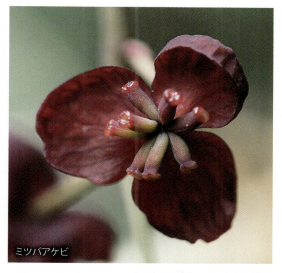
ミツバアケビ

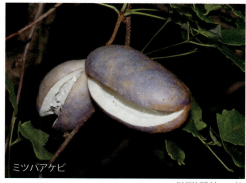
ミツバアケビ
©MIKAGE Masayuki

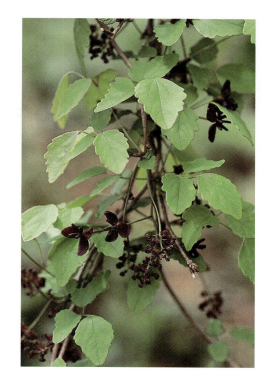

Akebiae Caulis

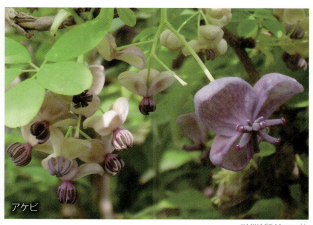
アケビ
©MIKAGE Masayuki

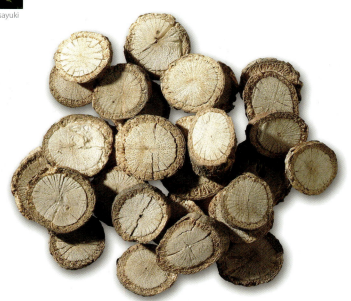

- ●主な成分　サポニン類（akeboside）など
- ●主な薬理　利尿作用（ラット，マウス）[1)2)]，うっ血性浮腫改善作用・利尿作用（ラット）[3)]，抗炎症作用（ラット）[4)]
- ●性　　味　苦，寒
- ●帰　　経　心・小腸・膀胱経
- ●薬　　能　利尿通淋・清心除煩・通経下乳
- ●主　　治　淋証・浮腫・心煩・尿赤・アフタ性口内炎・無月経・乳少・湿熱痺痛

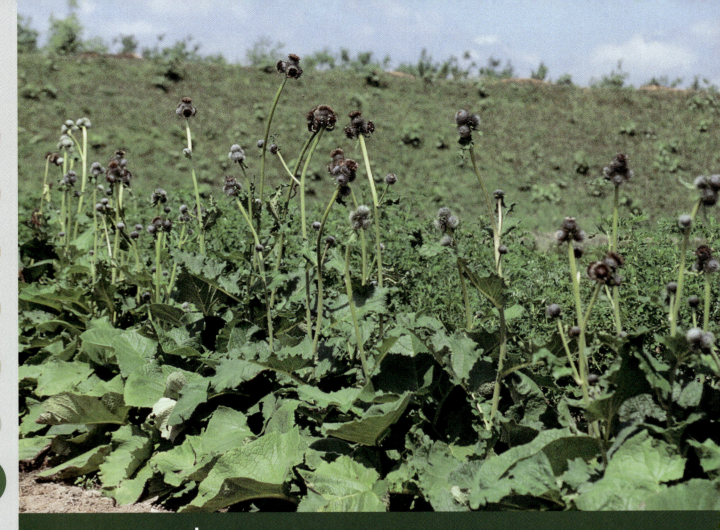

モッコウ 木香
Saussurea Root；SAUSSUREAE RADIX

基原 キク科（*Compositae*）の *Saussurea lappa* Clarke の根．

木香とは *Saussurea lappa* は高山に生育する多年草で，インド北部に分布する．草丈1～2mで，夏にゴボウに似た紫色の花をつける．秋から冬期に根を掘り上げ，茎や細根を除去し，乾燥後に外皮を剝いだものが生薬「木香」である．根には特異かつ強い芳香があり，これが「木香」の名の由来となっている．原産地のインドでは古くから抗炎症薬や香料として利用され，インド・ローマ交易の重要な産物であった．野生植物は絶滅が危惧されワシントン条約で国際的な取引が禁止されているが，栽培は商取引が可能であり，中国の雲南省・広西壮族自治区・四川省などで広く栽培されている．原植物が異なる「川木香」「土木香」「青木香」などの類似生薬とは，その香りで区別できる．

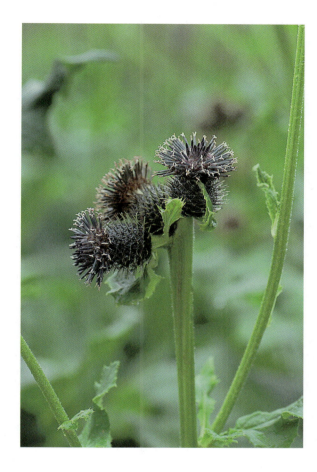
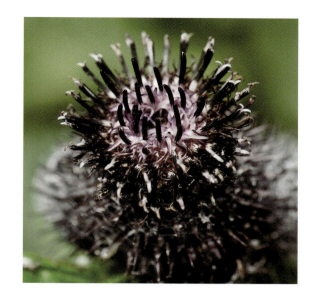
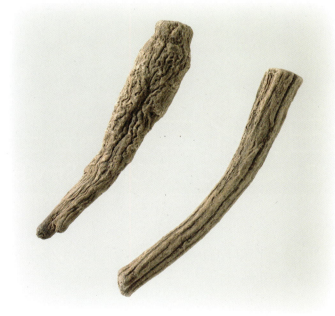

Saussureae Radix

- ●**主な成分** セスキテルペノイド（costunolide, dehydrocostuslactone）など
- ●**主な薬理** 腸管内輸送亢進作用（マウス）[1]，胆汁分泌促進作用（ラット）[2]，血管拡張作用（ウサギ）[3]，細胞性免疫抑制作用（*in vitro*）[4]
- ●**性　　味** 辛・苦，温
- ●**帰　　経** 脾・胃・大腸・三焦・胆経
- ●**薬　　能** 行気止痛・健脾消食
- ●**主　　治** 胸脇部や脘腹部の脹痛・瀉痢後重・食積・食欲不振

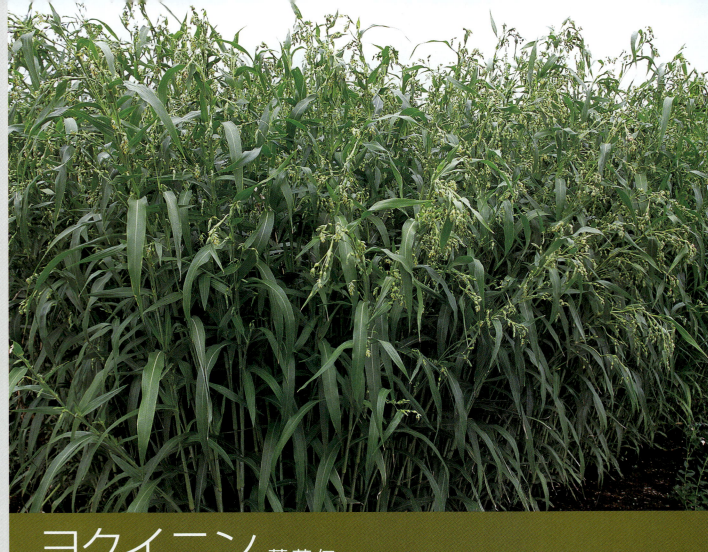

ヨクイニン 薏苡仁
Coix Seed ; COICIS SEMEN

基原 イネ科（Gramineae）のハトムギ *Coix lacryma-jobi* Linné var. *mayuen* Stapf の種皮を除いた種子．

薏苡仁とは ハトムギは東アジアからインドにかけての熱帯〜温帯で栽培される大型の一年草である．日本には江戸時代に渡来し，現在では岩手・栃木・富山などで栽培される．ハトムギの果実を覆う苞鞘および穎や種皮を取り除いた種子を乾燥したものが生薬「薏苡仁」である．薏苡仁は，民間的には疣取りの特効薬として知られるほか，美肌効果を期待してハトムギ茶や健康食品・化粧品としても用いられる．ハトムギの類似植物として，変種関係のジュズダマがある．ハトムギは苞鞘が手で潰せるほど柔らかく，デンプンはアミロペクチンの含量が高いモチ性であるのに対し，ジュズダマは苞鞘が硬く，デンプンがウルチ性であるので，両者はヨウ素デンプン反応にて区別できる．

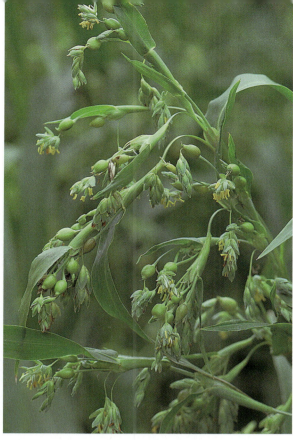
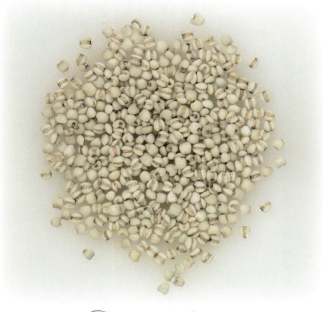

Coicis Semen

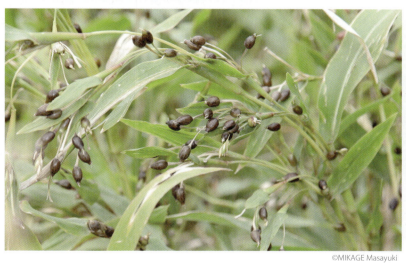
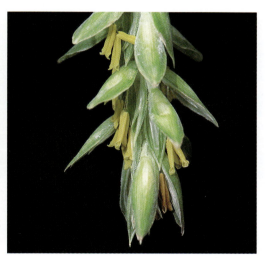

©MIKAGE Masayuki

- ●主な成分　脂質類, でんぷん, 多糖類など
- ●主な薬理　関節水腫改善作用（ヒト（患者））[1], 抗炎症作用（*in vitro*）[2], 抗疣贅作用（ヒト（患者））[3]
- ●性　　味　甘・淡, 涼
- ●帰　　経　脾・胃・肺経
- ●薬　　能　利水滲湿・健脾止瀉・除痺・排膿・解毒散結
- ●主　　治　浮腫・脚気・小便不利・脾虚による下痢・湿痺による痙攣・肺癰・腸癰・贅疣・悪性腫瘍
- ●古　　典　　重校薬徴　癰膿を主治し, 浮腫, 身疼を兼治す.
　　　　　　　　古方薬議　筋脈の拘攣, 風湿痺を主り, 気を下し, 腸胃を利し, 水腫を消し, 熱を清し, 肺痿, 肺気, 膿血を吐するを主る.

233

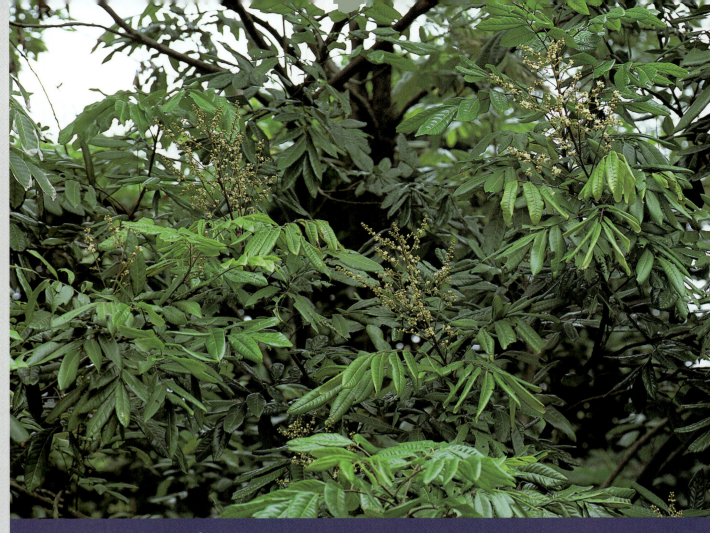

リュウガンニク 竜眼肉
Longan Aril；LONGAN ARILLUS

| 基原 | ムクロジ科（*Sapindaceae*）のリュウガン *Euphoria longana* Lamarck〔*Dimocarpus longan* Lour.〕の仮種皮． |

| 竜眼肉とは | リュウガンはライチやランブータンと同じムクロジ科に属する常緑小高木で，中国南部の福建省や広西壮族自治区・台湾・インドなどに分布する．樹高10mに達する．3〜4月に黄白色の小さな花を多数咲かせ，7〜9月に直径約2cmの果実をつける．名の由来は，褐色の果皮を剥くと，白い半透明の可食部の中に黒褐色の種子がある様子が龍の眼に似ることに由来する．リュウガンの可食部は仮種皮であり，これは種子をつける胎座が発達して種子を覆ったものである．リュウガンは中国や東南アジアでよく食される．リュウガンの仮種皮を乾燥したものが生薬「竜眼肉」である．ブドウ糖を主とする糖類を多く含み，味は甘い． |

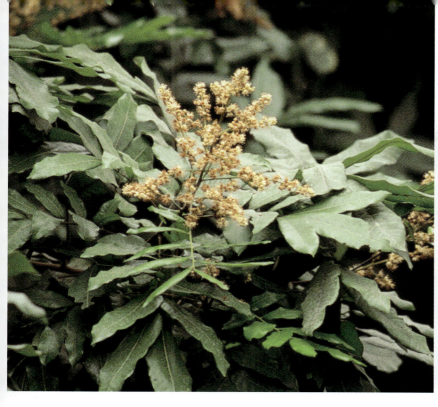
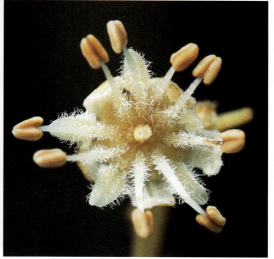

Longan Arillus

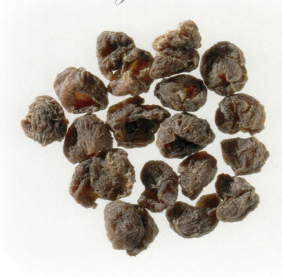
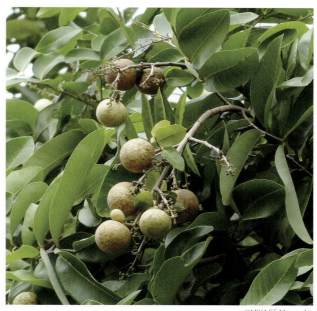

©MIKAGE Masayuki

- ●主な成分　有機酸（酒石酸），少糖類，アミノ酸，蛋白質など
- ●主な薬理　鎮静・鎮痛作用（マウス）[1]，記憶増強作用（マウス）[2]，抗酸化作用（*in vitro*）[3,4]，免疫賦活作用（マウス）[5]
- ●性　　味　甘，温
- ●帰　　経　心・脾経
- ●薬　　能　補益心脾・養血安神
- ●主　　治　気血不足・心悸・怔忡・健忘・不眠・血虚萎黄

解清散瀉利祛行理化消補安収平

235

リュウコツ 竜骨
Longgu；FOSSILIA OSSIS MASTODI

基原 大型ほ乳動物の化石化した骨で，主として炭酸カルシウムからなる．

竜骨とは 生薬「竜骨」は大型ほ乳動物の化石化した骨である．新生代の堆積層から出土し，馬・鹿・牛・象などの骨に由来するものが多い．掘削後，土砂などの異物を除去する．主成分は炭酸カルシウムだが，リン酸カルシウムやその他の元素も含まれる．吸湿性が高いものが良品とされ，舐めたときに舌に吸いつくかで評価する慣例がある．花紋と呼ばれる青灰色や赤褐色の模様が入った竜骨は「青花竜骨」や「五花竜骨」の名で流通する．また，歯の化石は「竜歯」と呼ばれる．有限の資源のため，代替品の検討も進められつつある．

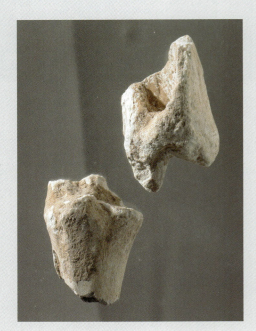

Fossilia Ossis Mastodi

- **主な成分** 炭酸カルシウム，リン酸カルシウムなど
- **主な薬理** 鎮静作用・抗痙攣作用（マウス）1)，自発運動抑制作用（マウス）2)
- **性　味*** 渋・甘，平　＊『中薬大辞典』
- **帰　経*** 心・肝・腎・大腸
- **薬　能*** 鎮心安神・平肝潜陽・収斂固渋
- **主　治*** 心悸・怔忡・不眠・健忘・驚癇・癲狂・眩暈・自汗盗汗・遺精・遺尿・崩漏・帯下・慢性下痢・潰瘍の傷口が塞がらない・湿瘡
- **古　典**　【重校薬徴】臍下の動を主治し，驚狂，煩躁，失精を兼治す．
　　　　　　【古方薬議】小児熱気，驚癇，心腹煩満を主り，夢寐洩精，小便洩精を療す．

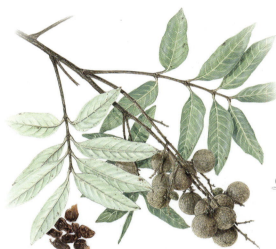

Longan Arillus

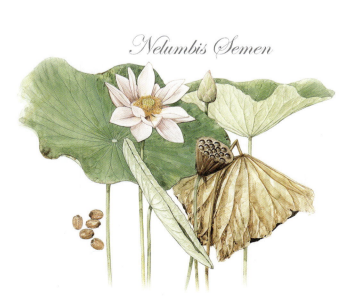

Nelumbis Semen

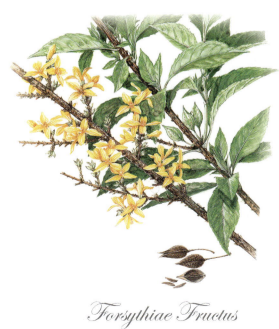

Forsythiae Fructus

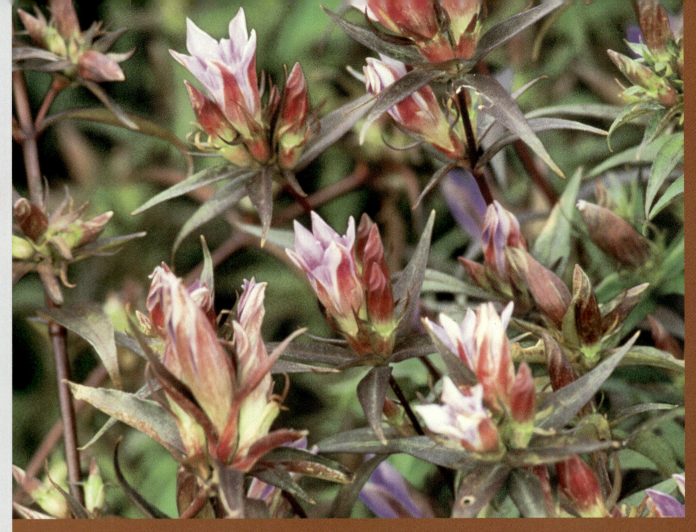

リュウタン 竜胆
Japanese Gentian；GENTIANAE SCABRAE RADIX

基原 リンドウ科（*Gentianaceae*）のトウリンドウ *Gentiana scabra* Bunge, *Gentiana manshurica* Kitagawa または *Gentiana triflora* Pallas の根および根茎．

竜胆とは トウリンドウは中国・朝鮮半島・シベリアに分布する多年草である．茎は直立し，葉は対生する．葉の縁および葉脈はざらつき，3〜5本の明らかな脈がある．9〜10月頃に茎上部の葉腋や茎の先端に藍色の花をつける．地下には丈夫な根茎と淡黄色の太い根がある．根および根茎を乾燥したものが生薬「竜胆」である．日本では9世紀末の『新選字鏡』に竜胆の記載があり，その和名には「太豆乃伊久佐」があてられている．これは「竜の胆草」のことと考えられている．また，別名として「衣也美久佐」「於古利於登之」とも称される．「えやみ」は疫病，「おこり」はマラリアのことなので，竜胆はこのような疾患の治癒に用いられていたことがうかがえる．

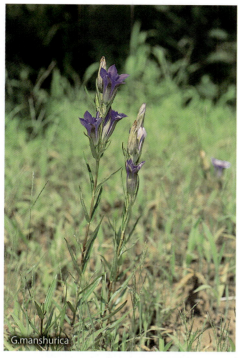
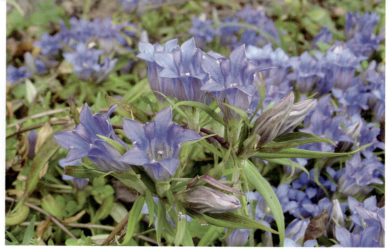

Gentianae Scabrae Radix

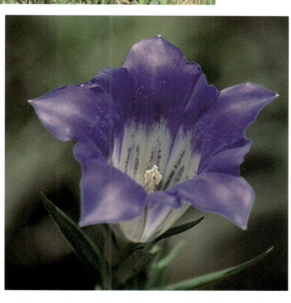
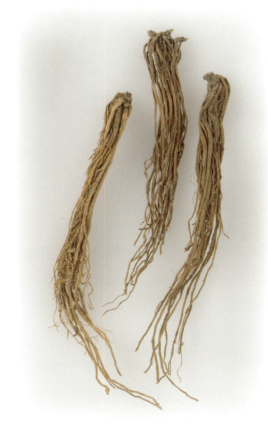

- ●主な成分　イリドイド（gentiopicroside, swertiamarin），キサントン類など
- ●主な薬理　胆汁分泌促進作用（ラット）[1]，腸管運動調節作用（*in vitro*）[2]，肝保護作用（マウス）[3]
- ●性　　味　苦, 寒
- ●帰　　経　肝・胆
- ●薬　　能　清熱燥湿・瀉肝胆火
- ●主　　治　湿熱黄疸・陰腫・陰痒・帯下・湿疹による瘙痒・肝火による目の充血・耳鳴・耳聾・脇痛・口苦・強中症・驚風抽搐

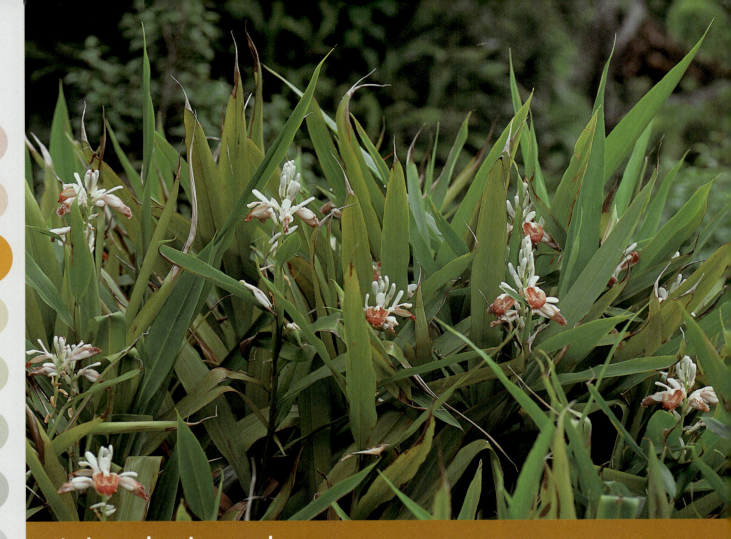

リョウキョウ 良姜
Alpinia Officinarum Rhizome；ALPINIAE OFFICINARI RHIZOMA

基原 ショウガ科（*Zingiberaceae*）の *Alpinia officinarum* Hance の根茎．

良姜とは *Alpinia officinarum* は山地の草地や道端に生育する常緑性の多年草で，中国南部および台湾に分布する．中国の雲南省・広東省では広く栽培されている．草丈は30〜120cm，4〜10月に総状花序に白色か淡紅色の漏斗状の花をつける．春または秋に4〜6年生の根茎を掘り上げ，水洗後ひげ根とりん片を取り除いて乾燥したものが生薬「良姜」である．良姜の「姜」は「薑」の俗字であり，ショウガのことである．良姜は中国では「高良姜」と呼ばれ，陶弘景は「此の薑の原産は高良郡であるので，この名称がある」と述べ，李時珍は「高良なる地は今の高州（現在の広東省茂名県）である」と記している．現在でも広東省雷州半島付近は優良な良姜の産地として知られている．

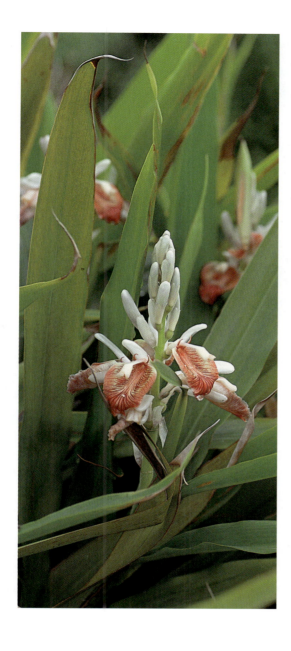
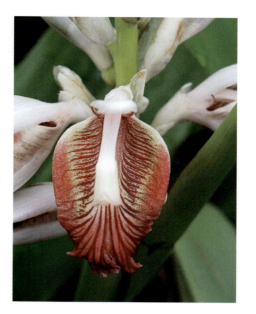
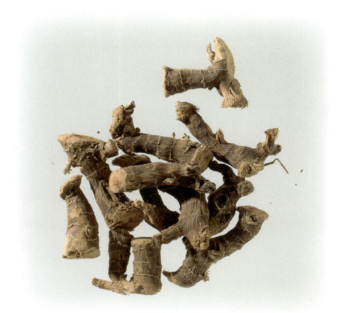

Alpiniae Officinari Rhizoma

- ●主な成分 　モノテルペノイド（cineol），フラボノイド（galangin），その他（galangol）
- ●主な薬理 　抗炎症作用（ラット，*in vitro*）[1)2)]，抗酸化・抗コリン作用（*in vitro*）[3)]，抗潰瘍作用（ラット）[4)5)]，抗菌（ヘリコバクターピロリ）作用（*in vitro*）[6)]
- ●性　　味 　辛，熱
- ●帰　　経 　脾・胃
- ●薬　　能 　温胃止嘔・散寒止痛
- ●主　　治 　脘腹部の冷痛・胃寒による嘔吐・しゃっくり・呑酸

解 清 散 瀉 利 祛 行 理 化 消 補 安 収 平

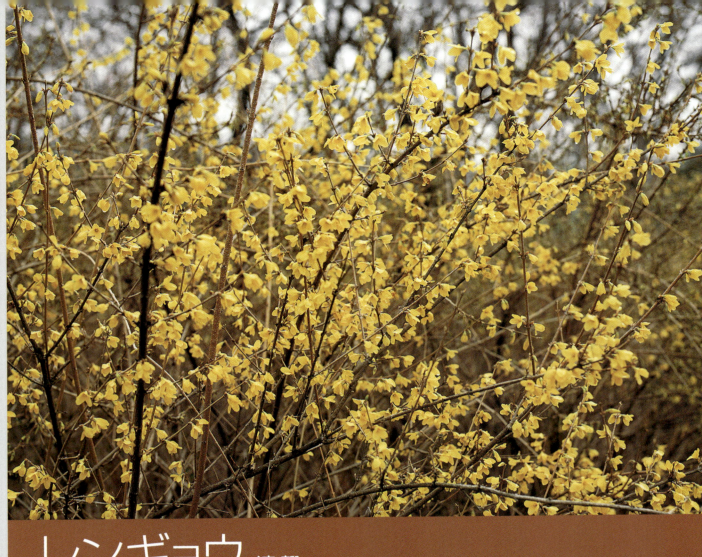

レンギョウ 連翹
Forsythia Fruit；FORSYTHIAE FRUCTUS

基原 モクセイ科（*Oleaceae*）のレンギョウ *Forsythia suspensa* Vahlの果実.

連翹とは レンギョウは中国華北から華中地域原産の落葉低木である．放置しておくと3mほどの高さになる．早春，葉が展開する前に黄色い花を咲かせる．雌しべが長く雄しべが短い長花柱花をつける株と，雌しべが短く雄しべが長い短花柱花をつける株がある．これは異形花柱性と呼ばれ，このような花をもつ植物は異なる型の花の間でのみ受粉を行うとされる．果実を乾燥したものが生薬「連翹」である．青いうちに収穫する「青翹」と，茶色くなってから収穫する「老翹」が知られる．第16改正日本薬局方まではレンギョウのほかにシナレンギョウ *Forsythia viridissima* も収載されていたが，第17改正からレンギョウ1種のみとなっている．レンギョウやシナレンギョウは栽培が容易で花が綺麗なことから公園や庭によく植えられる．このような場所では，これらの交配種を見かけることもある．

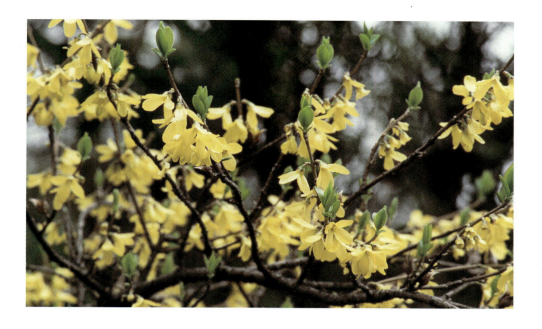

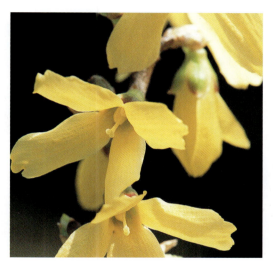

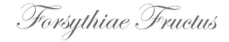

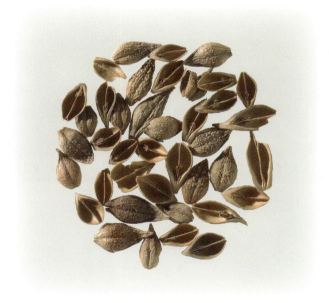

- ● **主な成分** 　トリテルペノイド，リグナン類 (forsythiaside)，フラボノイド (rutin) など
- ● **主な薬理** 　抗炎症作用 (*in vitro*)[1]，血小板凝集抑制作用 (*in vitro*)[2]，降圧作用 (ラット)[3]，抗菌作用 (*in vitro*)[4]
- ● **性　　味** 　苦，微寒
- ● **帰　　経** 　肺・心・小腸経
- ● **薬　　能** 　清熱解毒・消腫散結・疏散風熱
- ● **主　　治** 　癰疽・瘰癧・乳癰・丹毒・風熱による感冒・温病初起・温熱入営・高熱を伴う煩渇・神昏・発斑・熱淋渋痛

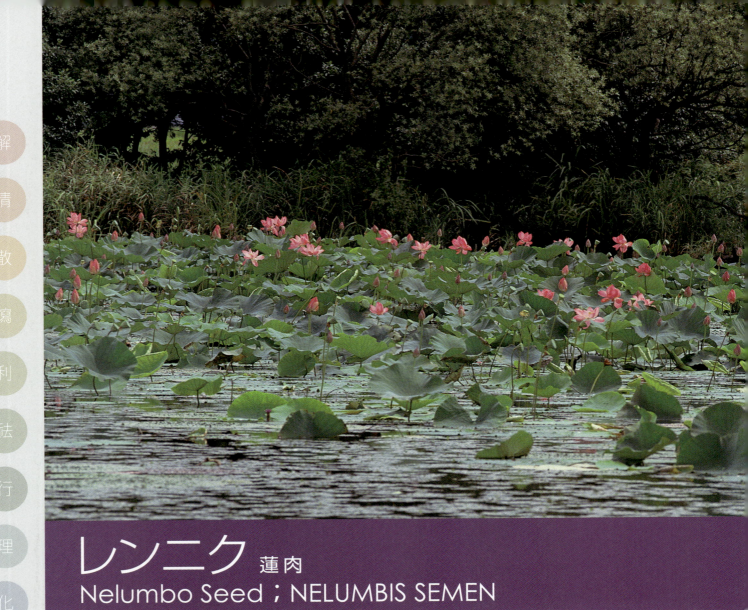

レンニク 蓮肉
Nelumbo Seed；NELUMBIS SEMEN

基原 スイレン科（*Nymphaeaceae*）*のハス *Nelumbo nucifera* Gaertner の通例，内果皮の付いた種子で時に胚を除いたもの．
＊APG：ハス科（*Nelumbonaceae*）

蓮肉とは ハスは熱帯〜亜熱帯アジア原産の大型の水性多年草である．地下の根茎から長い柄をもつ葉と花を水上に伸ばす．日本薬局方ではスイレン科と記載されるが，現在の分類では1属からなるハス科として取り扱うことが多い．ハスには多くの品種が知られており，観賞用と食用にするものは異なる品種である．食用としては肥大した根茎をもつ品種がレンコンとしてなじみ深いが，中国などでは未熟種子も食用とし，種子が付いた花托ごと販売されているのを見かける．内果皮の付いた種子を乾燥したものが生薬「蓮肉」である．時に胚を除いた蓮肉も流通する．ハスはさまざまな部位が薬用とされ，中国薬典では成熟種子を「蓮子」，成熟種子中の胚を「蓮子心」，花托を「蓮房」，雄しべを「蓮須」，葉を「荷葉」，根茎の節の部分を「藕節」として収載している．

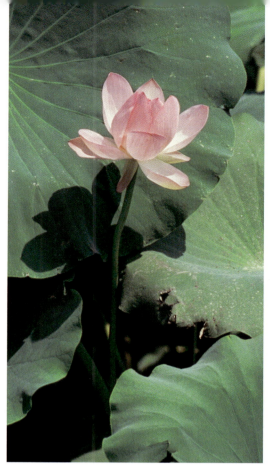
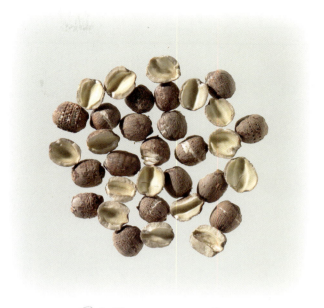

Nelumbis Semen

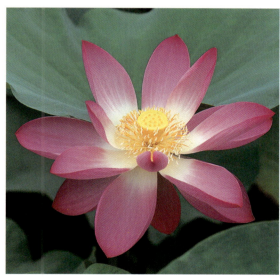
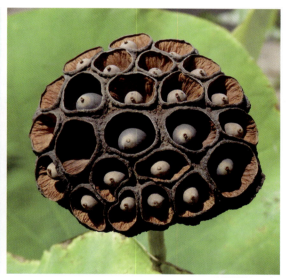

©MIKAGE Masayuki

- ●主な成分　アルカロイド（lotusine），蛋白質，でんぷん，脂質類など
- ●主な薬理　鎮静作用・抗不安作用（ラット，マウス）[1]，抗うつ作用（マウス）[2]，鎮痛作用（ラット）[3]，抗炎症作用（ラット）[4]，抗酸化作用（ラット，*in vitro*）[5,6]
- ●性　　味　甘・渋，平
- ●帰　　経　脾・腎・心経
- ●薬　　能　補脾止瀉・止帯・益腎渋精・養心安神
- ●主　　治　脾虚による下痢・帯下・遺精・心悸不眠

245

ゴマ油

Sesame Oil
OLEUM SESAMI

基原 ゴマ科（*Pedaliaceae*）のゴマ *Sesamum indicum* Linné の種子から得た脂肪油.

ゴマ油とは 生薬「ゴマ油」はゴマの種子を圧搾して得た脂肪油である. オレイン酸やリノレイン酸を主とする不飽和脂肪酸や, 生体内においてさまざまな機能性をもつとされる sesamin や sesamolin などを含む. 食用油としての利用が一般的だが, 紫雲膏などの軟膏基剤にも用いられる. 中国では「麻油」と称される.

サラシミツロウ

White Beeswax
CERA ALBA

基原 ミツバチ科（*Apidae*）のヨーロッパミツバチ *Apis mellifera* Linné またはトウヨウミツバチ *Apis cerana* Fabricius などのミツバチの巣から得たろうを精製した「ミツロウ」(Yellow Beeswax；CERA FLAVA, 黄蝋) を漂白したもの.

白蝋とは 生薬「黄蝋」(ミツロウ) は働きバチが巣を構成するために分泌するろうを精製したものである. 黄蝋には巣の構築の際にハチが集めた花粉や樹脂などの夾雑物が混入するため, 黄蝋をさらに煮詰め, 漂白・脱色・脱臭などの加工を施す. これが「白蝋」(サラシミツロウ) である. 白蝋は軟膏・硬膏・坐剤の基剤, 錠剤の滑沢剤, 化粧品・つや出し剤・乳化剤などに利用される.

豚脂

Lard
ADEPS SUILLUS

基原 イノシシ科（*Suidae*）のブタ *Sus scrofa* Linné var. *domesticus* Gray の脂肪.

豚脂とは 生薬「豚脂」はブタの脂肪であり, 白色のなめらかな塊で, 軟膏・リニメント剤の基材・油性注射剤の溶剤・食用として用いられる. 英語名である「lard」は, インド・ヨーロッパ祖語の laios (ブタの脂身, ベーコン) に由来している. 長期間保存すると酸敗するため, なるべく新鮮なものを用いる.

主な薬理作用と引用文献

解表薬

清熱薬

散寒薬

瀉下薬

利水滲湿薬

祛風湿薬

行気薬

理血薬

化痰止咳平喘薬

消導薬

補益薬

安神薬

収渋薬

平肝熄風薬

主な薬理作用と引用文献一覧

生薬	主な薬理作用	試験系	引用文献
アキョウ (阿膠)	血管透過性亢進抑制作用	ウサギ	1) 程孝慈・他 . 中薬通報 . 1986, 11, p.751.
	エンドトキシンショックにおける血流改善作用	イヌ	2) 姚定方・他 . 中国中薬雑誌 . 1989, 14, p.44.
イレイセン (威霊仙)	抗炎症作用	in vitro	1) Li, R. W. et al. J. Ethnopharmacol. 2003, 85, p.61.
		in vitro	2) Fu, Q. et al. J. Nat. Prod. 2010, 73, p.1234.
	関節炎症改善作用	ウサギ, in vitro	3) Hsieh, M. S. et al. J. Ethnopharmacol. 2011, 136 , p.511.
		ラット	4) Suh, S. J. et al. Environ. Tox. Pharmacol. 2006, 22, p.205.
		マウス, in vitro	5) Park, E. K. et al. J. Ethnopharmacol. 2006, 108 , p.142.
	関節軟骨保護作用	ラット	6) Wu, W. et al. Phytother. Res. 2010, 24, p.538.
	抗酸化作用	マウス, in vitro	7) 陳彦・他 . 中華中医薬雑誌 . 2008, 23, p.266.
インチンコウ (茵蔯蒿 茵陳蒿)	胆汁分泌促進作用	ラット	1) 奥野勇・他 . 薬学雑誌 . 1984, 104 , p.384.
		ラット	2) Takeda, S. et al. J. Pharmacobio-Dyn. 1981, 4, p.724.
		イヌ	3) 真下啓明・他 . 最新医学 . 1963, 18, p.1430.
		ラット, マウス	4) 木村正康・他 . 応用薬理 . 1967, 1, p.22.
		ラット	5) 油田正樹・他 . 薬学雑誌 . 1976, 96, p.147.
		ラット	6) Okuno, I. et al. Chem. Pharm. Bull. 1988, 36, p.769.
	肝障害抑制作用	ラット	7) Yamamoto, M. et al. 日生病院医学雑誌 . 1994, 22, p.137.
		in vitro	8) Kiso, Y. et al. Planta Med. 1984, 50, p.81.
	肝アポトーシス抑制作用	ラット	9) Yamamoto, M. et al. Hepatology. 1996, 23, p.552.
	ヒスタミン遊離抑制作用	ラット	10) Kimura, Y. et al. Chem. Pharm. Bull. 1985, 33, p.690.
ウイキョウ (茴香)	性腺系に対する作用	ラット	1) Malini, T. et al. Ind. J. Physiol. Pharmacol. 1985, 29, p.21.
	月経困難症における鎮痛作用	ヒト（患者）	2) Namavar, J. B. et al. Int. J. Gynaecol. Obstet. 2003, 80, p.153.
	降圧作用	ラット	3) Bardai, S. E. et al. Clin. Exp. Hypertens. 2001, 23, p.329.
	活性酸素生成抑制作用	in vitro	4) 戸田静男・他 . 和漢医薬学会誌 . 1990, 7, p.372; 1991, 8, p.55.
		in vitro	5) Nakayama, R. et al. 日本家政学会誌 . 1996, 47, p.1193.
	腸管蠕動運動調整作用	in vitro	6) 今泉和泉・他 . 薬学雑誌 . 1962, 82, p.1326.
		マウス, in vitro	7) 萩庭丈寿・他 . 薬学雑誌 . 1962, 83, p.624.
	胃運動亢進作用	ウサギ	8) 新甫勇次郎・他 . 日本薬理学雑誌 . 1977, 73, p.45.
エンゴサク (延胡索)	胃液分泌抑制作用	ラット, ヒヨコ, in vitro	1) 渡辺和夫・他 . 応用薬理 . 1974, 8, p.1105.
	抗潰瘍作用	モルモット, ラット	2) 荘司行伸・他 . 日本薬理学雑誌 . 1974, 70, p.425.
	サイトカイン産生抑制作用	マウス , in vitro	3) 永井博式・他 . 和漢医薬学会誌 . 1999, 16, p.51.
	抗炎症作用	ラット, マウス	4) 松田秀秋・他 . Natural Med. 1997, 51, p.293.
		ラット	5) 松田秀秋・他 . 和漢医薬学会誌 . 1998, 15, p.64.
	鎮静作用	サル, ネコ, マウス, in vitro	6) Hsu, B. et al. Arch. Int. Pharmacodyn. Therap. 1962, 139 , p.318.
オウギ (黄耆)	免疫賦活作用	in vitro	1) Lau, B. H. S. et al. Phytother. Res. 1989, 3, p.148.
		マウス	2) Wang, J. et al. Jpn. J. Pharmacol. 1989, 51, p.432.
	抗酸化作用	in vitro	3) Shirataki, Y. et al. Phytother. Res. 1997, 11, p.603.
		in vitro	4) Toda, S. et al. Phytother. Res. 1998, 12, p.59.
		in vitro	5) Yu, D. H. et al. Biomed. Environ. Sci. 2005, 18, p.297.
	降圧作用	ラット	6) Hikino, H. et al. Planta Med. 1976, 30, p.297.
オウゴン (黄芩)	抗炎症作用	ラット, マウス	1) Kubo, M. et al. Chem. Pharm. Bull. 1984, 32, p.2724.
		in vitro	2) 永井隆之・他 . 和漢医薬学会誌 . 1987, 4, p.466.
	プロスタグランジン産生抑制作用	in vitro	3) Kyo, R. et al. Biol. Pharm. Bull. 1999, 22, p.1385.
	抗アレルギー作用	in vitro	4) Kimura, Y. et al. Chem. Pharm. Bull. 1986, 34, p.2279.
	肝線維化抑制作用	ラット	5) Shimizu, I. et al. Hepatology. 1999, 29, p.149.
オウバク (黄柏)	止瀉作用	in vitro	1) Swabb, E. A. et al. Am. J. Physiol. 1981, 241 , p.248.
		in vitro	2) Zhu, B. et al. Am. J. Vet. Res. 1982, 43, p.1594.
	抗菌作用	in vitro	3) 寺田総一郎・他 . 和漢医薬学会誌 . 1990, 7, p.276.
	抗潰瘍作用	ラット, マウス	4) 荻田善一・他 . 現代医療学 . 1995, 10, p.97.
	肝障害改善作用	マウス	5) 奇錦峰・他 . 和漢医薬学会誌 . 1988, 5, p.406.
	抗炎症作用	in vitro	6) 平井浩一・他 . 漢方と免疫・アレルギー . 1999, 13, p.37.
	降圧作用	ラット	7) 荒川和男・他 . 生薬学雑誌 . 1982, 36, p.211.
	中枢抑制作用	マウス	8) 山原條二・他 . 日本薬理学雑誌 . 1976, 72, p.899.
	鎮痙作用	in vitro	9) 今関和泉 . 薬学雑誌 . 1961, 81, p.1281.

生薬	主な薬理作用	試験系	引用文献
オウレン (黄連)	止瀉作用	*in vitro*	1) Swabb, E. A. et al. Am. J. Physiol. 1981, 24, p.248.
	抗菌作用	*in vitro*	2) 沢田徳之助・他．生薬学雑誌．1971, 25, p.74.
	肝障害改善作用	マウス	3) Yang, L. L. et al. 和漢医薬学会誌. 1990, 7, p.28.
オンジ (遠志)	睡眠時間延長作用	マウス	1) Nikaido, T. et al. Chem. Pharm. Bull. 1982, 30, p.2020.
		マウス	2) Wang, S. S. 和漢医薬学雑誌．1994, 11, p.44.
	抗痴呆作用	*in vitro*	3) Yabe, T. et al. Phytomedicine. 1997, 4, p.199.
		in vitro	4) 山田陽城．長寿科学総合研究平成9年度研究報告. 1998, p.97, No.124-4.
ガイヨウ (艾葉)	止血作用	マウス	1) 石田均司・他．薬学雑誌．1989, 109, p.179.
	毛細血管透過性亢進抑制作用	マウス	2) 岡本友男・他．日本薬理学雑誌．1964, 60, p.97$.
	抗炎症作用	マウス	3) Min, S. W. et al. J. Ethnopharmacol. 2009, 125, p.497.
		in vitro	4) Chang, S. H. et al. J. Pharm. Pharmacol. 2009, 61, p.1043.
	抗アレルギー作用	*in vitro*	5) Kimura, Y. et al. Chem. Pharm. Bull. 1985, 33, p.690.
		マウス	6) Lee, S. H. et al. Int. Immunopharmacol. 2007, 7, p.1678.
	脂質過酸化抑制作用	*in vitro*	7) Kimura, Y. et al. Planta Med. 1984, 50, p.473.
		in vitro	8) 波多野力・他．和漢医薬学会誌．1987, 4, p.350.
カシュウ (何首烏)	抗酸化作用	*in vitro*	1) Chen, Y. et al. J. Agric. Food Chem. 1999, 47, p.2226.
		in vitro	2) Ryu, G. et al. Arch. Pharm. Res. 2002, 25, p.636.
	記憶学習能改善作用	マウス	3) Chan, Y. C. et al. Am. J. Chin. Med. 2003, 31, p.171.
		マウス	4) Chan, Y. C. et al. J. Nutr. Sci. Vitaminol. 2002, 48, p.491.
カッコン (葛根)	解熱作用	ウサギ	1) 丹野與三太．日本薬物学雑誌．1941, 33, p.263.
		ウサギ, ラット	2) 野口衛．生薬学雑誌．1967, 21, p.17.
	鎮痙作用	*in vitro*	3) 柴田承二・他．薬学雑誌．1959, 79, p.863.
		in vitro	4) 中本泰正・他．薬学雑誌．1977, 97, p.103.
		in vitro	5) Harada, M. et al. Chem. Pharm. Bull. 1975, 23, p.1798.
	循環器系に対する作用	イヌ	6) 曽貴云・他．中華医学雑誌．1974, 54, p.265.
		イヌ	7) 范礼理・他．中華医学雑誌．1975, 55, p.724.
		イヌ	8) 周運鵬・他．中華医学雑誌．1977, 57, p.550.
		イヌ	9) 范礼理・他．薬学学報．1984, 19, p.801.
カッセキ (滑石 軟滑石)	発癌プロモーション抑制作用	ラット	1) 松浦大輔・他．和漢医薬学会誌．1991, 8, p.272.
		ラット	2) Sugiyama, K. et al. 和漢医薬学雑誌．1994, 11, p.214.
カロコン (栝楼根)	好酸球増殖抑制作用	*in vitro*	1) Roh, S. S. Korean J. Herbology. 2009, 24, p.29.
	抗ストレス潰瘍作用	マウス	2) 山崎幹夫・他．生薬学雑誌．1981, 35, p.96.
カロニン (栝楼仁)	抗炎症作用	マウス	1) Akihisa, T. et al. Chem. Pharm. Bull. 1994, 42, p.1101.
		ラット, マウス	2) Ozaki, Y. et al. Biol. Pharm. Bull. 1996, 19, p.1046.
	鎮痛作用	マウス	3) Ozaki, Y. et al. Biol. Pharm. Bull. 1996, 19, p.1046.
	動脈硬化抑制作用	*in vitro*	4) Kim, J. E. et al. Korean J. Oriental Physiol. Pathol. 2009, 23, p.480.
カンゾウ (甘草)	鎮静・鎮痙作用	*in vitro*	1) 高木敬次郎・他．代謝．1973, 10, p.474.
		マウス	2) 石井靖男・他．応用薬理．1973, 7, p.871.
		in vitro	3) Maeda, T. et al. J. Pharmacobio-Dyn. 1983, 6, p.153.
	鎮咳作用	モルモット	4) Anderson, D. M. et al. J. Pharm. Pharmacol. 1961, 13, p.396.
	抗消化性潰瘍作用	ラット	5) 高木敬次郎・他．代謝．1973, 10, p.474.
		ラット	6) 石井靖男・他．応用薬理．1973, 7, p.871.
		in vitro	7) 前田利男・他．J. Pharmacobio-Dyn. 1983, 6, p.153.
		ラット	8) 中村理恵・他．Natural Med. 2003, 57, p.172.
	抗炎症作用	マウス	9) Amagaya, S. et al. J. Pharmacobio-Dyn. 1984, 7, p.923.
	抗アレルギー作用	*in vitro*	10) Kimura, Y. et al. Phytother. Res. 1988, 2, p.140.
シャカンゾウ (炙甘草)	(総じて甘草に準じた薬理作用を示す) 抗炎症作用	マウス	1) Majima, T. et al. J. Pharm. Pharmacol. 2004, 56, p.589.
キキョウ (桔梗根)	気道分泌亢進作用	ウサギ	1) 秋葉一美・他．応用薬理．1981, 22, p.339.
	鎮咳作用	モルモット	2) 東海林徹・他．応用薬理．1975, 10, p.407.
		モルモット	3) 高木敬次郎・他．薬学雑誌．1972, 92, p.969.
	マクロファージ貪食能亢進作用	マウス	4) 久保道徳・他．生薬学雑誌．1986, 40, p.367.
	コルチコステロン分泌促進作用	ラット	5) 横山弘臣・他．薬学雑誌．1982, 102, p.1191.

解 清 散 瀉 利 祛 行 理 化 消 補 安 収 平

生薬	主な薬理作用	試験系	引用文献
キクカ (菊花 キッカ)	睡眠改善作用	マウス	1) Kim, J. W. et al. Evid. Based Complement. Alternat. Med. 2011, ArticleID.109164.
	血流改善作用	*in vitro*	2) Jiang, H. et al. Pharmazie. 2004, 59, p.565.
	血管拡張作用	イヌ	3) Kato, T. et al. Arch. Int. Pharmacodyn. Ther. 1986, 280 , p.241; 1987, 285 , p.288.
	抗炎症作用	*in vitro*	4) Akihisa, T. et al. Phytochemistry. 1996, 43, p.1255.
		in vitro	5) Ukiya, M. et al. J. Agric. Food Chem. 2001, 49, p.3187.
	レンズアルドースレダクターゼ阻害作用	*in vitro*	6) 前古豊・他. 家庭薬研究. 1987, 6, p.57.
キジツ (枳実)	抗アレルギー作用	*in vitro*	1) 江田昭英・他. 日本薬理学雑誌. 1970, 66, p.366.
キョウカツ (羌活)	鎮痛作用	マウス	1) Okuyama, E. et al. Chem. Pharm. Bull. 1993, 41, p.926.
	鎮静作用	マウス	2) Okuyama, E. et al. Chem. Pharm. Bull. 1993, 41, p.926.
	抗炎症作用	マウス	3) Okuyama, E. et al. Chem. Pharm. Bull. 1993, 41, p.926.
	インターフェロン誘導作用	*in vitro*	4) 小島保彦・他. Proc. Symp. WAKAN-YAKU. 1980, 13, p.101.
キョウニン (杏仁)	鎮咳作用	マウス	1) Miyakoshi, M. et al. Planta Med. 1986, 52, p.275.
クジン (苦参)	解熱作用	ラット	1) Cho, C. H. et al. Planta Med. 1986, 52, p.343.
	運動亢進抑制作用・睡眠時間延長作用	マウス	2) 山崎幹夫・他. 薬学雑誌. 1984, 104 , p.293.
	抗潰瘍作用	ラット, マウス	3) 山崎幹夫・他. 薬学雑誌. 1984, 104 , p.293.
ケイガイ (荊芥穂)	抗炎症作用	マウス, *in vitro*	1) 山原條二・他. 薬学雑誌. 1980, 100 , p.713.
	鎮痛作用	マウス, *in vitro*	2) 山原條二・他. 薬学雑誌. 1980, 100 , p.713.
	解熱作用	ラット	3) 山原條二・他. 薬学雑誌. 1980, 100 , p.713.
	抗インフルエンザ作用	マウス	4) 何婷・他. 中国中薬雑誌. 2013, 38, p.1772.
	過酸化脂質生成抑制作用	*in vitro*	5) 中山貞夫・他. 日本薬理学雑誌. 1993, 101 , p.327.
ケイヒ (桂皮)	発汗解熱作用	ウサギ, ラット	1) 野口衛・他. 生薬学雑誌. 1967, 21, p.17.
		マウス	2) 黒川昌彦・他. 和漢医薬学雑誌. 1996, 13, p.442.
	鎮静・鎮痙作用	*in vitro*	3) Wagner, H. et al. Deutsche Apotheker Zeitung. 1973, 113 , p.1159.
	活性酸素産生抑制作用	*in vitro*	4) Imamichi, T. et al. J. Pharmacobio-Dyn. 1990, 13, p.344.
コウイ (膠飴 粉末飴)	小腸輸送能低下改善作用	マウス	1) Satoh, K. et al. J. Ethnopharmacol. 2003, 86, p.37.
コウカ (紅花 ベニバナ)	血流改善作用	イヌ	1) 塗々木和男・他. 神奈川歯学. 1983, 18, p.64.
	血小板凝集抑制作用	*in vitro*	2) 沓名裕・他. 薬学雑誌. 1988, 108 , p.1101.
	鎮痛作用	マウス	3) 笠原義正・他. 生薬学雑誌. 1989, 43, p.331.
	抗炎症作用	マウス	4) 笠原義正・他. 生薬学雑誌. 1989, 43, p.331.
	睡眠時間延長作用	マウス	5) 笠原義正・他. 生薬学雑誌. 1989, 43, p.331.
コウブシ (香附子)	抗アレルギー作用	*in vitro*	1) Bae, H. S. et al. Cytokine. 2010, 51, p.259.
		マウス, *in vitro*	2) Jin, J. H. et al. Arch. Pharm. Res. 2011, 34, p.223.
	GABA神経系調節作用	*in vitro*	3) Ha, J. H. et al. Biol. Pharm. Bull. 2002, 25, p.128.
	エストロゲン様作用	マウス	4) Kim, H. G. et al. J. Ethnopharmacol. 2013, 148 , p.322.
	抗侵害受容作用	ラット	5) Choi, J. G. et al. Korean J. Physiol. Pharmacol. 2012, 16, p.387.
	抗炎症作用	*in vitro*	6) Seo, W. G. et al. J. Ethnopharmacol. 2001, 76, p.59.
コウベイ (粳米)	抗酸化作用	*in vitro*	1) Juliano, C. et al. Int. J. Pharm. 2005, 299 , p.146.
	抗炎症作用	*in vitro*	2) Roschek, B. Jr. et al. J. Med. Food. 2009, 12, p.615.
		マウス, *in vitro*	3) Cai, H. et al. Mol. Cancer Ther. 2005, 4, p.1287.
		ラット, *in vitro*	4) 寺田澄男・他. Natural Med. 2003, 57, p.95.
		マウス	5) Islam, M. S. et al. Br. J. Pharmacol. 2008, 154 , p.812.
	2型糖尿病におけるインスリン抵抗性改善作用	ラット	6) Cheng, H. H. et al. Int. J. Vitamin Nut. Res. 2010, 80, p.45.
	低アディポネクチン血症改善作用	マウス	7) Ohara, K. et al. Phytomedicine. 2011, 18, p.655.
		マウス	8) Nagasaka, R. et al. Phytomedicine. 2011, 18, p.669.
コウボク (厚朴)	抗不安作用	マウス	1) Kuribara, H. et al. J. Pharm. Pharmacol. 2000, 52, p.1425.
	鎮静作用	マウス	2) Watanabe, K. et al. Planta Med. 1983, 49, p.103.
	筋弛緩作用	マウス	3) Watanabe, K. et al. Planta Med. 1983, 49, p.103.
		マウス	4) Watanabe, K. et al. Jpn. J. Pharmacol. 1975, 25, p.605.
		in vitro	5) 工藤佳久・他. 和漢医薬学会誌. 1984, 1, p.108.
	筋強剛改善作用	ヒト（患者）	6) 小川欽一・他. 日本東洋醫學會誌. 1956, 7, p.49.

生薬	主な薬理作用	試験系	引用文献
ゴシツ (牛膝)	骨吸収亢進抑制作用	in vitro	1) 李建新・他. 和漢医薬学雑誌. 1997, 14, p.366.
ゴシュユ (呉茱萸)	低温ストレス改善作用	ラット	1) Matsuda, H. et al. Natural Med. 1999, 53, p.5.
	体温上昇作用	ラット	2) Kano, Y. et al. Chem. Pharm. Bull. 1991, 39, p.690.
	血管拡張作用	in vitro	3) Chiou, W. et al. J. Nat. Prod. 1996, 59, p.374.
		ラット, in vitro	4) Yang, M. et al. Eur. J. Pharmacol. 1990, 182, p.537.
		ラット	5) Matsuda, H. et al. Natural Med. 1999, 53, p.5.
	血流増加作用	ラット	6) Matsuda, H. et al. Natural Med. 1999, 53, p.5.
	鎮痛作用	マウス	7) 久保道徳・他. Natural Med. 1995, 49, p.451.
		ラット, マウス	8) Matsuda, H. et al. Biol. Pharm. Bull. 1997, 20, p.243.
ゴボウシ (牛蒡子)	抗炎症作用	in vitro	1) Cho, M. K. et al. Int. Immunopharmacol. 2004, 4, p.1419.
	血小板活性化因子（PAF）拮抗作用	in vitro	2) Iwakami, S. Chem. Pharm. Bull. 1992, 40, p.1196.
ゴマ (胡麻)	過酸化脂質生成抑制作用	ラット	1) 木曽良信. ファルマシア. 2002, 38, p.1083.
	脂肪酸代謝促進・血清脂質低下作用	ラット	2) 井手隆. 食品総合研究所研究ニュース. 2001, 1, p.7.
		ラット	3) 井手隆. 日本栄養・食糧学会誌. 2002, 55, p.105.
	降圧作用	ラット	4) Kita, S. et al. Biol. Pharm. Bull. 1995, 18, p.1283.
		ラット	5) Matsumura, Y. et al. Biol. Pharm. Bull. 2000, 23, p.1041.
		ラット	6) Nakano, D. et al. Biol. Pharm.Bull. 2002, 25, p.1247.
ゴミシ (五味子)	鎮咳作用	in vitro	1) 竹田茂文・他. 応用薬理. 1987, 33, p.229.
		in vitro	2) Nagai, H. et al. 和漢医薬学会誌. 1990, 7, p.46.
		モルモット	3) 前田信也・他. 薬学雑誌. 1981, 101, p.1030.
	鎮痛作用	マウス	4) Nagai, H. et al. 和漢医薬学会誌. 1990, 7, p.46.
	鎮静・鎮痙作用	マウス	5) Nagai, H. et al. 和漢医薬学会誌. 1990, 7, p.46.
	胆汁分泌促進作用	ラット	6) Nagai, H. et al. 和漢医薬学会誌. 1990, 7, p.46.
	抗アレルギー作用	ラット, マウス, in vitro	7) 北垣邦彦・他. 和漢医薬学会誌. 1990, 7, p.322.
サイコ (柴胡)	抗補体作用	in vitro	1) Yamada, H. et al. Carbohyd. Res. 1989, 189, p.209.
	抗炎症作用	ラット	2) 加藤正秀・他. 薬学雑誌. 1983, 103, p.466.
	肝障害改善作用	ラット	3) Yamamoto, M. et al. 日生病院医学雑誌. 1994, 22, p.133.
	中枢抑制作用	マウス	4) 柴田丸. 代謝. 1973, 10（5月臨増）, p.687.
サイシン (細辛)	抗アレルギー作用	in vitro	1) Yamahara, J. et al. 和漢医薬学会誌. 1986, 3, p.153.
		モルモット, in vitro	2) Hashimoto, K. et al. Planta Med. 1994, 60, p.124.
サンザシ (山査子)	胃・腸平滑筋収縮抑制作用	in vitro	1) Deng, S. et al. Prog. Mod. Biomed. 2009, 9, p.1262.
	抗酸化作用	in vitro	2) Chu, C. Y. et al. J. Aric. Food Chem. 2003, 51, p.7583.
サンシシ (山梔子)	胆汁分泌促進作用	ラット	1) Miyagoshi, M. et al. J. Pharmacobio-Dyn. 1988, 11, p.186.
	血清ビリルビン低下作用	ラット	2) Che, C. T. et al. Planta Med. 1977, 32, p.18.
	肝障害抑制作用	マウス	3) Yang, L. L. et al. 和漢医薬学会誌. 1990, 7, p.28.
	肝アポトーシス抑制作用	マウス	4) Yamamoto, M. et al. Gastroenterology. 2000, 118, p.380.
サンシュユ (山茱萸)	認知改善作用	マウス	1) Lee, K. Y. et al. Arch. Pharm. Res. 2009, 32, p.677.
	抗炎症・鎮痛作用	マウス, in vitro	2) Sung, Y. H. et al. J. Med. Food. 2009, 12, p.788.
	糖尿病改善作用	ラット	3) 山原條二・他. 薬学雑誌. 1981, 101, p.86.
		マウス	4) Park, C. H. et al. Biol. Pharm. Bull. 2013, 36, p.723.
	肝脂質過酸化抑制作用	in vitro	5) 波多野力・他. 和漢医薬学会誌. 1984, 1, p.40.
		in vitro	6) 波多野力・他. 和漢医薬学会誌. 1989, 6, p.412.
	精子運動性亢進作用	in vitro	7) Jeng, H. et al. Am. J. Chin. Med. 1997, 25, p.301.
サンショウ (山椒)	腸管収縮作用	in vitro	1) Hashimoto, K. et al. Planta Med. 2001, 67, p.179.
	腸管血流増加作用	ウサギ	2) Ohmoto, T. et al. 生薬学雑誌. 1985, 39, p.28.
	降圧作用	ウサギ, ラット	3) 山脇忠昭. 日本薬理学雑誌. 1962, 58, p.394.
サンソウニン (酸棗仁)	鎮静作用	マウス	1) Watanabe, I. et al. Jpn. J. Pharmacol. 1973, 23, p.563.
		マウス	2) 柴田丸・他. 薬学雑誌. 1975, 95, p.465.
	鎮痛作用	マウス	3) Watanabe, I. et al. Jpn. J. Pharmacol. 1973, 23, p.563.

生薬	主な薬理作用	試験系	引用文献
サンヤク (山薬)	男性ホルモン増強作用	ラット	1) 宇津木利雄・他．産婦人科漢方研究のあゆみ．1984, 1, p.117.
	血糖降下作用	マウス	2) Hikino, M. et al. Plan t a Med. 1986, 3, p.168.
		ラット	3) Iwu, M. M. et al. Planta Med. 1990, 56, p.119.
		ウサギ	4) Iwu, M. M. et al. Planta Med. 1990, 56, p.264.
ジオウ (地黄)	血糖降下作用・グルコース代謝改善作用	マウス	1) 木方正・他．薬学雑誌．1992, 112, p.393.
		マウス	2) Zhang, R. et al. Phytomedicine. 2014, 21, p.607.
		マウス	3) Zhou, J. et al. J. Ethnopharmacol. 2015, 164, p.229.
	糖尿病性潰瘍治癒促進作用	ラット	4) Lau, T. W. et al. J. Ethnopharmacol. 2009, 123, p.155.
	骨塩濃度減少抑制作用	ラット	5) Lim, D. W. et al. Molecules. 2013, 18, p.5804.
	学習記憶障害改善作用	ラット	6) Lee, B. et al. J. Microbiol. Biotechnol. 2011, 21, p.874.
	免疫系刺激作用	in vitro	7) Huang, Y. et al. Carbohydr. Polym. 2013, 96, p.516.
	肝保護作用	マウス	8) Zhang, R. et al. J. Agric. Food Chem. 2013, 61, p.7786.
ジコッピ (地骨皮)	抗炎症作用	ラット	1) Lin, C. C. et al. Phytomedicine. 1997, 4, p.213.
		in vitro	2) Xie, L. W. et al. J. Ethnopharmacol. 2014, 152, p.470.
	抗酸化作用	in vitro	3) Han, S. H. et al. Arch. Pharm. Res. 2002, 25, p.433.
	肝保護作用	in vitro	4) Kim, S. Y. et al. Biol. Pharm. Bull. 1999, 22, p.873.
	神経保護作用	in vitro	5) Hu, X. L. et al. Biochim. Biophys. Acta. 2015, 1850, p.287.
シコン (紫根)	抗炎症作用	ラット	1) 林元英．日本薬理学雑誌．1977, 73, p.177; 1977, 73, p.193; 1977, 73, p.205.
	抗菌作用	in vitro	2) 田中康夫・他．薬学雑誌．1972, 92, p.525.
		in vitro	3) 田端守・他．薬学雑誌．1975, 95, p.1376.
		in vitro	4) 京極和旭・他．生薬学雑誌．1973, 27, p.31.
		in vitro	5) Brigham, L. A. et al. Plant Physiol. 1999, 119, p.417.
シツリシ (疾藜子)	抗炎症作用	in vitro	1) Hong, C. H. et al. J. Ethnopharmacol. 2002, 83, p.153.
	血管運動抑制作用	イヌ	2) Chakraborty, B. et al. Ind. J. Pharm. Sci. 1978, 40, p.50.
	鎮痙作用	in vitro	3) Bose, B. C. et al. Ind. J. Med. Sci. 1963, 17, p.291.
		in vitro	4) Arcasoy, H. B. et al. Bollettino Chimico Farmaceutico. 1998, 137, p.473.
	降圧作用	in vitro	5) Sharifi, A. M. et al. Life Sci. 2003, 73, p.2963.
		in vitro	6) Phillips, O. A. et al. J. Ethnopharmacol. 2006, 104, p.351.
シャクヤク (芍薬)	鎮痙作用	ラット	1) Sugaya, A. et al. J. Ethnopharmacol. 1991, 33, p.159.
	鎮痛作用	マウス	2) 高木敬次郎・他．薬学雑誌．1969, 89, p.879.
	子宮筋収縮抑制作用	in vitro	3) 櫛引美代子・他．和漢医薬学雑誌．1996, 13, p.358; 1997, 14, p.402.
		in vitro	4) 櫛引美代子・他．秋田大学医療技術短期大学部紀要．1997, 5, p.57.
		in vitro	5) Hehir, M. P. et al. J. Obstet. Gynecol. Res. 2016, 42, p.302.
	空間認知障害改善作用	ラット	6) Akazawa, K. et al. 和漢医薬学雑誌．1996, 13, p.243.
シャゼンシ (車前子)	胆汁分泌促進作用	ラット	1) Takeda, S. et al. J. Pharmcobio-Dyn. 1980, 3, p.485.
	免疫賦活作用	in vitro	2) Yamada, H. et al. Carbohyd Res. 1986, 156, p.137.
	血糖降下作用	マウス	3) Tomoda, M. et al. Planta Med. 1987, 53, p.8.
シュクシャ (縮砂)	胃液分泌抑制作用	ウサギ	1) Sakai, K. et al. Chem. Pharm. Bull. 1989, 37, p.215.
	胆汁分泌促進作用	ラット	2) 山原條二・他．生薬学雑誌．1986, 40, p.123.
	腸管平滑筋収縮抑制作用	in vitro	3) 糸川秀治・他．生薬学雑誌．1983, 37, p.223.
	肝線維化抑制作用	ラット	4) Wang, J. H. et al. J. Ethnopharmacol. 2011, 135, p.344.
ショウキョウ (生姜 乾生姜)	鎮痛作用	ラット, マウス	1) 油田正樹・他．Proc. Symp. WAKAN-YAKU. 1982, 15, p.162.
	鎮咳作用	モルモット	2) 高木敬次郎・他．薬学雑誌．1960, 80, p.1497.
	鎮吐作用	スンクス	3) Yamahara, J. et al. J. Ethnopharmacol. 1992, 27, p.353.
		カエル	4) Kawai, T. et al. Planta Med. 1994, 60, p.17.
	健胃作用	ラット	5) Yamahara, J. et al. J. Ethnopharmacol. 1988, 23, p.299.
		ラット	6) Yoshikawa, M. et al. Chem. Pharm. Bull. 1988, 42, p.1226.
カンキョウ (乾姜)	腸管血流増加作用	ラット	1) Murata, P. et al. Life Sci. 2002, 70, p.2061.
	小腸輸送能亢進改善作用	マウス, in vitro	2) Hashimoto, K. et al. Planta Med. 2002, 68, p.936.
	止瀉作用・腸液分泌抑制作用	ラット, マウス	3) Hashimoto, K. et al. Biol. Pharm. Bull. 2002, 25, p.1183.
ショウバク (小麦)	β-アミロイド誘発神経細胞死抑制作用	ラット	1) Jang, J. H. et al. Phytother. Res. 2010, 24, p.76.
	血管認知症における神経細胞保護作用	ラット	2) Han, H. S. et al. J. Med. Food. 2010, 13, p.572.
	疼痛抑制作用・学習記憶獲得促進作用	マウス	3) Takahashi, M. et al. Jpn. J. Pharmacol. 2000, 84, p.259.

生薬	主な薬理作用	試験系	引用文献
ショウマ (升麻)	抗炎症作用	ラット	1) Shiotani, Y. et al. 和漢医薬学会誌. 1993, 10, p.110.
	鎮痙作用	in vitro	2) Itoh, M. et al. Chem. Pharm. Bull. 1976, 24, p.580.
	鎮痛作用	マウス	3) 柴田丸・他. 薬学雑誌. 1975, 95, p.539.
	免疫細胞賦活作用	in vitro	4) Katoh, H. et al. 和漢医薬学会誌. 1993, 10, p.13.
	骨吸収亢進抑制作用	in vitro	5) 門田重利・他. 和漢医薬学雑誌. 1996, 13, p.50.
	抗インフルエンザ作用	マウス, in vitro	6) Terasawa, K. et al. Planta Med. 1995, 61, p.221.
		マウス	7) Sakai, S. et al. Mediators Inflamm. 2001, 10, p.93.
シンイ (辛夷)	鎮痙作用	in vitro	1) Kimura, I. et al. Planta Med. 1983, 48, p.43.
	精神安定作用	マウス	2) 渡辺裕司・他. Proc. Symp. WAKAN-YAKU. 1980, 16, p.135.
	抗炎症作用	マウス	3) Kimura, M. et al. Int. Arch. Allergy and Immunolgy. 1990, 93, p.365.
セッコウ (石膏)	止渇作用	ラット	1) 伊藤忠信. 日本東洋醫学會誌. 1971, 22, p.141.
	降圧作用	ラット	2) 趙琦・他. 和漢医薬学雑誌. 2002, 19, p.153.
		ネコ, ウサギ	3) 伊藤忠信. 日本東洋醫學會誌. 1973, 23, p.215.
センキュウ (川芎)	末梢血管拡張作用	ウサギ	1) 松本鎮夫. 岐阜医科大学紀要. 1958, 6, p.554.
	血液粘度低下作用	in vitro	2) 内藤崇・他. Natural Med. 1995, 49, p.288.
	鎮静作用	マウス	3) 金島弘恭・他. 北海道立衛生研究所報. 1975, 25, p.12; 1976, 26, p.22.
	筋弛緩作用	ラット	4) 尾崎幸紘・他. 薬学雑誌. 1989, 109, p.402.
	腸管血流増加作用	ウサギ	5) Ohmoto, T. et al. 生薬学雑誌. 1985, 39, p.28.
		ラット	6) 内藤崇・他. Natural Med. 1995, 49, p.288.
	免疫賦活作用	in vitro	7) 小島保彦・他. Proc. Symp. WAKAN-YAKU. 1980, 13, p.101.
		マウス, in vitro	8) Tomoda, M. et al. Chem. Pharm. Bull. 1992, 40, p.3025.
		マウス, in vitro	9) Ohara, N. et al. Chem. Pharm. Bull. 1994, 42, p.1886.
ゼンコ (前胡)	血流増加作用	ウサギ	1) Ohmoto, T. et al. 生薬学雑誌. 1985, 39, p.28.
	ヒスタミン遊離抑制作用	in vitro	2) Suzuki, T. et al. J. Pharmacobio-Dyn. 1985, 8, p.257.
センコツ (川骨)	うっ血性浮腫改善作用・利尿作用	ラット	1) Yamahara, J. et al. Chem. Pharm. Bull. 1979, 27, p.1464.
	プロスタグランジン E2 産生抑制作用	in vitro	2) 三川潮. 医学のあゆみ. 1983, 126, p.867.
	鎮静作用	ネコ, ラット, マウス	3) Suzuki, Y. et al. Jpn. J. Pharmacol. 1981, 31, p.391.
センタイ (蟬退 蝉退 ゼンタイ)	アレルギー性皮膚炎改善作用	マウス, in vitro	1) Kim, B. N. R. et al. J. Pediatr. Korean Med. 2015, 29, p.1.
	抗アレルギー作用	ラット, マウス	2) Park, B. M. et al. J. Orient. Med. Pathol. 1993, 8, p.225.
	抗炎症作用	マウス	3) Kim, M. et al. Pharmacog. Mag. 2014, 10, p.377.
		in vitro	4) Kim, K. W. et al. J. Orient. Obstet. Gynecol. 2011, 24, p.15.
ソウジュツ (蒼朮)	胃排出能改善作用	ラット	1) Nakai, Y. et al. J. Ethnophannacol. 2003, 84, p.51.
	抗消化性潰瘍作用	ラット	2) 久保道徳・他. 薬学雑誌. 1983, 103, p.442.
	血糖降下作用	ラット	3) Yokozawa, T. et al. Phytother. Res. 1994, 8, p.182.
	抗炎症作用	ラット	4) 布施信三・他. 和漢医薬学会誌. 1990, 7, p.362.
ソウハクヒ (桑白皮)	鎮咳作用	モルモット	1) Yamatake, Y. et al. Jpn. J. Pharmacol. 1976, 26, p.461.
	抗炎症作用	in vitro	2) Reddy, G. R. et al. Biochem. Pharmacol. 1991, 41, p.115.
		in vitro	3) Kimura, Y. et al. Chem. Pharm. Bull. 1986, 34, p.1223.
		in vitro	4) Kimura, Y. et al. J. Nat. Prod. 1986, 49, p.639.
		マウス	5) Lim, H. J. et al. J. Ethnopharmacol. 2013, 149, p.169.
	血糖降下作用	in vitro	6) Schmidt, D. D. et al. Naturwissenshaften. 1979, 66, p.584.
		ラット, in vitro	7) Yoshikuni, Y. et al. Agric. Biol. Chem. 1988, 52, p.121.
		in vitro	8) Hanozet, G. et al. J. Biol. Chem. 1981, 256, p.3703.
		マウス, in vitro	9) 山田陽城・他. 生薬学雑誌. 1993, 47, p.47.
		マウス	10) Hikino, H. et al. Planta Med. 1985, 51, p.159.
ソボク (蘇木)	抗炎症作用	in vitro	1) Bae, I. K. et al. Eur. J. Pharmacol. 2005, 513, p.237.
		in vitro	2) Washiyama, M. et al. Biol. Pharm. Bull. 2009, 32, p.941.
		in vitro	3) Hu, C. M. et al. J. Ethnopharmacol. 2009, 121, p.9.
	血管平滑筋弛緩作用	in vitro	4) Sasaki, Y. et al. Biol. Pharm. Bull. 2010, 33, p.1555.

生薬	主な薬理作用	試験系	引用文献
ソヨウ (紫蘇葉 蘇葉)	抗うつ作用	マウス	1) Takeda, H. et al. Jpn. J. Neuropsychopharmacol. 2002, 22, p.15.
	睡眠時間延長作用	マウス	2) Honda, G. et al. Chem. Pharm. Bull. 1986, 34, p.1672.
		マウス	3) 菅谷愛子・他. 薬学雑誌. 1981, 101, p.642.
	抗アレルギー作用	マウス	4) 今岡浩一・他. アレルギー. 1993, 42, p.74.
	抗菌作用	in vitro	5) 本多義昭・他. 生薬学雑誌. 1984, 38, p.127.
		in vitro	6) 栗田啓幸・他. 日本農芸化学会誌. 1981, 55, p.43.
ダイオウ (大黄)	瀉下作用	マウス	1) Sasaki, K. et al. Planta Med. 1979, 37, p.370.
		マウス	2) Kisa, K. et al. Planta Med. 1981, 42, p.302.
		マウス	3) 藤村一. 代謝. 1973, 10 (5月臨増), p.715.
		in vitro	4) Kobashi, K. et al. Planta Med. 1980, 40, p.225.
		in vitro	5) Hattori, M. et al. Chem. Pharm. Bull. 1982, 30, p.1338.
		in vitro	6) Akao, T. et al. J. Pharmacobio-Dyn. 1985, 8, p.800.
		in vitro	7) Hattori, M. et al. Pharmacology. 1988, 36, p.172.
	腎保護作用	ラット	8) Wang, J. et al. J. Ethnopharmacol. 2009, 124, p.18.
	消炎鎮痛作用	ラット, マウス	9) Darias, V. et al. Il Farmaco (edizione scientifica). 1978, 33, p.460.
	抗菌作用	in vitro	10) 春田良典・他. Proc. Symp. WAKAN-YAKU. 1983, 16, p.1.
タイソウ (大棗)	睡眠延長作用	マウス	1) Han, B. H. et al. Arch. Pharm. Res. 1987, 10, p.208.
	抗アレルギー作用	ラット	2) 江田昭英・他. 日本薬理学雑誌. 1973, 69, p.88.
		in vitro	3) Yamada, H. et al. Carbohyd. Res. 1985, 144, p.101.
	抗潰瘍作用	ラット	4) 山原條二・他. 生薬学雑誌. 1974, 28, p.33.
タクシャ (沢瀉)	利尿作用	ラット, マウス	1) ヒキノヒロシ・他. 生薬学雑誌. 1982, 36, p.150.
	抗腎炎作用	ラット	2) 服部智久・他. 日本腎臓学会誌. 1998, 40, p.33.
	降圧・血管拡張作用	in vitro	3) Yamahara, J. et al. Phytother. Res. 1989, 3, p.72.
		in vitro	4) 松田久司・他. 和漢医薬学会誌. 1988, 5, p.392.
	抗アレルギー作用	ウサギ, モルモット, ラット, マウス	5) Kubo, M. et al. Biol. Pharm. Bull. 1997, 20, p.511.
		モルモット, ラット, マウス	6) Matsuda, H. et al. Biol. Pharm. Bull. 1998, 21, p.1317.
	血中・肝臓コレステロール上昇抑制作用	ラット	7) Imai, Y. et al. Jpn. J. Pharmacol. 1970, 20, p.222.
		ラット	8) Imai, Y. et al. 武田研究所報. 1970, 29, p.462.
		ラット	9) Tamura, S. et al. 武田研究所報. 1970, 29, p.467.
チクジョ (竹筎 竹茹)	気道炎症抑制作用	マウス	1) Ra, J. H. et al. J. Ethnopharmacol. 2010, 128, p.241.
	抗酸化作用	in vitro	2) Sun, J. et al. J. Agric. Food Chem. 2013, 61, p.4556.
	抗不安・抗うつ・抗ストレス作用	ラット	3) Lyu, Y. S. et al. J. Oriental Neuropsychiatry. 2013, 24, p.293.
	海馬神経保護作用	in vitro	4) Eom, H. W. et al. Int. J. Mol. Med. 2012, 30, p.1512.
	抗疲労作用	マウス	5) Zhang, Y. et al. Phytother. Res. 2006, 20, p.872.
チモ (知母)	口渇改善作用	マウス	1) Ichiki, H. et al. Biol. Pharm. Bull. 1998, 21, p.1389.
	血糖降下作用	マウス	2) Miura, T. et al. Phytomedicine. 2001, 8, p.85.
	体温降下作用	ラット	3) Ichiki, H. et al. J. Aut. Nerv. Syst. 1997, 63, p.46.
チャヨウ (茶葉 細茶)	抗酸化作用	ラット	1) Yoshino, K. et al. Age. 1994, 17, p.79.
		ラット	2) Sano, M. et al. Biol. Pharm. Bull. 1998, 18, p.1006.
		ラット	3) Nanjo, F. et al. Biol. Pharm. Bull. 1993, 16, p.1156.
	血圧上昇抑制作用	ラット	4) 原征彦・他. 日本栄養・食糧学会誌. 1990, 43, p.345.
		ラット	5) Yokozawa, T. et al. Biosci. Biotechnol. Biochem. 1994, 58, p.855.
	抗アレルギー作用	in vitro	6) 前田有美恵・他. 食品衛生学雑誌. 1989, 30, p.295.
	肝機能保護作用	ラット	7) Wada, S. et al. Biosci. Biotechnol. Biochem. 1999, 63, p.570.
		ラット	8) He, P. et al. J. Food Sci. 2000, 65, p.30.

生薬	主な薬理作用	試験系	引用文献
チョウジ (丁香 丁子)	鎮静・鎮痙作用	マウス, *in vitro*	1) Wagner, H. et al. Deutsche Apotheker Zeitung. 1973, 113 , p.1159.
		in vitro	2) Wagner, H. et al. Planta Med. 1979, 37, p.9.
	抗炎症作用	ラット	3) Bennett, A. et al. Phytother. Res. 1988, 2, p.124.
	プロスタグランジン産生阻害作用	*in vitro*	4) Bennett, A. et al. Phytother. Res. 1988, 2, p.124.
		in vitro	5) Wagner, H. et al. Planta Med. 1986, 52, p.184.
		in vitro	6) Thompson, D. et al. Mol. Pharmacol. 1989, 36, p.809.
	血小板凝集阻害作用・トロンボキサン産生阻害作用	*in vitro*	7) Leakeman, G. M. et al. Phytother. Res. 1990, 4, p.90.
	肝薬物解毒酵素活性増強作用	ラット	8) Yokota, H. et al. Biochem. Pharmacol. 1988, 37, p.799.
チョウトウコウ (釣藤鈎 釣藤鈎)	セロトニン調節作用	*in vitro*	1) Kanatani, H. et al. J. Pharm. Pharmacol. 1985, 37, p.401.
	血管拡張作用	*in vitro*	2) Goto, H. et al. Am. J. Chin. Med. 2000, 28, p.197.
	降圧作用	ラット	3) 榊原巖・他 . Natural Med. 1997, 51, p.79.
		ラット	4) 榊原巖・他 . Natural Med. 1999, 53, p.308.
	睡眠鎮静作用	マウス	5) 榊原巖・他 . Natural Med. 1997, 51, p.79.
		マウス	6) Sakakibara, I. et al. Phytomedicine. 1998, 5, p.83.
	精神安定作用	マウス	7) Sakakibara, I. et al. Phytomedicine. 1999, 6, p.163.
		マウス	8) Nishi, A. et al. Neuroscience. 2012, 207 , p.124.
		in vitro	9) Ueki, T. et al. Cell Mol. Neurobiol. 2013, 33, p.129.
	鎮痙作用	マウス	10) Ueki, T. et al. Cell Mol. Neurobiol. 2013, 33, p.129.
	脳細胞保護作用	*in vitro*	11) Shimada, Y. et al. J. Pharm. Pharmacol. 1999, 51, p.715.
		in vitro	12) Shimada, Y. et al. 和漢医薬学雑誌 . 2002, 19, p.15.
チョレイ (猪苓)	利尿作用	ラット	1) 油田正樹・他 . 泌尿紀要 . 1981, 27, p.677.
		ラット	2) Zhang, G. W. et al. J. Ethnopharmacol. 2010, 128 , p.433.
		ラット	3) Zhao, Y. Y. et al. J. Ethnopharmacol. 2009, 126 , p.184.
	腎障害抑制作用	ラット	4) Zhao, Y. Y. et al. J. Pharm. Pharmacol. 2011, 63, p.1581.
		ラット	5) Zhao, Y. Y. et al. Clin. Chim. Acta. 2012, 413 , p.1438.
チンピ (陳皮)	胃排出能低下改善作用	ラット	1) Kido, T. et al. J. Pharmacol. Sci. 2005, 98, p.161.
	血管収縮作用	*in vitro*	2) 木下武司・他 . 生薬学雑誌 . 1979, 33, p.146
	気管支筋弛緩作用	*in vitro*	3) 木下武司・他 . 生薬学雑誌 . 1980, 33, p.146.
		in vitro	4) 宮本康嗣・他 . 和漢医薬学会誌 . 1988, 5, p.462.
	中枢抑制作用	ラット, マウス	5) 辻正義・他 . 応用薬理 . 1974, 8, p.1439.
テンナンショウ (天南星)	関節リウマチ改善作用	ラット	1) Zhao, C. B. et al. Trop. J. Pharm. Res. 2016, 15, p.805.
テンマ (天麻)	抗痙攣作用	ラット	1) Liu, J. et al. 和漢医薬学会誌 . 1992, 9, p.202.
		in vitro	2) Baek, N. I. et al. Arch. Pharm. Res. 1999, 22, p.219.
	記憶学習能改善作用	ラット	3) Wu, C. R. et al. Planta Med. 1996, 62, p.317.
	抗うつ作用	ラット	4) Lin, Y. E. et al. J. Ethnopharmacol. 2016, 187 , p.57.
	睡眠状態改善作用	ヒト(患者)	5) 千丈雅徳 . 新薬と臨床 . 1994, 43, p.2639.
	痴呆改善作用	ヒト(患者)	6) 千丈雅徳 . 新薬と臨床 . 1994, 43, p.2645.
	外傷性脳損傷における運動障害改善作用	ラット	7) Chun, F. N. et al. J. Ethnopharmacol. 2016, 185 , p.87.
	血小板凝集阻害作用	*in vitro*	8) Choi, H. S. Y. et al. J. Nat. Prod. 1985, 48, p.363.
	平滑筋収縮抑制作用	*in vitro*	9) 堀江俊治・他 . 和漢医薬学雑誌 . 1997, 14, p.400.
		in vitro	10) Hayashi, J. et al. Phytochemistry. 2002, 59, p.513.
テンモンドウ (天門冬)	抗炎症作用	*in vitro*	1) Kim, H. et al. Int. J. Immunopharmacol. 1998, 20, p.153.
		in vitro	2) Koo, H. N. et al. J. Ethnopharmacol. 2000, 73, p.137.
	酸化ストレス抑制作用	マウス	3) Xiong, D. et al. Am J. Chin. Med. 2011, 39, p.719.
	抗酸化作用・抗炎症作用	*in vitro*	4) Samad, N. B. et al. J. Food Biochem. 2014, 38, p.83.
トウガシ (冬瓜子)	抗酸化作用	*in vitro*	1) Huang, H. Y. et al. Nahrung. 2004, 48, p.230.
		in vitro	2) Gill, N. S. et al. Int. J. Pharmacol. 2010, 6, p.652.
		in vitro	3) Abdullah, N. et al. World App. Sci. J. 2012, 19, p.1051.
		in vitro	4) Mandana, B. et al. Int. Food Res. J. 2012, 19, p.229.
	抗炎症作用	ラット	5) Gill, N. S. et al. Int. J. Pharmacol. 2010, 6, p.652.
	鎮痛作用	マウス	6) Gill, N. S. et al. Int. J. Pharmacol. 2010, 6, p.652.

生　薬	主な薬理作用		試験系	引用文献
トウキ （当帰）	免疫賦活作用		マウス	1) Kumazawa, Y. et al. Immunology. 1982, 47, p.75.
			マウス	2) Kumazawa, Y. et al. J. Pharmcobio-Dyn. 1985, 8, p.417.
	血小板凝集阻害作用		in vitro	3) Toriizuka, K. et al. Chem. Pharm. Bull. 1986, 34, p.5011.
			in vitro	4) Shimizu, M. et al. Chem. Pharm. Bull. 1991, 39, p.2046.
	抗アレルギー作用		ラット	5) 江田昭英・他 . 日本薬理学雑誌 . 1973, 69, No.88P.
	抗炎症作用		マウス	6) 田中重雄・他 . 薬学雑誌 . 1971, 91, p.1098.
			ラット	7) 林元英・他 . 日本薬理学雑誌 . 1977, 73, p.205.
	鎮痛作用		マウス	8) 田中重雄・他 . 薬学雑誌 . 1971, 91, p.1098.
	向精神作用		マウス	9) 渡辺裕司・他 . 和漢医薬学会誌 . 1991, 8, p.102.
トウニン （桃仁）	血液凝固抑制作用		ラット	1) Coi, H. S. Y. et al. J. Nat. Prod. 1985, 48, p.363.
	線溶活性亢進作用		in vitro	2) 寺澤捷年・他 . 薬学雑誌 . 1983, 103 , p.313.
	抗炎症作用		ラット, マウス	3) 有地滋・他 . 薬学雑誌 . 1985, 105 , p.886; 1985, 105 , p.895.
			ラット	4) 有地滋・他 . 生薬学雑誌 . 1986, 40, p.129.
	鎮痛作用		マウス	5) 有地滋・他 . 薬学雑誌 . 1985, 105, p.886.
			マウス	6) 有地滋・他 . 生薬学雑誌 . 1986, 40, p.129.
ドクカツ （独活 ドッカツ）	抗アレルギー作用		マウス	1) Tanaka, S. et al. Phytother. Res. 1996, 10, p.238.
ワキョウカツ （和羌活 和羗活）	鎮痛作用		マウス	1) Okuyama, E. et al. Chem. Pharm. Bull. 1991, 39, p.405.
	鎮静作用		マウス	2) Okuyama, E. et al. Chem. Pharm. Bull. 1991, 39, p.405.
	睡眠時間延長作用		マウス	3) Okuyama, E. et al. Chem. Pharm. Bull. 1991, 39, p.405.
	体温降下作用		マウス	4) Okuyama, E. et al. Chem. Pharm. Bull. 1991, 39, p.405.
	シクロオキシゲナーゼ（COX）阻害作用		in vitro	5) Dang, N. H. et al. Arch. Pharm. Res. 2005, 28, p.28.
	関節軟骨組織保護作用		in vitro	6) Baek, Y. H. et al. Biol. Pharm. Bull. 2006, 29, p.1423.
トチュウ （杜仲）	降圧作用		ラット	1) Luo, L. F. et al. J. Ethnopharmacol. 2010, 129 , p.238.
			ヒト（健常人）	2) Greenway, F. et al. Altern. Med. Rev. 2011, 16, p.338.
	神経細胞保護作用		in vitro	3) Kwon, S. H. et al. J. Ethnopharmacol. 2012, 142 , p.337.
	抗アルツハイマー作用		マウス	4) Kwon, S. H. et al. Neurosci. Lett. 2011, 487 , p.123.
	男性ホルモン増強作用		ラット, in vitro	5) Victor, Y. C. O. et al. BMC Complement. Altern. Med. 2007, 7, p.3.
ニンジン （人参）	副腎皮質ホルモン様作用		ラット	1) 谷津久之・他 . 薬学雑誌 . 1981, 101 , p.169.
	コルチコステロン分泌亢進作用		ラット	2) Hiai, S. et al. Endocrinol. Jpn. 1979, 26, p.661.
	抗疲労作用		マウス	3) Takagi, K. et al. Jpn. J. Pharmacol. 1972, 22, p.339.
	抗潰瘍作用		ラット	4) Takagi, K. et al. Jpn. J. Pharmacol. 1969, 19, p.418.
	小腸輸送能調整作用		マウス	5) Hashimoto, K. et al. J. Ethnopharmacol. 2003, 84, p.115.
ニンドウ （忍冬）	抗菌作用		in vitro	1) Rahman, A. et al. Food Chem. 2009, 116 , p.670.
			in vitro	2) Xiong, J. H. et al. Food Chem. 2013, 138 , p.327.
	抗炎症作用		ラット, マウス	3) Lee, S. J. et al. Phytother. Res. 1998, 12, p.445.
	抗酸化作用		in vitro	4) 蘭華・他 . 中国食品学報 . 2007, 7, p.27.
バイモ （貝母）	鎮咳・鎮静作用		ネコ, モルモット, マウス	1) 銭伯初・他 . 薬学学報 . 1985, 20, p.306.
	降圧作用		in vitro	2) 新津和明・他 . 生薬学雑誌 . 1987, 41, p.174.
バクガ （麦芽）	血糖降下作用		ラット	1) Wei, H. et al. Trop. J. Pharm. Res. 2015, 14, p.1651.
	高プロラクチン血症改善作用		ラット	2) Wang, X. et al. Pak. J. Pharm. Sci. 2014, 27, p.2087.
			ラット	3) Wang, X. et al. Evid. Based Complement. Alternat. Med. 2014, Article ID.579054.
バクモンドウ （麦門冬）	鎮咳作用		モルモット	1) 宮田健・他 . 炎症 . 1993, 13, p.435.
			マウス	2) 亀井淳三・他 . 漢方と免疫・アレルギー . 2005, 18, p.18.
			in vitro	3) Ishibashi, H. et al. Br. J. Pharmacol. 2001, 132 , p.461.
	去痰作用		ウズラ	4) 宮田健・他 . 漢方と免疫・アレルギー . 1999, 13, p.90.
			ウズラ	5) Tai, S. et al. J. Herb. Pharmacother. 2002, 2, p.49.
			in vitro	6) O'Brien, D. W. et al. Life Sci. 2004, 74, p.2413.
	抗酸化・抗炎症作用		マウス	7) Huang, Y. L. et al. J. Pharmacol. Sci. 2008, 108 , p.198.
			in vitro	8) Qian, J. C. et al. J. Ethnopharmacol. 2010, 128 , p.438.

生薬	主な薬理作用	試験系	引用文献
ハッカ (薄荷)	鎮痙作用	*in vitro*	1) Giachetti, D. et al. Planta Med. 1988, 54, p.389.
		in vitro	2) 今関和泉・他. 薬学雑誌. 1962, 82, p.1326.
		in vitro	3) 萩庭丈寿・他. 薬学雑誌. 1963, 83, p.624.
	鎮痛作用	マウス	4) 山原條二・他. 薬学雑誌. 1980, 100, p.713.
	抗アレルギー作用	*in vitro*	5) Malik, F. et al. Afr. J. Pharm. Pharmacol. 2012, 6, p.613.
	鎮痒作用	マウス	6) Koga, I. et al. Pharmacometrics. 2009, 77, p.87.
	抗炎症作用	*in vitro*	7) Juergens, U. R. et al. Eur. J. Med. Res. 1998, 3, p.539.
ハマボウフウ (浜防風)	抗炎症作用	*in vitro*	1) Huang, G. J. et al. J. Agric. Food Chem. 2012, 60, p.1673.
		in vitro	2) Yoon, T. S. et al. J. Pharmacol. Sci. 2010, 112, p.46.
		マウス	3) Yoon, T. S. et al. Immunopharmacol. Immunotox. 2010, 32, p.663.
		in vitro	4) Kamino, T. et al. J. Nat. Med. 2016, 70, p.253.
	抗酸化作用	ラット	5) Min, S. H. et al. Korean J. Herbology. 2009, 24, p.109.
	鎮痛作用	マウス	6) Okuyama, E. et al. Natural Med. 1998, 52, p.491.
	睡眠時間延長作用	マウス	7) Okuyama, E. et al. Natural Med. 1998, 52, p.491.
ハンゲ (半夏)	鎮吐作用	カエル	1) Maki, T. et al. Planta Med. 1987, 53, p.410.
		ラット	2) 奥井由佳・他. 和漢医薬学雑誌. 1994, 11, p.86.
		ヒヨコ	3) Kurata, K. et al. Planta Med. 1998, 64, p.645.
		ミンク	4) 王蕾・他. 中国薬理学通報. 2005, 21, p.864.
	鎮咳・去痰作用	マウス	5) 白権・他. 中国薬理学通報. 2004, 20, p.1059.
		マウス	6) 單靖珊・他. 天津中医薬. 2009, 26, p.338.
	鎮静・抗痙攣作用	マウス	7) Wu, X. Y. et al. J. Ethnopharmacol. 2011, 135, p.325.
ビャクゴウ (百合)	肺炎症抑制作用	マウス	1) Lee, E. et al. J. Ethnopharmacol. 2013, 149, p.148.
	抗炎症作用	*in vitro*	2) Kwon, O. K. et al. J. Ethnopharmacol. 2010, 130, p.28.
		マウス, *in vitro*	3) Wang, T. et al. J. Food Sci. 2015, 80, p.H857.
	抗酸化作用	マウス	4) Wang, T. et al. J. Food Sci. 2015, 80, p.H857.
	鎮静作用・睡眠時間延長作用	マウス	5) Wang, T. et al. J. Food Sci. 2015, 80, p.H857.
ビャクシ (白芷)	ヒスタミン分泌抑制作用	マウス	1) Kimura, Y. et al. J. Nat. Prod. 1997, 60, p.249.
	シクロオキシゲナーゼ（COX）阻害作用	*in vitro*	2) Lin, C. H. et al. J. Pharma. Pharmacol. 2002, 54, p.1271.
ビャクジュツ (白朮)	抗ストレス潰瘍作用	ラット	1) 野上真里・他. 薬学雑誌. 1986, 106, p.498.
	胃粘膜保護作用	ラット, *in vitro*	2) Wang, K. et al. J. Pharm. Pharmacol. 2010, 62, p.381.
	血糖降下作用	マウス	3) Konno, C. et al. Planta Med. 1985, 51, p.102.
	抗炎症作用	マウス	4) Endo, K. et al. Chem. Pharm. Bull. 1979, 27, p.2954.
		ラット	5) 長紹元・他. 生薬学雑誌. 1982, 36, p.78.
		in vitro	6) Dong, H. et al. Nat. Prod. Res. 2008, 22, p.1418.
ビワヨウ (枇杷葉)	抗炎症作用	マウス	1) Banno, N. et al. Biol. Pharm. Bull. 2005, 28, p.1995.
		ラット	2) Huang, Y. et al. Life Sci. 2006, 78, p.2749.
		in vitro	3) Kim, S. H. et al. Toxicology *in vitro*. 2009, 23, p.1215.
		in vitro	4) Cha, D. S. et al. J. Ethnopharmacol. 2011, 134, p.305.
	肺線維化抑制作用	ラット	5) Yang, Y. et al. J. Pharm. Pharmacol. 2012, 64, p.1751.
	抗侵害受容作用	マウス	6) Cha, D. S. et al. J. Ethnopharmacol. 2011, 134, p.305.
ビンロウジ (檳榔子)	運動機能抑制作用	マウス	1) Molinengo, L. et al. J. Pharm. Pharmacol. 1988, 40, p.821.
	抗うつ作用	ラット, マウス	2) Dar, A. et al. Pharmacol. Biochem. Behav. 2000, 65, p.1.
	降圧作用	*in vitro*	3) Inokuchi, J. et al. Chem. Pharm. Bull. 1984, 32, p.3615; 1985, 33, p.264.
		ラット	4) Inokuchi, J. et al. Life Sci. 1986, 38, p.1375.
		ラット	5) 後藤博三・他. 和漢医薬学雑誌. 1996, 13, p.464.
ブクリョウ (茯苓)	利尿作用	マウス	1) 田中重雄・他. 薬学雑誌. 1984, 104, p.601.
	鎮吐作用	カエル	2) Tai, T. et al. Planta Med. 1995, 61, p.527.
	胃運動促進作用	ラット	3) Okui, Y. et al. Jpn. J. Pharmacol. 1996, 72, p.71.
	海馬神経伝達増強作用	ラット	4) Smriga, M. et al. Biol. Pharm. Bull. 1995, 18, p.518.
	β-アミロイド誘発神経細胞死抑制作用	*in vitro*	5) Park, Y. H. et al. Pharmazie. 2009, 64, p.760.
	腎障害改善作用	ラット	6) Hattori, T. et al. Jpn. J. Pharmacol. 1992, 59, p.89.

解 清 散 瀉 利 祛 行 理 化 消 補 安 収 平

生薬	主な薬理作用		試験系	引用文献
ブシ (加工ブシ)	強心作用		in vitro	1) Kosuge, T. et al. Chem. Pharm. Bull. 1976, 24, p.176.
	鎮痛作用		ラット	2) Hikino, H. et al. Br. J. Pharmacol. 1985, 85, p.575
			マウス	3) 北川勲・他. 薬学雑誌. 1984, 104 , p.858.
	血管拡張作用		ウサギ	4) 後藤坦久. 東京醫科大學雑誌. 1955, 13, p.296.
			ウサギ, カエル	5) 今井治郎. 東京醫學雑誌. 1949, 7, p.159.
	体温上昇作用		イヌ	6) Chen, T. T. et al. J. Acupunct. Meridian Stud. 2009, 2, p.71.
	腎機能改善作用		ラット	7) 横津隆子・他. 和漢医薬学会誌. 1989, 6, p.64; 1989, 6, p.458.
ボウイ (防已)	抗炎症作用		ウサギ	1) 山下多恵子. 日本東洋醫學會誌. 1959, 10, p.81
			ラット	2) 山原條二・他. 生薬学雑誌. 1974, 28, p.83
	鎮痛作用		マウス	3) Sanuki, K. et al. Jpn. J. Pharmacol. 1957, 6, p.69.
			ネコ, マウス	4) 大野博之. 日本薬理学雑誌. 1958, 54, p.407; 1959, 55, p.109; 1959, 55, p.126.
	抗アレルギー作用		ウサギ	5) 山下多恵子. 日本東洋醫學會誌. 1959, 10, p.81.
			in vitro	6) 江田昭英・他. 日本薬理学雑誌. 1970, 66, p.366.
			ラット	7) 江田昭英・他. 日本薬理学雑誌. 1973, 69, p.88P.
			イヌ	8) Mayeda, H. Jpn. J. Pharmacol. 1953, 3, p.62.
			マウス	9) 才川秀男. アレルギー. 1965, 14, p.312.
無水ボウショウ (無水硫酸ナトリウム)	瀉下作用		ウサギ, マウス	1) 小島喜久男・他. 日本東洋醫學會誌. 1959, 10, p.63.
			ウマ	2) Lopes, M. A. F. et al. Am. J. Vet. Res. 2004, 65, p.695.
ボウフウ (防風)	抗炎症作用		ラット	1) 長紹元・他. 生薬学雑誌. 1982, 36, p.78.
			ラット	2) 布施信三・他. 和漢医薬学会誌. 1990, 7, p.362.
			ラット, マウス	3) 木下剛・他. 和漢医薬学会誌. 1987, 4, p.130.
			in vitro	4) Baba, K. et al. 生薬学雑誌. 1987, 41, p.189
	鎮痛作用		ラット, マウス	5) 木下剛・他. 和漢医薬学会誌. 1987, 4, p.130.
ボクソク (樸樕)	5α-リダクターゼ阻害作用・皮脂産生抑制作用		in vitro	1) Koseki, J. et al. Evid. Based Complement. Alternat. Med. 2015, ArticleID.853846.
	抗アレルギー作用		in vitro	2) Bak, J. P. et al. J. Korean Soc. Appl. Biol. Chem. 2011, 54, p.367.
	一酸化窒素（NO）産生抑制作用		in vitro	3) Ryu, J. H. et al. Phytother. Res. 2003, 17, p.485.
	抗菌作用		in vitro	4) Park, Y. K. et al. J. Life Sci. 2004, 14, p.951.
	抗酸化作用		in vitro	5) Zeng, X. L. et al. Nat. Prod. Res. 2014, 28, p.1364.
ボタンピ (牡丹皮)	血小板凝集抑制作用		ヒト（健常人）	1) 平井愛山・他. 和漢医薬学会誌. 1985, 2, p.63.
			in vitro	2) Ishida, H. et al. Chem. Pharm. Bull. 1987, 35, p.846.
			in vitro	3) 寺澤捷年・他. 薬学雑誌. 1983, 103 , p.313.
			ラット	4) 久保道徳・他. 生薬学雑誌. 1982, 36, p.70; 1984, 38, p.307.
ボレイ (牡蛎)	抗痙攣作用		マウス	1) 津田整・他. Natural Med. 1998, 52, p.300.
	鎮痛作用		マウス	2) 津田整・他. Natural Med. 1998, 52, p.300.
	局所麻酔作用		in vitro	3) 津田整・他. Natural Med. 1998, 52, p.300.
マオウ (麻黄)	交感神経興奮作用（血管収縮・血圧上昇）		イヌ, モルモット	1) 東海林徹・他. 応用薬理. 1975, 10, p.407.
	中枢興奮作用		ラット	2) Schmitt, H. et al. Neuropharmacol. 1974, 13, p.289.
			ラット, マウス	3) 原田正敏・他. Proc. Symp. WAKAN-YAKU. 1983, 16, p.291.
	気管支拡張作用		イヌ	4) 原田正敏・他. Proc. Symp. WAKAN-YAKU. 1983, 16, p.291.
			in vitro	5) 秋葉一美・他. 日本薬理学雑誌. 1979, 75, p.383.
	鎮咳作用		イヌ, モルモット	6) 東海林徹・他. 応用薬理. 1975, 10, p.407.
			マウス	7) Miyagoshi, M. et al. Planta Med. 1986, 52, p.275.
	抗炎症作用		ラット	8) Hikino, H. et al. Chem. Pharm. Bull. 1980, 28, p.2900.
			マウス	9) ヒキノヒロシ・他. 日本東洋醫學會誌. 1981, 31, p.167.
マシニン (火麻仁 麻子仁)	便秘改善作用		マウス	1) 任漢陽・他. 中国医薬学報. 2004, 19, p.123.
	胆汁分泌促進作用		ラット	2) 張明発・他. 薬学実践雑誌. 1997, 15, p.267.
モクツウ (木通)	利尿作用		マウス	1) 鶴見介登・他. 岐阜医科大学紀要. 1963, 11, p.129; 1963, 11, p.138.
			ラット	2) 萩庭丈壽・他. 生薬学雑誌. 1963, 17, p.6.
	うっ血性浮腫改善作用・利尿作用		ラット	3) Yamahara, J. et al. Chem. Pharm. Bull. 1979, 27, p.1464.
	抗炎症作用		ラット	4) 山原條二・他. 薬学雑誌. 1975, 95, p.1179.

生薬	主な薬理作用	試験系	引用文献
モッコウ （木香）	腸管内輸送亢進作用	マウス	1) Yamahara, J. et al. Phytother. Res. 1990, 4, p.160.
	胆汁分泌促進作用	ラット	2) Yamahara, J. et al. Chem. Pharm. Bull. 1985, 33, p.1285.
	血管拡張作用	ウサギ	3) Shoji, N. et al. J. Nat. Prod. 1986, 49, p.1112.
	細胞性免疫抑制作用	*in vitro*	4) Taniguchi, M. et al. Biosci. Biotechnol. Biochem. 1995, 59, p.2064.
ヨクイニン （薏苡仁）	関節水腫改善作用	ヒト（患者）	1) 岡良成・他. 日本東洋医学雑誌. 1999, 49, p.817.
	抗炎症作用	*in vitro*	2) 丹羽靱良・他. 皮膚科紀要. 1986, 81, p.321.
	抗疣贅作用	ヒト（患者）	3) 山田義貴・他. 西日本皮膚科. 1993, 55, p.106.
リュウガンニク （竜眼肉）	鎮静・鎮痛作用	マウス	1) Okuyama, E. et al. Planta Med. 1999, 65, p.115.
	記憶増強作用	マウス	2) Park, S. J. et al. J. Ethnopharmacol. 2010, 128 , p.160.
	抗酸化作用	*in vitro*	3) Jiang, G. X. et al. J. Agric. Food Chem. 2009, 57, p.9293.
		in vitro	4) Prasad, K. N. et al. J. Pharm. Biomed. Anal. 2010, 51, p.471.
	免疫賦活作用	マウス	5) Yang, Y. et al. Molecules. 2011, 16, p.10324.
リュウコツ （竜骨）	鎮静作用・抗痙攣作用	マウス	1) 津田整・他. Natural Med. 1998, 52, p.300.
	自発運動抑制作用	マウス	2) 津田整・他. Natural Med. 1998, 52, p.300.
リュウタン （竜胆）	胆汁分泌促進作用	ラット	1) 三浦雅美・他. 薬学雑誌. 1987, 107 , p.992.
	腸管運動調節作用	*in vitro*	2) 伊藤忠信. 日本薬理学会誌. 1960, 56, p.63 §; 1961, 57, p.15 §.
	肝保護作用	マウス	3) Wang, A. Y. et al. World J. Gastroenterol. 2010, 16, p.384.
リョウキョウ （良姜）	抗炎症作用	ラット	1) Lee, J. S. et al. J. Ethnopharmacol. 2009, 126 , p.258.
		in vitro	2) Yadav, P. N. et al. J. Pharmacol. Exp. Ther. 2003, 305 , p.925.
	抗酸化・抗コリン作用	*in vitro*	3) Köse, L. P. et al. Ind. Crop. Prod. 2015, 74, p.712.
	抗潰瘍作用	ラット	4) 江涛・他. 中草薬. 2009, 40, p.1117.
		ラット	5) 江涛・他. 中薬材. 2009, 32, p.260.
	抗菌（ヘリコバクターピロリ）作用	*in vitro*	6) Lee, H. B. et al. J. Korean Soc. Appl. Biol. Chem. 2009, 52, p.367.
レンギョウ （連翹）	抗炎症作用	*in vitro*	1) Kimura, Y. et al. Planta Med. 1987, 53, p.148.
	血小板凝集抑制作用	*in vitro*	2) Iwakami, S. et al. Chem. Pharm. Bull. 1992, 40, p.1196.
	降圧作用	ラット	3) Nishibe, S. et al. J. Pharmacobio-Dyn. 1987, 10, p.s-48.
	抗菌作用	*in vitro*	4) Nishibe, S. et al. Chem. Pharm. Bull. 1982, 30, p.4548.
レンニク （蓮肉）	鎮静作用・抗不安作用	ラット, マウス	1) Chowdary, S. Ind. J. Res. Pharm. Biotechnol. 2013, 1, p.635.
	抗うつ作用	マウス	2) Sugimoto, Y. et al. Eur. J. Pharmacol. 2008, 634 , p.62.
	鎮痛作用	ラット	3) Chakravarthi, P. V. et al. Veterinary World. 2009, 2, p.355.
	抗炎症作用	ラット	4) Mukherjee, P. K. et al. Planta Med. 1997, 63, p.367.
	抗酸化作用	*in vitro*	5) Yen, G. C. et al. Food Chem. 2006, 94, p.596.
		ラット, *in vitro*	6) Rai, S. et al. J. Ethnopharmacol. 2006, 104 , p.322.

【監修者】御影雅幸（みかげ・まさゆき）
　　　　　東京農業大学教授・金沢大学名誉教授

Essential 生薬ファインダー

2018年10月1日　　　第1版第1刷発行

監 修 者　　御影　雅幸
発 行 者　　井ノ上　匠
発 行 所　　東洋学術出版社

〒272-0021　千葉県市川市八幡2-16-15-405
販売部　電話 047（321）4428　FAX 047（321）4429
　　　　e-mail　hanbai@chuui.co.jp
編集部　電話 047（335）6780　FAX 047（300）0565
　　　　e-mail　henshu@chuui.co.jp
ホームページ　http://www.chuui.co.jp

装丁・本文レイアウトデザイン──有限会社ポオ 野島朋子

印刷・製本──株式会社丸井工文社

◎落丁，乱丁本はお取り替えいたします

ⓒ 2018 Printed in Japan　　　　ISBN978-4-904224-59-5　C3047